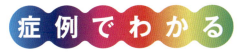

小児神経疾患の遺伝学的アプローチ

編集　日本小児神経学会
監修　山本俊至

診断と治療社

口絵カラー

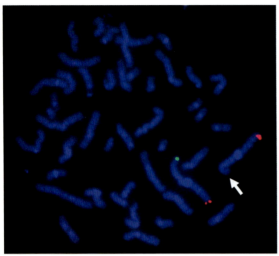

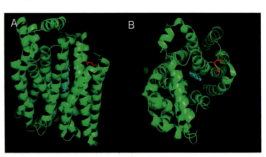

口絵カラー2 PyMolを使用した，蛋白構造の可視化

(A)側面像，上方が細胞外．(B)細胞外から細胞内を眺めた図．水色；グルコース，赤；333番目のアミノ酸であるアルギニン残基． ▶総論6-1 図6(P.56)

口絵カラー1 FISH法による1p36欠失の確認

赤のシグナルは1番染色体長腕末端を示す．一方の1番染色体では1p36領域を示す緑のシグナルが欠失している(→)．
▶総論2-1 図2(P.11)

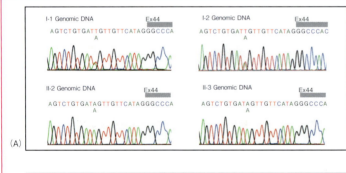

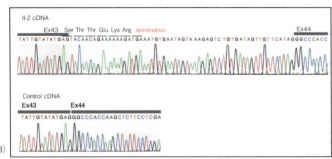

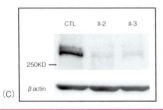

CEP290遺伝子のc.6012-12T>Aに異常を認めた．(A)ゲノムDNA検査では，父(I-1)と母(I-2)はヘテロ接合体であったが，本人(II-2)と妹(II-3)はホモ接合体であった．(B)本人(II-2)のcDNA配列では，エクソン43(Ex43)とエクソン44(Ex44)の間に57個の塩基が挿入されていた．この配列はイントロン43の配列の一部である．(C)血液から抽出した蛋白をウエスタンブロットで調べると，患者ではCEP290の蛋白発現がなかった．

口絵カラー3

遺伝学的検査(Sangerシーケンス法)と蛋白発現の結果

(Itoh M, Ide S, Iwasaki Y, et al. Arima Syndrome with specific variations of *CEP290* gene; clinical comparison with Joubert syndrome and Joubert syndrome-related diseases. *Brain Dev* 2018；**40**：259-67.より改変)

▶各論38 図3(P.186)

序　文

　このたび，『症例でわかる小児神経疾患の遺伝学的アプローチ』を上梓いたしました．本書は，日本小児神経学会機関誌である「脳と発達」にシリーズ連載されてきた「小児神経科医が知っておくべき遺伝学的検査シリーズ」のコンテンツをまとめたものになります．このシリーズは，先行して連載されていた「Images in Child Neurology」の後継シリーズとして，2014年7月(46巻4号)より，当時「脳と発達」編集委員長でいらした新島新一先生のご指導のもと，連載が始まりました．以来，2018年11月(50巻6号)までの約4年半，計27回を連載させていただきました．連載したコンテンツでは，架空の症例を提示し，3つのクエスチョンをあげ，それぞれを解説していくスタイルとすることにより，実際に臨床場面で遭遇するかもしれない症例をもとに考え，遺伝学的検査について，より実践的に理解することができるよう配慮してきました．学会機関誌への連載という制約上，特殊な疾患，特殊な検査は除き，小児神経科医であれば遭遇しうる疾患，実際に取り扱う可能性のある遺伝学的検査を取り上げるように心がけてきましたところ，基本的な疾患や検査を一通り網羅することができたため，連載を終了することとなりました．今回，連載をまとめて書籍として発刊するに際して，これまで取り上げることができなかった希少疾患，あるいはより高度な遺伝学的検査やメカニズムの解説を加えることができました．読み進めるうち，次第に内容が難解なものになることにお気づきになることでしょう．最後まで通読することにより，いつの間にか遺伝学的検査のエキスパートになっていることと思います．

　連載シリーズでは，疾患や遺伝学的検査について，適宜コラム記事を掲載し，症例提示による各論を補ってきました．書籍化に際して，このコラム記事に該当する部分を新たに総論として，より詳細かつ充実した内容にまとめました．総論部分の執筆には，学術集会において実践教育セミナーで継続的に取り組んでいる「遺伝学的検査」の講師陣の先生方にお計らいいただきました．本書を実践教育セミナーの副読本的にお使いいただければと思います．

　本書は学会機関誌の連載をまとめたものであり，「脳と発達」編集委員会のエフォートから派生した日本小児神経学会の成果物です．執筆いただいた先生方におかれましては，お忙しい中ボランティアでご協力くださりありがとうございました．連載中「脳と発達」編集委員長として支えてくださった林　雅晴先生，編集委員の先生方，学会事務局の牛越恵美さん，そして診断と治療社の藤実彰一社長はじめ編集部の方々，関係各位に感謝申し上げます．

2019年12月

山本俊至
日本小児神経学会「脳と発達」編集委員長

執筆者一覧

編　集　日本小児神経学会

監　修　山本俊至　東京女子医科大学遺伝子医療センターゲノム診療科

執筆者（五十音順）

赤峰　哲	福岡市立こども病院小児神経科
荒川玲子	国立国際医療研究センター病院臨床ゲノム科/メディカルゲノムセンター
粟屋智就	京都大学大学院医学研究科形態形成機構学
石井敦士	福岡大学医学部小児科
伊藤雅之	国立精神・神経医療研究センター神経研究所疾病研究第二部
今泉太一	聖マリアンナ医科大学小児科
小国弘量	TMGあさか医療センター・てんかんセンター
小坂　仁	自治医科大学小児科学
菊池敦生	東北大学病院小児科
吉良龍太郎	福岡市立こども病院小児神経科
小林朋子	東北大学病院小児科/東北大学東北メディカル・メガバンク機構
斎藤加代子	東京女子医科大学臨床ゲノムセンター
齋藤伸治	名古屋市立大学大学院医学研究科新生児・小児医学
酒井康成	九州大学成長発達医学(小児科学)
塩浜　直	千葉大学大学院医学研究院小児病態学
白井謙太朗	土浦協同病院小児科
瀬戸俊之	大阪市立大学大学院医学研究科臨床遺伝学/発達小児医学
高田　結	茨城県西部メディカルセンター小児科
髙野亨子	信州大学医学部附属病院遺伝子医療研究センター
髙橋　悟	旭川医科大学小児科
竹下暁子	東京女子医科大学小児科
竹下絵里	国立精神・神経医療研究センター病院小児神経科
遠山　潤	国立病院機構西新潟中央病院神経小児科
豊嶋大作	兵庫県立こども病院神経内科
中山東城	ハーバード医科大学ボストン小児病院遺伝ゲノム部門
新井田要	金沢医科大学病院ゲノム医療センター
福與なおみ	東北大学病院小児科/遺伝子診療部
藤井克則	千葉大学大学院医学研究院小児病態学
松尾真理	東京女子医科大学遺伝子医療センターゲノム診療科
松本　歩	自治医科大学人類遺伝学研究部
森貞直哉	兵庫県立こども病院臨床遺伝科
山形崇倫	自治医科大学小児科学
山本圭子	東京女子医科大学遺伝子医療センターゲノム診療科
山本俊至	東京女子医科大学遺伝子医療センターゲノム診療科
和田敬仁	京都大学大学院医学研究科医療倫理・遺伝医療学

目　次

口絵カラー ………………………………………… ii

序　文 ……………………………………………… iii

執筆者一覧 ………………………………………… iv

遺伝暗号表（mRNA 配列とアミノ酸コドン） ……… viii

一般的な家系図記号，定義，略号 ……………… ix

関係線の定義 ……………………………………… x

総　論

1　序　論

1　なぜ小児神経科医が遺伝学的検査について知っておかなければならないか？
………………………………………………………… 山本俊至　2

2　ゲノムと遺伝子 ……………………………………… 山本俊至　5

2　遺伝学的検査技術

1　古典的な染色体 G-band 法と FISH 法 ……………… 山本圭子　9

2　PCR 法と Sanger シーケンス法 …………………… 山本圭子　12

3　MLPA 法 ……………………………………………… 山本俊至　16

4　マイクロアレイ染色体検査 ………………………… 山本俊至　19

5　次世代シーケンス ―技術編― ……………………… 齋藤伸治　23

6　次世代シーケンス ―応用編― ……………………… 齋藤伸治　26

7　定量 PCR …………………………………… 今泉太一，山本俊至　29

3　データベース

1　データベース ………………………………………… 齋藤伸治　32

4　遺伝学的検査と ELSI

1　倫理的な問題 ………………………………………… 山本俊至　36

2　研究による解析と保険収載 ………………………… 山本俊至　39

3　研究指針 ……………………………………………… 山本俊至　42

5　遺伝学的検査の手続き

1	インフォームド・コンセント		和田敬仁	45
2	遺伝カウンセリング		和田敬仁	48
3	家系図		和田敬仁	52

6　機能解析

1	ダメージ予測スコア		小坂　仁	54
2	細胞実験		山形崇倫	58
3	動物実験		山形崇倫	62

各　論

1	Down 症候群の家族歴のある新生男児		山本俊至	68
2	発達相談で受診した斜めの線が引けない 5 歳女児		新井田　要	71
3	大頭症，発達の遅れ，心奇形，水腎症，臍ヘルニア，脳室拡大を認めた 6 か月男児		赤峰　哲，吉良龍太郎	74
4	哺乳不良と筋緊張低下を示した新生男児		藤井克則	78
5	先天性無虹彩症，成長不良および発達の遅れを示す 10 か月女児		高田　結，酒井康成	81
6	精神運動発達の遅れと低身長の 1 歳女児		山本俊至	84
7	有熱時にけいれん重積のエピソードがある 3 歳男児		中山東城	87
8	家族で女性のみ発症する難治性てんかんを呈する 4 歳女児		石井敦士	90
9	反復する熱性けいれんと発達の遅れを認める 5 歳女児		森貞直哉，豊嶋大作	92
10	無熱性けいれんを頻発した 6 か月女児（Part-1）		山本俊至	95
11	無熱性けいれんを頻発した 6 か月女児（Part-2）		山本俊至	98
12	先天性大脳白質形成不全を示す 1 歳男児		山本俊至	101
13	偶発的に高 CK 血症が判明した 2 歳男児		竹下絵里	104
14	筋緊張低下と特徴的な上口唇を認めた 9 か月男児		塩浜　直	108
15	筋力低下と舌の線維束性収縮を認めた 1 歳男児		荒川玲子，斎藤加代子	111
16	点頭てんかんで紹介された 4 か月女児		新井田　要	114
17	家族歴のない多数のカフェ・オ・レ斑を呈する 7 歳女児		福與なおみ	119
18	精神運動発達の退行を示した姉妹例		髙橋　悟	122
19	先天性心疾患，成長障害，および発達の遅れを呈する 1 歳男児		福與なおみ	124
20	頭囲拡大と発達の遅れを示した 4 歳女児		齋藤伸治	127
21	知的障害を呈した 15 歳男児		和田敬仁	130

22	X 連鎖性知的障害症候群の兄弟例	和田敬仁	133
23	軽度発達遅滞を示す姉妹例	山本俊至	136
24	中等度知的障害，てんかん，低身長および特徴的な顔貌を認めた 7 歳男児		
		髙野亨子	138
25	頭痛，視力障害を呈した 15 歳女子	和田敬仁	141
26	眼振と頭痛を訴える 13 歳男児	瀬戸俊之	143
27	先天性心疾患に精神運動発達の遅れを伴った 6 か月女児	齋藤伸治	147
28	発達遅滞と伊藤白斑を呈する 2 歳男児	松尾真理	150
29	てんかん性脳症により発達退行を示した 7 歳女児	竹下暁子，小国弘量	153
30	難治てんかん性脳症，小頭症，脳形成障害，重度発達遅滞を呈し，Wilms 腫瘍を合併した 5 か月男児	遠山 潤	156
31	多発奇形・成長障害・発達の遅れを示し，染色体均衡転座を示した 1 歳女児		
		松本 歩，山形崇倫	159
32	アレイ CGH 法で複数の変化が検出された発達遅滞を示す 1 歳女児	粟屋智就	162
33	複数の細胞遺伝学的検査の併用により診断が確定したマーカー染色体を有する成長障害と軽度知的障害を示す 4 歳男児	菊池敦生，小林朋子	166
34	X 染色体を含む転座による 3：1 分離で生じた過剰マーカー染色体を示す重度発達遅滞の 1 歳男児	山本俊至	169
35	反復流産の既往のある母親から生まれた染色体不均衡転座を示す 1 歳男児		
		山本俊至	172
36	成長障害と境界領域の発達を示す 3 歳女児	山本俊至	176
37	精神運動発達退行を示した 3 歳女児	新井田 要	179
38	乳児期より重度精神運動発達遅滞をきたし，特徴的な画像を呈した姉妹例		
		伊藤雅之	184
39	Hirshsprung 病，難聴，大脳白質障害を示す 1 歳女児	白井謙太朗	189
40	痙性対麻痺を示した 7 歳女児	山本圭子	192

索　引 195

遺伝暗号表（mRNA 配列とアミノ酸コドン）

1文字目	2文字目								3文字目
	T		C		A		G		
T	TTT	Phe(F)	TCT		TAT	Tyr(Y)	TGT	Cys(C)	T
	TTC	フェニルアラニン	TCC	Ser(S)	TAC	チロシン	TGC	システイン	C
	TTA	Leu(L)	TCA	セリン	TAA	終止	TGA	終止	A
	TTG	ロイシン	TCG		TAG		TGG	Trp(W) トリプトファン	G
C	CTT		CCT		CAT	His(H)	CGT		T
	CTC	Leu(L)	CCC	Pro(P)	CAC	ヒスチジン	CGC	Arg(R)	C
	CTA	ロイシン	CCA	プロリン	CAA	Gln(Q)	CGA	アルギニン	A
	CTG		CCG		CAG	グルタミン	CGG		G
A	ATT	Ile(I)	ACT		AAT	Asn(N)	AGT	Ser(S)	T
	ATC	イソロイシン	ACC	Thr(T)	AAC	アスパラギン	AGC	セリン	C
	ATA		ACA	スレオニン	AAA	Lys(K)	AGA	Arg(R)	A
	ATG	Met(M)※ メチオニン	ACG		AAG	リシン	AGG	アルギニン	G
G	GTT		GCT		GAT	Asp(D)	GGT		T
	GTC	Val(V)	GCC	Ala(A)	GAC	アスパラギン酸	GGC	Gly(G)	C
	GTA	バリン	GCA	アラニン	GAA	Glu(E)	GGA	グリシン	A
	GTG		GCG		GAG	グルタミン酸	GGG		G

※ M（メチオニン）は翻訳開始コドンとしても使われる

▍ 一般的な家系図記号，定義，略号

	男性	女性	性別不明	解説
1. 個人	□ b.1925	○ 30y	◇ 4mo	表現型に基づく性別を記載する.個人記号内に年齢を記載しない.
2. 罹患者	■ / ▨	● / ◕	◆	臨床的に罹患していること.塗りつぶし,網掛けなどの説明は欄外に記載する.　複数の病態を記載するときは,個人記号を分割する.
3. 複数個体（人数既知）	5	5	5	人数は個人記号内に記載する.罹患者は含めない.
4.複数個体（人数不明もしくは記載なし）	n	n	n	個人記号内に"n"と記載する."?"は用いない.
5. 既死亡者	⊠ d.35y	⊘ d.4mo	◇ d.60's	死因が判明している場合は記載する.十字架(†)は用いない.
6. クライアント	□↗	○↗		遺伝カウンセリングや遺伝学的検査を希望している人.
7. 発端者	P↗■	P↗●		最初に当該家系における遺伝学的問題に気づく契機となった人(最初に罹患したとは限らない).
8. 死産（SB）	□ SB 28wk	○ SB 30wk	◇ SB 34wk	妊娠週数や核型が判明していれば個人記号の下に記載する.
9. 妊娠（P）	▨ LMP:7/1/2007 47,XY,+21	○ P 20wk 46,XX	◇ P	妊娠週数や核型を個人記号の下に記載する.塗りつぶして罹患を示すこともできる(欄外に説明を記載).
10. 保因者	⊡	⊙		遺伝形式にかかわらず,臨床症状を今後も現さないと考えられる人.
11.無症候/未発症変異保有者	⊞	⊖		現時点では臨床症状を示していないが,今後発症する可能性がある人.

分娩に至らなかった妊娠	罹患	非罹患	
12. 自然流産（SAB）	▲ 17wks female cystic hygroma	△ <10wks	在胎週数や性別が判明している場合は個人記号の下に記載する.塗りつぶした場合は欄外に説明を記載する.
13. 妊娠中絶（TOB）	▲ 18wks 47,XY,+18	△̸	混乱を生じないよう,ほかの略語は用いない.
14. 子宮外妊娠（ECT）		△̸ ECT	個人記号の下に"ECT"と記載する.

（Bennett RL et al：J Genet Couonsel **17**：424-433, 2008）
（福嶋義光，監修，櫻井晃洋，編. 遺伝カウンセリングマニュアル改訂第3版. 東京：南江堂，2016. より引用改変）

▌ 関係線の定義

1. 定義	解説
a. 関係線 c. 同胞線　　b. 下位世代線 d. 個人線	可能であれば夫(男性パートナー)を関係線の左,妻(女性パートナー)を右に記載する. 同胞は最年長者を一番左に,以下年齢順に右に並べて記載する.

2. 関係線(水平線)

		解説
a. 関係		関係線の中断はすでに関係が保たれていないことを示す.複数の過去のパートナーがいる場合,遺伝学的評価に関係ない者は記載を略してもよい.
b. 近親婚		家系情報からは関係の程度が明らかでない場合は,関係線の上にその旨記載する (例　またいとこの子ども同士).

3. 子孫線(垂直線もしくは斜め線)

a. 生物学的親子		生物学的親を示す.			
一多胎	一卵性	二卵性	卵性不明 ?	品胎	一卵性を示す水平線は個人記号の間ではなく個人線の間に記載する.
一家族歴不明	?　□	?　○			
一子どもが いないカップル		精管切除　　or　　卵管結紮			判明していれば理由を記載.
一不妊		無精子症　　or　　子宮内膜症			判明していれば理由を記載.
b. 養子	養子をもらう	養子に出す	血縁者から		すべての養子は[　]で表す.養父母および生物学的両親とはそれぞれ破線と実線で結ぶ.

(Bennett RL et al：J Genet Couonsel **17**：424-433, 2008)
(福嶋義光, 監修, 櫻井晃洋, 編. 遺伝カウンセリングマニュアル改訂第3版. 東京：南江堂, 2016. より引用改変)

総論

総論／1 序論

1 なぜ小児神経科医が遺伝学的検査について知っておかなければならないか？

要点

- □ 遺伝学的検査には，①不変性，②予見性，③共有性の3つの特徴がある．
- □ 遺伝学的検査でしか診断できない場合がある．
- □ 遺伝学的検査の方法によっては，それぞれ特有の限界がある．

遺伝学的検査の特徴

　小児神経科医が日常診療で遭遇する疾患にはどのようなものがあるだろうか？　出生直後より著明な筋緊張低下を示す場合，乳児期に発症するてんかん性脳症の場合，退行が診断の契機となる代謝疾患の場合など．そのいずれにも遺伝性疾患が関係している可能性がある．ただ，多くの場合，病歴聴取や身体所見・神経学的所見の診察を行ったうえで，まず一般的な検査や画像診断などを行い，鑑別を進めてから，最終的な確定診断として遺伝学的検査が行われることがほとんどである．出生直後より著明な筋緊張低下を示した乳児において，哺乳障害があるも，高CK血症はなく，頭部画像診断にも異常がないため，Prader-Willi症候群を鑑別にあげたとする．この場合の確定診断は遺伝学的検査によらなければならない．また，乳児期後半から，けいれん発作を繰り返し，入浴後にけいれん発作重積を起こすようになったため，脳波検査を行い，突発波を認めた場合，Dravet症候群の診断を確定させるためには遺伝学的検査を行うしか方法がない．

　このように，様々な遺伝性疾患の確定診断のために行われる遺伝学的検査であるが，遺伝学的検査には一般的な血液検査や，画像検査や脳波などの生理学的検査などとは全く異なる特徴がある．それは，①不変性，②予見性，③共有性の3つである．遺伝学的検査を行う場合には，ほかの検査とは異なるこの3点をしっかり押さえておかなければならない．

不変性・予見性・共有性

　血液を調べる検査であっても，ウイルス抗体価のような一般的な検査項目は，検査を行うその時点での状態を把握するための検査であり，次に調べる時には変化している可能性がある．発熱時のインフルエンザ検査に至っては，その時点で発症しているかどうかを調べることが目的であり，いったん陽性になったとしても，1週間後にはその結果は意味がなくなっている．それに対して遺伝学的検査には，一度行って得られた結果は生涯変化することがないという特徴がある．これを「不変性」という．インフルエンザが疑われる場合には，時期を逃さず検査を行わなければならず，解熱した1週間後に行っても何の意味もない．それに対して，遺伝性疾患の診断を目的とした遺伝学的検査は，今行っても1年後に行っても変わりがない．そのため，診断を急ぐ理由がなければ，遺伝カウンセリングによる手続きを踏んで行うことが望ましい．

　ではなぜ手続きが必要なのだろうか？　主治医の立場としては，患者の予後予測や治療方針立案のために，少しでも早く診断を確定したいという希望がある．ただ，多くの場合，患者，あるいはその両親には，その事実を受け入れる心の準備が整っていないことが多い．そのため，ほかの一般的な検査同様に拙速に遺伝学的検査を行い，いざ診断が確定した時に，そのような疾患であることが突きつけられるとは想像もできず，その事実を受け入れることができない場合がある．特に，子どもがまだ幼く，発症

して間もない時期の場合，遺伝学的検査によってその子の生涯を決定してしまう遺伝学的検査の結果を受容できず，医療者側とトラブルになってしまうことがある．

遺伝学的検査の2番目の特徴である「予見性」はこのこととも関係する．つまり，発症したばかりの時期に遺伝学的検査で唐突に診断が確定し，疾患の特徴から，その時にはまだ現れていない症状がいずれ現れてくることがわかってしまうことがある．皮質下嚢胞をもつ大頭型白質脳症（Megalencephalic leukoencephalopathy with subcortical cysts；MLC）という疾患がある．MLCの患者は，乳児期に大頭を示すが当初は標準的な発達経過を辿る．成長に伴い，運動発達の遅れや，外傷，あるいは感染症を契機に階段状に退行していくことが多い．乳児期の大頭症の精査を目的に頭部MRI検査を行い，大脳白質のT2高信号が認められた症例があった．側脳室下角の特徴的な嚢胞状変化から，MLCが鑑別にあがった．主治医の求めに応じて遺伝学的検査を行ったところ，予想通り責任遺伝子である*MLC1*に複合ヘテロ変異が見出された．本来なら，診断がついたのであるから，よしとすべきところであるが，患者家族はその時点で一見頭が大きいだけのわが子がいずれ退行してしまうことについて受け入れることができず，子の養育にも支障をきたすようになってしまった．遺伝学的検査を実施する前に，診断がつくということはどういうことか，十分な説明を行ってから実施すべきであったケースであった．大頭症とT2高信号はMLCを示唆する所見ではあるが，家族にとってはまだ何も深刻な症状が見られていない状況で，今後発達が退行するということを言われても受容できないのは当然かも知れない．遺伝学的検査の結果によっては，その時点では認められていないことが，いずれ将来生じてくることを正確に「予見」してしまうという特徴がある．先に述べたように，遺伝学的検査の結果は，今行っても1年後に行っても変わりはないのであるから，拙速に実施すべきではなく，実施前に，結果次第によっては，そのようなことがわかってしまうかもしれないことを事前に十分説明しておくことが必要である．

3つ目の「共有性」もまた，トラブルにつながりかねない性質である．先に例にあげたMLCは常染色体劣性遺伝性疾患である．この場合，両親はヘテロの保因者であることがほとんどである．発端者で診断がつくということは，両親が保因者であること

が同時に判明し，次の子どもにおいて25%の確率で同じ疾患を発症する可能性があることが一度に明らかになってしまう．遺伝性疾患においては，発端者の診断が，血縁者に影響することを心得ておく必要がある．

遺伝学的検査が必要な場合

このように遺伝学的検査は，その実施において，慎重さが求められるわけであるが，臨床現場において，どのような場合に遺伝学的検査が必要になってくるだろうか？

多くの代謝疾患は代謝産物の検査で診断可能である．たとえばPompe病は筋力筋緊張低下に加え，運動発達の遅れ，哺乳困難，発育不全があると鑑別にあがり，α-グルコシダーゼの酵素活性を測定することで診断可能である．酵素補充療法も開始できる．遺伝子診断は必須ではない．ただ，もし家族が次の妊娠時に出生前診断を希望するとなると，話が変わってくる．妊娠中の胎児由来細胞で酵素診断することは不可能ではないかも知れない．しかし，胎児由来細胞で酵素診断しようとすると，それなりの量の細胞数が必要であり，時間的な制約のある出生前診断で行うには無理がある．それに対して，発端者で遺伝学的検査による診断がついていれば，それをターゲットにした出生前診断は可能である．

では先にあげたDravet症候群やPrader-Willi症候群はどうか？ Dravet症候群の臨床診断は，おもに臨床経過と脳波などの生理学的検査によるのであって，特に生化学的検査による診断法はない．発端者のほとんどは*SCN1A*のde novo変異で生じるため，出生前診断を行うこともあまりないと思われる．ただ，女児の場合は似たような経過を辿る*PCDH19*変異によるものの可能性は否定できない．*PCDH19*変異による場合は，父由来変異が遺伝している可能性もあるため，そのリスクを勘案するためには遺伝学的検査で疾患責任変異がどの遺伝子にあるのかを特定しておいた方がよいといえる．Prader-Willi症候群においては遺伝学的検査以外に診断方法がない．

このように診断を行うにあたって，ほかに代用できる検査がない場合，遺伝学的検査が必要となってくる．

1 なぜ小児神経科医が遺伝学的検査について知っておかなければならないか？ 3

遺伝学的検査の限界

このように遺伝学的検査は，ほかの臨床検査とは全く異なる強力な診断方法であり，確定診断としてはこれ以上に正確な検査はほかにないともいえるが，ではすべての検査を遺伝学的検査で代用可能だろうか？

遺伝学的検査の最大の問題点は，解析して異常が認められなかったからといってその遺伝子のかかわりを否定することができないことである．たとえば先にあげた Dravet 症候群の場合，*SCN1A* を解析して異常が認められるのは 75% 程度であり，残りの 25% は変異を見出すことができない．変異が見出されなかった症例は，別の遺伝子による可能性もあるが，*SCN1A* の変異を検出できなかった可能性もある．例えば解析方法が Sanger シーケンス法で全エクソンを調べたとする．この場合，エクソンレベルの欠失は検出することができない．エクソンレベルの欠失を検出するには MLPA 法を組み合わせる必要がある．それでもイントロン内の変異によるスプライシング異常は検出することができない．次世代シーケンサーによる全エクソーム解析を行った場合も，これと同じことがいえる．

未診断疾患であり，全く鑑別診断の候補をあげることもできないため，網羅的な解析としての全エクソーム解析を行った場合には，さらに別の問題もある．他項で詳しく解説するが，網羅的な解析を行った場合，非常に多くのバリアントが検出されるため，得られた結果によって本当に患者の病態を説明できるかどうかが検討されなければならない．

このように，遺伝学的検査を行う場合には，どのような検査を行おうとしているのか，検査方法の特性もよく理解したうえで進めていく必要がある．

二次的所見の問題

全エクソーム解析などの網羅的な検査を行った場合，疾患の診断という本来の目的とは関係のない，別の所見を明らかにしてしまうことがある．たとえば，小児神経疾患の診断をする目的で行ったのに，乳がん関連の遺伝子変異が見つかったような場合である．このことは研究指針の項（総論 4-3 参照）で述べる．

山本俊至

総論／1 序論

2 ゲノムと遺伝子

> **要点**
> - ヒトゲノムは 30 億文字で構成されているが，遺伝子領域はそのうちの 2% 程度でしかない．
> - ゲノム地図には異なったバージョンがあり，数年ごとに更新されている．
> - 遺伝子変異がどの程度表現型に影響するかは遺伝子の機能や変異の場所，その種類によって様々であり，簡単には予測できない．

I ゲノム

　ヒトゲノムというのは，一つの細胞の中に含まれるすべての染色体のセットのことを示す言葉である．一つの細胞内には性染色体も含め，すべての染色体が 2 本ずつのセットになっており，ゲノムはその半分を指すという説もあるが，染色体というのが顕微鏡で見える実体を指すのに対して，ゲノムというのは多分に概念的な言葉である．

　ヒトゲノムは A，C，G，T の塩基による文字として，全部で 30 億文字からなるとされる．この 1 文字を 1 mm とすると，3,000 km となるが，これは北は北海道から，南は南西諸島・与那国島あたりまでの距離になる（図 1）[1]．ヒトの遺伝性疾患の中には，この 30 億文字のうち，たった 1 文字（1 塩基）の変化でも発症してしまうものがある．その場合，この広い日本列島の中でたった 1 mm の大きさの変化を見出さなければならない．その一方，Down 症候群の原因となる 21 番染色体は 5 千万塩基対からなるため，距離にすると 50 km 程度であり，ほぼ東京都ぐらいの大きさである．ヒトの遺伝性疾患を診断する場合には，これらヒトゲノムを対象として，どのようなアプローチの方法を選択するかということが重要である．アプローチの方法が間違っていれば診断に辿り着けないどころか，間違った診断をしてしまう恐れもある．

　先ほどの日本列島の例に戻るが，3,000 km の一部は海であり，陸地ではない．ヒトのゲノムも 30 億文

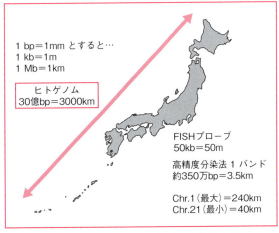

図1 ヒトゲノムの大きさを日本列島と比較する
（文献 1）より改変）

字のすべてに遺伝子が書き込まれているわけではない．そのほとんどは，ヒトの病気とは無関係な配列であり，中には無意味に反復配列が繰り返されているだけの領域もある．現在，日本医療研究開発機構（AMED）が主催する未診断難病イニシアチブにおいて，多くの未診断患者の解析が次世代シーケンサーを用いた全エクソーム解析によって行われているが，この手法で解析されるのは，全ゲノムの 2% 程度にすぎない．にもかかわらず，ヒトの 2 万 5,000 個の遺伝子の翻訳領域のすべての 1 次配列を解析することが可能である．

　1 つの遺伝子領域もまた，膨大な意味不明配列で

2 ゲノムと遺伝子 5

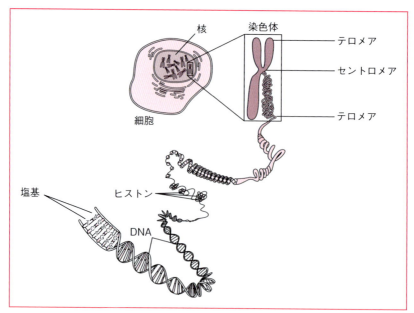

図2　1個の細胞内に含まれる染色体はDNAから成る
（文献1）より改変）

占められており，遺伝子によっては，ほとんどがイントロンであり，mRNAに転写され，蛋白翻訳に関わるエクソンの領域はほんの一部に過ぎない．したがって，現在行われている遺伝学的検査は，ほとんどの場合エクソン領域に注目して解析がされている．

ゲノム情報としてのDNA配列

遺伝学的検査を行う場合にしばしば用いられるのは患者細胞由来DNAである．DNAというのは物質の名前である．A，C，G，Tのたった4つの塩基が様々な順序で連なっており，細胞の核の中に1セットのゲノムが格納されている（図2）[1]．そのため，患者由来DNAを取り出すためには，核のある細胞が必要である．多くの場合，血液中の白血球から抽出される．DNAの配列を端から読んでいっただけではどの部分がイントロンで，どの部分がエクソンに相当するかは全くわからない．特定の遺伝子の特定のエクソン領域を解析する場合，UCSC genome browser（https://genome.ucsc.edu/）などのデータベースを参照してあらかじめ遺伝子情報を取得しておく必要がある．この場合，「遺伝子」というのは実体がなく，ゲノム同様概念的な存在である．

ゲノム配列には標準マップがありUCSC genome browserなどで参照できる．これは物理地図（physical map）ともいう．ヒトゲノムプロジェクトは，まさにこの標準物理地図を作成するプロジェクトであった．当時はたった一人のヒトから得られたDNA配列を全て決定するのに何年もの月日を要したのである．このヒトゲノムの標準配列がたとえ疎な状態であっても一応完成したことが，その後のゲノム研究を大きく進展させた．現在，日常診療にも応用されつつあるマイクロアレイ染色体検査の技術は，ヒトゲノムの標準配列が決定したことによる．つまり，マイクロアレイに貼りつけられているゲノム全てを網羅したプローブの配列は，ヒトゲノム配列が明らかになったことによって作成が可能になったからである．次世代シーケンスも同様である．解析で得られたリード配列を，ヒトゲノムの標準配列に大まかに貼りつけることによって，参照配列とリード配列の違いを明らかにしていくのが次世代シーケンサーの技術であり，標準配列なしには解析が成り立たない．

ヒトゲノムプロジェクトはSangerシーケンス法という当時の革新的な技術によったが，現在は次世代シーケンス技術の進歩によって，個人の全ゲノム配列の解析であっても1研究室内でたやすく解析することができるようになった．そうなると，標準配列のもつ意味が変化しつつある．ヒトゲノムの標準配列はこれまでにも何度もバージョンアップしてきている．ヒトゲノムプロジェクト終了直後は，地図

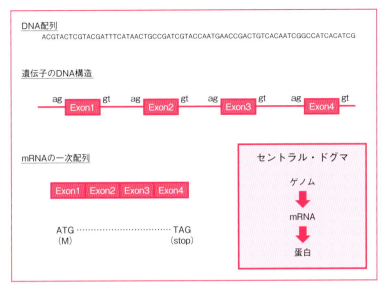

図3　DNAの翻訳機構

がつながっていない場所すらあったのが，どんどん正確な地図にアップデートされてきているのである．特に反復配列の場所などは，多様性があり，何が標準なのかという問題になってくる．現在のように，次世代シーケンスのデータをリファレンスと比較する場合，日本人においては標準とは異なるまれなバリアントとされる配列をもつ人の方が多いようなものもある．そのため，日本人を対象とした解析の場合は，日本人の標準配列と比較した方がよいのではないかとも考えられており，実際使われ始めている．ただ，標準配列というのはいわば番地を表す辞書のようなものでもあるので，世界中で同じ番地である標準配列を使わないと，ゲノムの中のどの場所のことを示しているのかわからなくなってしまう．全ての染色体は，短腕の末端を1として，長腕に向かって番号が振られている．マイクロアレイ染色体検査で明らかになった欠失領域を示すのに，どの参照配列を使ったかを示しておかないと，参照配列のバージョンによって大きく位置がズレてしまうことがあり，論文などでゲノム上の位置を示すには，世界標準マップは今後も必要となる．何より，UCSC genome browserなどでは標準マップの情報が，ほかの様々な情報と紐づけされており，今最も頻用されているのは最新のものではなく，むしろ情報を参照しやすい一つ前のバージョンとなるGRCh37（build19）である．

DNA配列解析

実際遺伝子が発現する場合は，DNAからRNAに転写される．メッセンジャーRNA（mRNA）ではイントロンがスプライシングというメカニズムで切り取られ，エクソン部分だけが連結される（図3）．連結されたmRNAでは，A，C，G，T（U）の4つの塩基が3つ単位でアミノ酸に翻訳される．これはDNAの暗号となっており，コドン表としてまとめられる（P.viii参照）．アミノ酸の翻訳開始点は必ずATG配列であり，終始コドンで終了する．DNAの1文字が変化するだけで全く異なるアミノ酸に変化したり（missense変異），翻訳停止コドン（nonsense変異）が出現して短縮型mRNAになってしまったりする．1塩基欠失，あるいは挿入があると，それ以降のコドン暗号がずれてしまうため（frameshift），全く異なるアミノ酸配列となり，どこかで終始コドンが出現してしまう．短縮型のmRNAはそのまま発現すると全く働かなかったり（loss-of-function），異なる機能を獲得して細胞毒性を示す場合がある（gain-of-function）．ただ多くの場合，そのような短縮型mRNAはアミノ酸翻訳に至ることなく，分解されてしまう．

多くの場合，エクソンが始まる直前のイントロンはAG配列で終わる．そしてエクソンが終わってイントロンが始まる部分はGTとなっている．このコンセンサス配列に変異があると，その部分のエクソンがエクソンとして認識されず，そのエクソンがmRNAから抜け落ちてしまうようなスプライシン

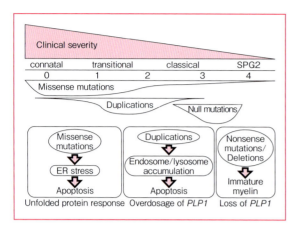

図4　PLP1の遺伝子型と症状との相関
（文献2）より改変）

グ変異が生じることがある．エクソンの塩基数は必ずしも3の倍数で構成されているわけではないため，一つのエクソンがスキッピングすると，frame-shiftを生じ，正常なmRNAが得られないため，結果として遺伝子機能が喪失することがある．このような変異をスプライシング異常という．

ゲノム変異と重症度

さて，先にゲノムを日本列島で説明した．たった1塩基の変化だけで重篤な疾患が引き起こされる場合がある．つまりDNAの変化の大きさと疾患の重篤度とは相関しない．では何が疾患の重篤度と関係しているのだろう？　疾患という表現型でみる場合，その疾患の病巣である組織ないし細胞においてどのような影響が生じているかに思いを致す必要がある．

Pelizaeus-Merzbacher病（PMD）はそのことを考えるのにふさわしい一つのモデルである[1]．PMD患者の多くは疾患原因遺伝子であるPLP1を含む微細な染色体領域の重複による．PLP1はオリゴデンドロサイトで多量に発現しているが，患者のオリゴデンドロサイトでは通常の2倍発現していることになる．このことによって細胞毒性を生じてオリゴデンドロサイトがアポトーシスをきたすことが疾患のメカニズムとして理解されている（図4）[2]．染色体の微細重複の領域にはほかにも複数の遺伝子が含まれているが，それらの遺伝子は症状には与しない．一方，

PLP1のたった一つの塩基の変化によるミスセンス変異による症例もある．この場合むしろ症状は重篤である．ミスセンス変異により，三次元構造異常をきたしたPLP1蛋白が細胞内に蓄積して細胞毒性を示すからである．逆にPLP1のナンセンス変異，あるいは欠失を示す患者の方が症状はむしろ軽いことが知られている．このように，DNA配列がどれだけの数変化したかと疾患の重篤度とは相関しないのである（PMDの詳細は各論参照）．

次世代シーケンスを行うと，疾患とは関連しない遺伝子のバリアントが非常にたくさん見つかってくる．全エクソーム解析を行うと，大体10万個くらい検出される．この中に含まれている可能性のある疾患関連変異を絞り込むために，すでに知られていて，一般のヒトたちの中である一定の頻度以上見つかるようないわゆるpolymorphismを排除していかなければならない．このように，個々のレベルで，ゲノム配列には非常に多くの多様性がある．

両親と患者のいわゆるトリオサンプルを用いた研究成果によると，ヒトゲノムは親から子へ1つ世代を経るごとに50〜100程度のDNA置換が生じているらしい．ヒトゲノム配列のほとんどは意味のない配列なので，50〜100程度のDNA置換のうち，アミノ酸配列に影響する可能性があるのはせいぜい0.8個程度だという．アミノ酸置換があってもそれほど重要でない変化であれば子に疾患が生じることはないが，重要な遺伝子の重要な機能ドメインにおける変化であれば，乳児てんかん性脳症のような重篤な疾患を引き起こすかも知れない．つまり，子にde novoで疾患が生じるリスクは誰にでもあるということになる．

ちなみにアミノ酸置換がどの程度有害な影響を及ぼすかを調べるための予測ツールがある．これについては他項を参照願いたい．

文　献

1) 奥山虎之，山本俊至，編．これならわかる！小児科診療に活かせる遺伝学的検査・診断・遺伝カウンセリングの上手な進めかた．東京：診断と治療社，2012.
2) Yamamoto T, Shimojima K. Pelizaeus-Merzbacher disease as a chromosomal disorder. *Congenit Anom (Kyoto)* 2013; **53**: 3-8.

〈山本俊至〉

総論／2 遺伝学的検査技術

1 古典的な染色体 G-band 法と FISH 法

要点

- 染色体検査は精度の高いマイクロアレイ染色体検査に置き換えることができるが，転座などの構造変化は G-band 法でなければ検出できない．
- 染色体変化は国際的に定められた表記法に則って記載する必要がある．
- FISH 法は，転座の有無を確認するために今後も必要である．

細胞遺伝学的検査

　染色体検査はゲノム全てを網羅的に解析できる検査のうち，保険収載されている唯一の検査である．染色体 G 分染（G-band 法）を行うためには生きた細胞を phytohemagglutinin（PHA）存在下で培養したあと，核酸以外の細胞成分を除去し，スライドグラス上に展開・固定させた標本を作製しなければならない．DNA や RNA などの核酸を用いる PCR 法や Sangar シーケンス法などの分子生物学的手法とは一線を画し，生きた細胞を扱うため，細胞遺伝学的検査に分類される．

　G-band 法で観察できる染色体の縞模様は一般的な解像度では 550 本程度といわれており，1 本の縞模様当たりのゲノムサイズはおおむね 5〜10 Mb 程度である（図1）．したがって，これより小さな構造異常は G-band 法では検出することができない．G-band 法での診断率は 4% 程度といわれている．一方，マイクロアレイ染色体検査を用いると，300 kb 程度の微細な構造変化も検出することが可能である．そのため診断率は 15% という報告が一般的であり，G-band 法に比べてはるかに高い診断率を示す．マイクロアレイ染色体検査はゲノム DNA を用いて行うため，スライド標本の出来栄えに依存しないし，凍結保存していた DNA や血液以外の組織から抽出した DNA でも解析が可能であるというメリットもある．マイクロアレイ染色体検査は細胞培養や標本作成といった煩雑な工程がなく，自動化できる

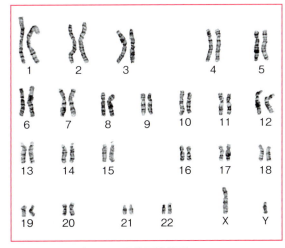

図1　G-band 法による正常男性核型

工程がほとんどなので，人件費を勘案すると，G-band 法よりかえって解析費用も低く抑えることが可能である．そのため世界的には，G-band 法はマイクロアレイ染色体検査にほぼ置き換わっているのが現状である．日本ではいまだに先天異常を示す患者において行う最初の検査として定着しているが，世界を見渡すと，G-band 法をルーチンのように行っている国は日本くらいしかないのが現状のようである．これは日本独特の健康保険制度によるものである．

　世界的にはマイクロアレイ染色体検査がファーストチョイスとなってきているが，それなら G-band 法はもう必要がない技術なのだろうか？　マイクロア

レイ染色体検査は全ゲノム領域におけるゲノムコピー数の増減を明らかにする手法である．微細な染色体領域の欠失などの検出に優れている．ただし，染色体の構造がどうなっているかについては明らかにすることができない．たとえばマイクロアレイ染色体検査で21番染色体全体のコピー数が増えていることがわかったとする．このような場合，多くは標準型のトリソミーと考えられる．しかし，21番染色体が14番染色体短腕に転座したRobertson転座によるものかどうかは，マイクロアレイ染色体検査では明らかにすることができない．このような構造異常は染色体構造を顕微鏡下に観察するしかないため，G-band法は今後も不要になることはない．

G-band法の解釈

　G-band法による解析結果の解釈に苦手意識をもっている医師は多いようである．それは染色体検査の結果が，International System for Human Cytogenomic Nomenclature（ISCN）で国際的に定められた方式で記載されており[1)]，なかなか理解しづらいということによるかも知れない．代表的な略記法を**表1**に示す．最もよく問題になるのは「add」と記載された染色体構造異常に関してである．報告書に「46,XX,add(1)(p36)」と記載された結果について，単純に1p36欠失症候群と解釈してはならない．この記載の意味は，1番染色体短腕末端に由来不明の染色体が付加（additional）されているという意味である．つまり，不均衡転座の可能性を示唆した一時的（temporary）な結果を意味する．報告書には，両親のG-band法も行い，親の均衡転座由来でないかどうか，確認することを推奨する文言が多くの場合追記されている．両親のいずれかに1p36領域と，ほかの染色体サブテロメア領域の間で均衡転座が認められた場合，次の妊娠時に再び染色体不均衡を示す児が出生する可能性があり，注意が必要である．このような不均衡転座を示す発端者の親で均衡転座が見つかる可能性は五分五分であり，検査をしてみないとわからない．両親に症状がない場合，保因者診断は保険診療で行うことができないため，自費での検査となる．保因者診断は遺伝カウンセリングを経て，慎重に行う必要がある．すでに子どもを産み終えた夫婦においては，保因者診断を望まないケースが多い．その場合，発端者の臨床症状に影響を与える可能性のある付加染色体の由来を明らかにするには，

表1　ISCNによる代表的な略記法

記号	意味	解説
add	additional	付加染色体
inv	inversion	逆位
del	deletion	欠失
r	ring	リング
t	translocation	転座
ins	insertion	挿入
mos	mosaic	モザイク

発端者自身の検査として，M-FISH（SKY法）かマイクロアレイ染色体検査が有用である．

　マイクロアレイ染色体検査では，G-band法では同定できないほど小さな断片の不均衡転座が見つかることもある．そのような場合，両親が均衡転座保因者かどうか，G-band法を行っても診断することはできない．均衡転座保因者においては，単に特定の染色体領域が入れ替わっているだけであり，全ての染色体領域においてゲノムコピー数の増減はないため，マイクロアレイ染色体検査も有用ではない．このような場合は，FISH法で転座の有無を同定するしか方法がない．

FISH法

　FISH法（Fluorescence *in situ* hybridization）は一般診療において，22q11.2微細欠失の同定やWilliams症候群における7q11領域の微細欠失の診断に用いられることが多い（**図2**）．一般的には当該染色体の目印となるマーカープローブと，それとは別の蛍光色素で標識したターゲット領域のプローブを用いたtwo-colorで行われることが望ましい．均衡転座保因者の場合，ターゲットとする染色体領域のシグナルが，マーカーで標識されない別の染色体上に認められた場合，均衡転座していることが同定できる．

　FISH法で用いられるプローブは多くの場合，ヒトゲノムプロジェクトの際作成されたライブラリーからなるBACクローンである．これに蛍光色素で標識して用いる．FISH法で用いるスライドはG-band法で用いるものと同じである．シグナルの数によってコピー数変化だけを見たい場合には，染色体が広がった分裂像ではなく，間期核を用いることも可能であるが，均衡転座を確認しなければならな

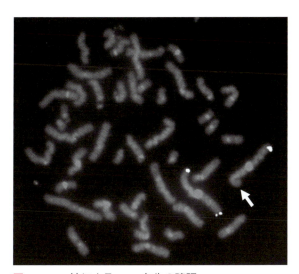

図2 FISH法による1p36欠失の確認
赤のシグナルは1番染色体長腕末端を示す．一方の1番染色体では1p36領域を示す緑のシグナルが欠失している（→）．

口絵カラー1

い場合は全ての染色体がきれいに広がった標本を用いなければならない．

　FISH法の最大の弱点は，重複の同定である．特に非常に小さな領域が繰り返して重複している場合，FISH法で同定しようとしても，染色体上でシグナルが重なってしまい，重複しているかどうか判断できないので注意が必要である．

■文　献

1) McGowan-Jordan J, Simons A, Schmid M（ed）. ISCN 2016: An International System for Human Cytogenomic Nomenclature（2016）. Basel: Karger AG, 2016.

山本圭子

総　論／2　遺伝学的検査技術

2 PCR 法と Sanger シーケンス法

要点

□ PCR 法と Sanger シーケンス法は，分子生物学的解析において必要な基本的解析方法である．

□ 単に DNA を PCR-Sanger シーケンスするだけでは解決できない問題は，遺伝子組み換え技術である DNA クローニングや RNA を用いた RT-PCR 法などを組み合わせて解決する必要がある．

□ Pseudogene や homology の高い領域など，PCR 増幅が難しいゲノム領域がある．

PCR 法の基礎

　従来より，PCR 法と Sanger シーケンス法はヒトゲノムプロジェクトにおいてなくてはならない解析方法であったが，次世代シーケンサーが全盛の現在においても，いまだに必須の技術である．というのも，次世代シーケンスは大量の解析を同時に行うことによって効率化が進められ，1 塩基の解析あたりのコストは格段に低下させることができたが，小回りが利かないため，個別の解析には向かないからである．次世代シーケンスで得られたデータを再確認したり，発端者で明らかになった変異部分について，それが de novo であったかどうか，両親検体を用いて調べたりするためには，Sanger シーケンス法が必要となる．

　PCR 法も Sanger シーケンス法も次のような DNA の性質を用いている．1 つ目は DNA の 2 本鎖構造が A が T と，G が C と相補的に結合する性質，2 つ目はその相補結合が温度の上昇によって外れて 1 本鎖に変性する性質，3 つ目は温度が下がると再び相補的な配列同士で結合して 2 本鎖構造に戻ろうとする性質である．そして PCR 法では，ポリメラーゼという細菌由来の酵素と一緒に短い DNA 配列からなるプライマーを反応チューブに入れて熱変性，プライマーの annealing（至適温度まで下がると相補的な部位に結合すること），ポリメラーゼ反応（DNA の合成・伸展）を繰り返すことにより，2 つの向かい合った領域に設計したプライマーによって挟まれた領域

の DNA を 1 反応ごとに 2 倍に増幅させることができる（図1）．この PCR 産物を鋳型として用いて DNA 配列を決定する場合，片方のプライマーだけを用い，放射性同位元素，あるいは蛍光色素でラベルした dideoxynucleotid（ddNTPs）（これが取り込まれると伸長反応がストップする）を添加することにより，プライマーから ddNTPs が取り込まれた場所までの様々な長さの DNA が合成される（図2）．この反応を 25 回程度くりかえし，それを電気泳導して展開することで，ACGT の配列を同定することが可能となる．この方法はサイクルシーケンス，あるいはダイレクトシーケンスなどとよばれることもあるが，本書では Sanger シーケンスとよぶこととする．当初しばしば用いられた放射性同位元素は，現在ではほとんど用いられることはない．

　PCR 法というのは単に目的の DNA 断片を増幅させる方法である．この方法では，DNA が増幅されるかどうか，そして増幅された PCR 産物のサイズがどの程度の大きさであるかが明らかになる．診療現場では，細菌やウイルスなどの感染症の有無の診断に PCR 法が用いられることがあるが，DNA を何万倍にも増幅させることができるため，微量の検体でも非常に感度よく診断できる．

　ヒトゲノムプロジェクト以前は解析したいゲノム断片をプラスミドなどに組み込んだ後（クローニング），大腸菌などで増幅させ，挿入領域の両端から，共通のプライマーを用いて Sanger シーケンスする方法が主流であった．ヒトゲノムプロジェクトの場

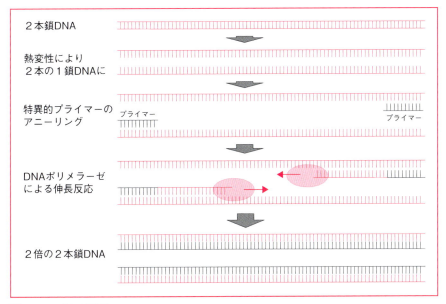

図1　PCR法の原理

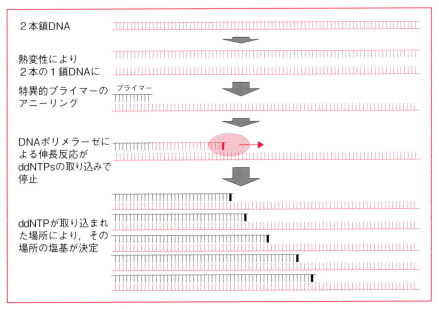

図2　Sangerシーケンス法の原理

合，ヒトゲノムをランダムに断片化し，クローニングしたライブラリーを作成し，手分けしてその一つひとつを丹念に解析するという方法が用いられた．得られた結果は，最終的に瓦状に並べていくことで1本の配列にまとめられたのである．このヒトゲノムプロジェクトの際に作成されたヒトゲノムライブラリーはその後，FISH法でプローブとして用いられるとともに，初期のマイクロアレイ染色体検査のプローブとしても用いられた．

そしてSangerシーケンス法はヒトゲノムプロジェクトが終了しようとする頃からは，クローニングせずにキャピラリーシーケンサーでPCR産物を直接解析する直接塩基決定法に移行し，現在の状況となっている．

PCR 法の実際

　Sanger シーケンス法を行うためには最初に目的とする遺伝子領域を PCR 法で増幅させなければならない．20 塩基程度の長さからなるプライマーは，ゲノム情報が手に入れば，繰り返し配列を避け，AT の文字数と GC の文字数が大体同じになるようになる場所を選ぶなどのいくつかの注意点を守れば任意に設定することができる．多くの場合，エクソン内のアミノ酸翻訳に影響を及ぼす変化，あるいはエクソン近傍のスプライシングに関係するイントロン配列の変化だけに注意して解析が行われるため，エクソン-イントロン境界より 100 bp 程度イントロン内に入った場所にプライマーが設計されることが多い．

　X 染色体上の X 連鎖劣性遺伝性疾患における遺伝子診断は比較的容易である．というのも男性では X 染色体が 1 本しかないため，PCR-Sanger シーケンス法で得られた結果がそのまま診断に直結するからである．たとえば Duchenne 型筋ジストロフィーの原因遺伝子である *DMD* の解析においては，変異がある場合には得られた波形はもともと 1 本しかない X 染色体によるものである．したがって，DNA を PCR で増幅しようとしても増幅できなければ，その部分が欠失していると考えられる．その一方，常染色体上の遺伝子においてヘテロで発症する疾患の場合は，2 つある染色体の一方は正常である．したがって，あるエクソン領域が欠失していたとしても，PCR 反応を行うと正常な染色体側（アリル）が増幅される，それを鋳型に Sanger シーケンスをすると，正常な波形だけが検出される．そのため，エクソンレベルの欠失は，PCR-Sanger シーケンス法では検出することができない．エクソンの欠失など，ゲノムコピー数の変化を検出するためには，MLPA 法，あるいはマイクロアレイ染色体検査などを組み合わせて行う必要がある．

PCR 法の pitfall

　さて，PCR 用プライマーを設計する場合，先にあげた条件に従って設計する必要があるが，実際には web-based の soft を使う場合が多い．その場合であっても確実に PCR 法がうまく行くという保証はない．PCR 用プライマーはせいぜい 20-mer 程度の長さであるため，全ゲノム上には似たような配列がたくさん存在する．そのため，PCR 法を行っても目的通りのバンドだけではなく，非特異的なバンドが出現し，Sanger シーケンス法に供することができないこともしばしばある．特に似たような構造の遺伝子がたくさん存在するような protocadherin や tubulin などのファミリー遺伝子や，遺伝子としての機能を有さない偽遺伝子（pseudogene）が存在していると，目的とする遺伝子だけを正確に増幅することが難しい場合がある．

スプライシング変異

　エクソン-イントロン構造のほとんどは，エクソンが始まる直近のイントロン配列が AG，逆にエクソンが終わってイントロンが始まる部分の配列が GT となっている．この部分の塩基置換が生じると，エクソン領域が認識できず，mRNA のスプライシング（イントロン部分が切り取られる現象）の時に，ほぼ 100% エクソンがスキッピングした mRNA となっている（エクソン・スキッピング）．エクソン-イントロン境界からもっと離れた場所のイントロン領域の変異がスプライシングに影響するかどうかは場所によって異なる．スプライシングに影響を及ぼす変異かどうかは予測ツールで予測することも可能であるが，最終的には RNA レベルでの解析が必要である．

　2 本鎖で安定な状態を保っている DNA とは異なり，1 本鎖の RNA は非常に不安定ですぐに分解してしまう．そのため RNA は生きた細胞から十分に注意して抽出されなければならない．そのままでは PCR-Sanger シーケンス法などに供することができないため，RNA から逆転写酵素を使っていったん DNA に変換させ，それを鋳型にして PCR-Sanger シーケンス法に供する．この時，得られた配列中にはイントロン配列は含まれない．そのためイントロン内に設定しているゲノム DNA 用の PCR-Sanger シーケンス法プライマーは兼用することができない．あるエクソンが欠失している場合，その前後のエクソン領域にプライマーを設定して行った PCR によって正常より欠失の分だけ短い PCR 産物が得られるはずである．このような RNA を用いた逆転写 PCR のことを RT-PCR という（各論 40 参照）．

両親解析

　ヘテロで発症する遺伝性疾患の遺伝子診断において，ナンセンス変異などの有害変異が生じていれ

ば，ほぼ診断は間違いないと考えられるが，発端者の変異が両親には認められないことを確認し，de novo 変異であることを証明することができれば確定診断となる．この場合，両親解析は，発端者で見つかった変異の場所だけを解析すれば済むため，容易に確認できる．では常染色体劣性遺伝性疾患はどうすればよいだろうか？　有害変異がホモ接合の場合，両親がともに当該変異のヘテロ保因者であることを証明すれば確実である．ただ，既知の変異であったり，日本人のcommon変異であった場合には，実際に両親解析まで行わないことが多い．それに対して問題なのは，ヘテロ変異が 2 つ見つかり，複合ヘテロ変異と考えられる場合である．2 つの変異が同じアリル(同一染色体上)にある場合(シスの状態)では，一方のアリルは正常であり，劣性遺伝変異とはいい難い．そのため，2 つの変異が別々のアリル上にトランスの状態で位置していることを証明する必要がある．これを証明するのに最も簡単な方法は両親解析であり，2 つの変異が父と母それぞれから 1 つずつ由来していれば，別々のアリル上にあることを間接的に証明できる．もし両親検体がなければやや厄介で，2 つの変異が含まれる断片で DNA をベクターにクローニングし，モノクローナル化したクローンに 2 つの変異が同時に含まれるか，別々のクローンに乗っているかを確認することによって，両アリルに変異が存在する複合ヘテロとなっているかどうか，検証しなければならない．このような時に遺伝子組み換え技術が必要とされる．

▌ 配列変化の呼称

　従来，ゲノムの変化を指す用語として，疾患にかかわるものは「変異(mutation)」という言葉が長らく用いられてきた．これに対して疾患とのかかわりがないものについて「多型」，あるいは「single nucleotide polymorphism(SNP)」という用語がしばしば用いられてきた．疾患遺伝子だけを解析する場合にはこれで問題はなかったが，網羅的な解析が主流となってきた現在，ヒト個々人においては非常に多くの reference 配列とは異なる配列が存在することが明らかとなり，はっきりと疾患関連かどうか断定できないものが非常に多く存在することがわかってきた．そのため，使われる用語にも変化が見られ，DNA 配列の変化は単に variation，あるいは variant (バリアント)と呼称し，それが病的変化であることの意味づけとして pathogenic variant，病的意義不明の変化については variant of unknown significance (VUS)と呼称するようになってきた．本書では文脈からそれぞれの用語を用いることとし，用語は統一しないこととした．

■ 参考文献

- Strachan T, Goodship J, Chinnery P, 著, 菅野純夫, 福嶋義光, 監訳. ゲノム医学. 東京：メディカル・サイエンス・インターナショナル, 2016.

山本圭子

総　論／2　遺伝学的検査技術

3 MLPA法

要点

□ MLPA法は遺伝子内のエクソンレベルでの欠失や重複の検出に特化した検査方法である.
□ 特許技術によるため，汎用性に欠けるという欠点があるが，保険で実施できる遺伝学的検査に応用されている.

エクソンレベルの欠失の診断方法

　我々が日常診療で最も悩ましく感じるのは，診断がつかない患者さんの存在である．特に何らかの遺伝性疾患の可能性がある場合，次の妊娠で再発する可能性がないかどうか，若い両親にとっては最も深刻な悩みとなり，このことが解決しないと次に進めないという相談を受けることが多い．染色体G-band法では4%が診断され，マイクロアレイ染色体検査を用いれば，染色体の微細な欠失や重複を15%の患者で診断することができる．さらに日本医療研究開発機構による未診断難病イニシアチブ(IRUD)によって，こうした未診断難病患者の診断の試みが行われており，それによる全エクソーム解析を組み合わせれば，3〜4割程度の患者さんで何らかの疾患関連ゲノム変化を診断することができるようになった．しかし，それでもまだ，半数以上の患者では，疾患に関連した変異を診断することができない．そのような原因変異を診断することができない患者さんにおいては，一体どのような原因が隠されているだろうか？

　次世代シーケンサーの登場によって，DNAの塩基対レベルの変化まで網羅的に検出することができるようになった．ただし，多くの場合，エクソン領域にしか着目していないので，イントロン領域の異常によって生じる遺伝子発現変化やスプライシング異常が見逃されている可能性がある．DNA配列には変化がないが，メチル化によるゲノム刷り込み状態などのエピジェネティックな変化が原因である可能性もある．そしてもう一つは，エクソン単位の微

細な欠失である．マイクロアレイ染色体検査で全ゲノムのゲノムコピー数を網羅的に解析できるようになったが，すべての遺伝子のエクソンにプローブを配置しているわけではないので，そのような小さなゲノムコピー数変化が見逃されている可能性がある.

　では，そのような小さなゲノムコピー数変化を診断したい場合，どのような方法があるだろうか？通常のマイクロアレイプラットフォームは全ゲノムを網羅的に解析することが目的であり，全ゲノムに均等にプローブを設定している．マイクロアレイにおけるプローブセットは任意でオーダーすることが可能であるので，調べたい領域のプローブを高密度に配置したマイクロアレイを作成すれば，その領域の変化については診断することが可能である．ただ，研究目的でこのような手法がとられることがあるが，日常診療向きではない．現在普及している技術の中で，特定の遺伝子内のエクソン単位の欠失や重複を最も効率よくスクリーニングすることができるのはmultiplex ligation-dependent probe amplification(MLPA)法である.

　MLPA法は，定量判定に向かないPCR法を改良した技術である．オランダの企業(MRC-Holland b.v.)が開発した技術であり，特許によって守られているため，任意の遺伝子の検査試薬を作成するにもこの企業と独占販売契約を結んでいる日本の企業(ファルコバイオシステムズ)にオーダーしなければならない．日本ではDuchenne型筋ジストロフィー(Duchenne muscular dystrophy；DMD)の遺伝子診断方法として定着している．*DMD*は79ものエクソンからなる巨大遺伝子であり，DMD患者の多くは遺

伝子の塩基対変化ではなく，エクソンレベルの欠失を示すため，MLPA 法による診断が最も効率が高いことによる．

　DMD のような塩基対レベルの変化より，エクソン欠失などの頻度の方が高い疾患はほかにも多く存在すると考えられる．たとえば滑脳症をきたす LIS1 遺伝子でも比較的多くの遺伝子内欠失が報告されているが，MLPA 法による診断としては普及していない．これに対して，DMD は筋生検によるジストロフィン検査など，遺伝学的検査以外にも疾患特異的な診断方法があるうえに，深刻な X 連鎖劣性遺伝性疾患であるため，遺伝子診断の需要が高いということが理由としてあげられる．したがって，DMD でしばしば認められるようなエクソンレベルの変化を全ての遺伝子に関して効率よく調べる方法がないため，見逃されている可能性が考えられる．

MLPA 法の原理

　PCR 法では，数百塩基対程度の DNA 断片を増やすため，その領域を挟むように設定したプライマーと PCR サイクルによって鋳型 DNA が 2 倍ずつ増幅する．PCR 法によって合成された DNA 断片もまた鋳型となって利用され，指数関数的に増幅されることとなる．ただし，チューブ内のプライマーが使い果たされるとそれ以上増幅されなくなり，プラトーに達する．したがって，PCR 法はもともとチューブ内にあった試料の量に関係なく DNA を増幅するため，定量性がなく，定性的な反応である．この弱点を克服するため，リアルタイム PCR 法などの定量

PCR 法が開発されているが，MLPA 法では DMD の各エクソンを同時に調べることができるような工夫もされている．

　具体的には，増幅反応を行う前に，2 つの断片に分かれたプローブをサンプルである鋳型 DNA にハイブリダイゼーションさせてから連結し，その連結したプローブを鋳型にして増幅反応を行うのである（**図1**）[1]．増幅反応に用いるプライマーは，全てのプローブに共通した配列のものが大量投入されており，増幅後の産物の量はプライマーの量には依存せず，連結されたプローブの数に依存する．このことによって，定量性を確保できるようになっている．

　さらに同一反応系で調べる全エクソンのプローブのサイズが重ならないように設計することにより，キャピラリー電気泳動で全てを同時に解析することができるように工夫されている．

MLPA 法の弱点

　MLPA 法の最大のネックは汎用性に劣ることである．プローブデザインが設計されていない任意の遺伝子について，MLPA 法で調べようとすると，オリジナルデザインを作成する必要がある．それには，先に述べたように技術が特許で守られているため，費用がかさんでしまうという問題がある．このような理由もあって，特定の遺伝子の解析に利用が限られているのが現状である．特定の領域のゲノムコピー数だけを調べたいという場合には，リアルタイム PCR 法などの汎用性の高い方法が選択される．

3　MLPA 法　　17

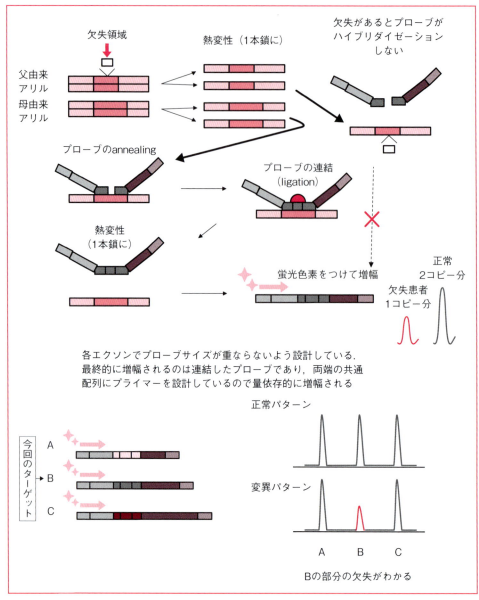

図1 MLPA法の原理
(文献1)より作成)

文献

1) 酒井規夫.染色体異常の検査法 マイクロアレイ検査,MLPA法,次世代シークエンス.*Neonatal Care* 2018; **31**: 222-7.

山本俊至

総 論／2　遺伝学的検査技術

4 マイクロアレイ染色体検査

要 点

□ マイクロアレイ染色体検査は，世界的には微細な染色体構造異常が疑われる症例におけるファースト
チョイスの検査となっている.

□ 微細なゲノムコピー数変化（CNV）がないかどうか，ゲノム全体を網羅的に調べることが可能である.

□ 病的意義のない CNV を検出することがあるため，両親解析を行ってトリオで評価しなければならない
場合がある.

マイクロアレイの歴史

　マイクロアレイというのは，スライドグラス上に
DNA からなる何万個ものプローブを整然と配置し
たもののことを指す. マイクロアレイそのものは，
ヒトゲノムプロジェクトより以前から網羅的な遺伝
子発現解析のために用いられていた. マイクロアレ
イを用いると，何万個もの遺伝子の発現を同時に調
べることができるため，病態にかかわる遺伝子群を
明らかにするためにしばしば用いられてきた. ただ
し，内在性遺伝子との比で発現レベルを補正したう
えで比較する必要があるため，遺伝子の発現が何十
倍といったオーダーで変化しない限り，優位な変化
としてとらえることができなかった. このような目
的の解析においては，昨今はむしろ次世代シーケン
サーを用いた RNAseq という手法による絶対定量が
主流になりつつある.

　さて，この項で解説するのは遺伝子発現ではな
く，マイクロアレイの染色体検査への応用である.
ヒトゲノムのコピー数変化を調べる目的のマイクロ
アレイでは，スライドグラス上に貼りつけられたプ
ローブは，ヒトゲノム DNA の断片である. 当初は
ヒトゲノムプロジェクトで用いられたヒトゲノム断
片のライブラリーである細菌人工染色体（bacterial
artificial chromosome；BAC）クローンがプローブと
して用いられた. つまり，FISH 法の真逆である.
FISH 法ではスライドグラス上にあるのは染色体，
そこに蛍光色素標識したプローブを乗せてハイブリ

ダイゼーションする. それに対してマイクロアレイ
では，スライドグラス上にあるのはたくさんのプ
ローブであり，蛍光色素で標識した患者 DNA をハ
イブリダイゼーションするのである. そのため何万
回もの FISH 法を同時に行うのと同じ効果がある.
その後マイクロアレイのプローブは，人工合成され
た短い DNA 断片とすることで解像度が向上し，現
在の形となっている[1].

マイクロアレイの原理

　マイクロアレイ染色体検査のプラットフォームは
大きく分けて 2 種類ある（**表1**）. 一塩基多型（single
nucleotide polymorphism；SNP）タイピングすること
によって，片アリルの SNP だけが連続して現れる領
域を検出する SNP アレイという方式である. この場
合，片親性アイソダイソミーも同定できるというメ
リットがある. この SNP アレイより世界的に普及し
ているのはアレイ比較ゲノムハイブリダイゼーショ
ン（micro-array based comparative genomic hybridiza-
tion；アレイ CGH）法という方式である. この方式で

表1　マイクロアレイのプラットフォーム比較

	アレイ CGH 法	SNP アレイ
正常対象サンプル	必要	不要
LOH の判断	不可能	可能
データ解析	シンプル	やや複雑

4　マイクロアレイ染色体検査　19

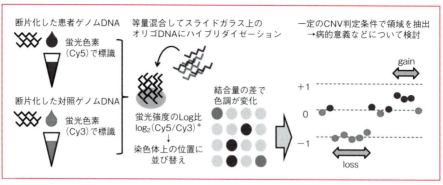

図1　アレイCGH法の原理

は，患者DNAに加え標準DNAが必要となる．それぞれ別々の蛍光色素で標識し，競合的にハイブリダイゼーションする．スキャナーでそれぞれの蛍光色素強度を検出し，その蛍光色素強度の比をコピー数の比としてグラフ化するといういたってシンプルな方式である（図1）．いずれのプラットフォームにおいても，コピー数異常の検出は，コンピューターソフトのアルゴリズムによる．多くの場合，3つ以上の連続するプローブにおいて異常が検出された場合にコールされることが多い．

マイクロアレイ染色体検査の解釈

たくさんのサンプルの解析をしていると，しばしば同じ領域の変化を検出することがある．これらはそもそも疾患との関連がない，benign CNV（copy number variation）といわれる．よく知られているのはXp22.31のsteroid sulfatase遺伝子（*STS*）領域の重複である．この領域の重複は100人に1人程度に認められる．真に疾患と関連したpathogenic CNVであることを証明するには，両親解析を行い，de novoであることを確認する必要がある．

マイクロアレイ染色体検査によって最も多く異常が検出されるのは，染色体の中間部欠失である．マイクロアレイ染色体検査以前には，22q11.2欠失，Williams症候群の7q11欠失，Prader-Willi症候群の15q11欠失，Smith-Magenis症候群の17p11欠失，Sotos症候群の5q35欠失などが知られていたが，それ以外にも多くの染色体微細欠失症候群が存在することが明らかになり，責任遺伝子も次々と明らかになってきた．

サブテロメア領域の異常はその次に多い．特に，ある染色体のサブテロメア領域はlossを示し，別の染色体サブテロメア領域がgainを示すパターンがしばしば検出される．この場合，それぞれの領域間で不均衡転座が生じている可能性が示唆される．不均衡転座の解釈は，各論35を参照されたい．それ以外にマイクロアレイ染色体が有用なのは，付加染色体の由来同定やマーカー染色体の由来同定である．

マイクロアレイ染色体検査は，モザイクの検出にも優れている．通常のG-band法やFISH法などで用いる標本を作製する際，phytohemagglutinin（PHA）添加による培養を経る．染色体異常のある細胞の増殖能は正常細胞より低いため，モザイク比率が低いとG-band法やFISH法などで観察すると，染色体異常を検出することができない．それに対して，マイクロアレイ染色体検査は抽出されたDNAを用い，細胞の培養を行わないことから，組織内でのモザイク率をそのまま反映した状態で検出することができる．最もよく知られているのはPallister-Killian症候群である（詳細は各論28を参照）．

マイクロアレイの応用

マイクロアレイは，post-natalにとどまらず，着床前の受精卵の診断にも応用されつつある．わが国における生殖補助医療（assisted reproductive technology；ART）の普及にはめざましいものがあり，ARTによって出生した児は全出生児の5％程度を占めており，小児神経科医にとって他人事ではない．

最近，着床前胚遺伝学的検査について，用語を修正する動きがみられる．診断というのはあくまでも検査結果を受けて判断される最終的な結果であるので，検査自体は単に着床前検査（preimplantation genetic testing；PGT）と呼ぶべきだという考え方に基づいている．さらに着床前スクリーニング（preim-

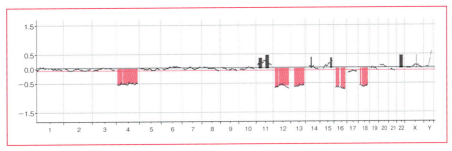

図2 マイクロアレイによるPGT-A結果の例
複数の染色体に異数性(トリソミーやモノソミー)が同時に認められ,このような胚は着床が期待できない.(横軸は染色体番号,縦軸はコピー数)

plantation genetic screening；PGS)は,排除の論理を想起させ,受け止め方に齟齬を生じさせてしまうため,適切ではないという意見があった.PGSが本来目的としているのは,子宮に戻しても着床せず,流産してしまうことが明らかな染色体異数性を示す胚を事前に特定し,流産の反復を避けることである.そこで,実態に即した呼称として着床前異数性検査(PGT for aneuploidies；PGT-A)が提唱されている[2].

PGTには最新の技術が応用される.一つは解析するための試料抽出技術が必要となる.従前には受精2〜3日目の割球の一部を取り出していたが,受精5日目の胚盤胞のうち,将来胎盤になる栄養外胚葉の一部の細胞を取り出す方法が定着しつつある.これは顕微鏡下での胚操作技術の進歩によるところが大きい.次に必要不可欠な技術は全ゲノム増幅技術である.胚盤胞から取り出せる細胞はわずか5細胞程度であるため,ゲノム解析を行うためには,微量のDNAを増幅させなければならない.ここにも技術の進歩があり,わずかなDNAを効率よく全ゲノム増幅することができる試薬が供給されるようになったことが大きく寄与している.そして得られたゲノムDNAから正確に染色体異常を同定する技術が必要となる.この段階では,マイクロアレイを用いたアレイCGH法が応用される.方法は小児科領域で行われる方法とほぼ同じである.これに加え,次世代シーケンサーを応用した染色体異常同定方法も応用されるようになってきた.この方法は母体血を用いた無侵襲的出生前遺伝学的検査(noninvasive prenatal genetic testing；NIPT)と同様に,全染色体のコピー数を網羅的に調べる方法であり,マイクロアレイによる方法と同等,あるいはそれ以上の正確性が期待されている(NIPTについては各論36参照).

いずれにせよこれらの技術は子宮に戻しても流産してしまうような染色体異数性を正確に検出するための技術であり,それ以外の異常を見出すことを目的としたものであってはならない(図2).

マイクロアレイの代替

マイクロアレイ染色体検査の目的は,未診断患者の診断確定である.ただし,当該患者の発症原因がゲノムコピー数異常によるものか,はたまた疾患関連遺伝子の塩基対レベルの変化によるものか,わからないために検査を行っている.マイクロアレイ染色体検査による診断率は15％程度といわれているが,次世代シーケンサーによる全エクソーム解析を行えば30％程度の診断が得られるため,診断効率だけで考えれば,全エクソーム解析を先に行った方が診断効率が高いといえる.しかも,全エクソーム解析のデータから,ゲノムコピー数異常も検出することができれば最も効率のいい解析戦略といえる.

著者らは疾患との関連が明らかな約5,000の遺伝子を搭載したTruSight One(Illumina)という疾患遺伝子パネルによって次世代シーケンスを行い,疾患関連遺伝子変異が見つからなかった例について,さらにエクソーム隠れマルコフモデル(eXsome Hidden Marcov Model；XHMM)という解析法によって二次解析を行っている(図3).これによってCNVの検出を行うことができるが,マイクロアレイ染色体検査と遜色ない効率でCNVを検出することができることを明らかにした[3].ただし,XHMMによるz-scoreだけでは重複領域のコピー数が3個なのか4個なのかわからない場合などがあるため,最終確認としてマイクロアレイ染色体検査を行って確認すべきである(図3).

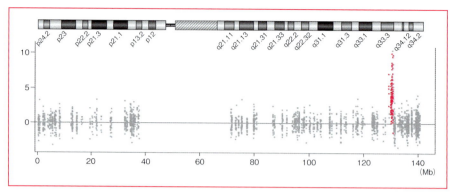

図3 XHMMによるゲノムコピー数解析
9番染色体長腕に微細な重複が認められるが，Z-scoreからはコピー数はわからない．

文献

1) 山本俊至．臨床遺伝に関わる人のためのマイクロアレイ染色体検査．東京：診断と治療社，2012．
2) 桑原 章．不妊・不育診療戦略におけるPGT-A．臨床婦人科産科 2017；**71**：872-8．
3) Yamamoto T, Shimojima K, Ondo Y, et al. Challenges in detecting genomic copy number aberrations using next-generation sequencing data and the eXome Hidden Markov Model: a clinical exome-first diagnostic approach. *Hum Genome Var* 2016; **3**: 16025.

〈山本俊至〉

総　論／2　遺伝学的検査技術

5 次世代シーケンス—技術編—

要　点

☐ Sanger シーケンス法と全く異なる方法で塩基配列を決定する新しい技術による塩基配列決定が次世代シーケンスとよばれる.

☐ 次世代シーケンスには様々な方法と技術があり，さらに新しい技術が開発されている（Sanger シーケンス法のような単一の方法ではない）.

☐ 次世代シーケンスに共通した特徴は同時並行的に短時間に多数の塩基配列決定ができることである.

☐ 次世代シーケンスでは用いられる技術に依存した特性があり，その特性の理解が結果の解釈において重要である.

☐ 次世代シーケンスでは多量のデータが得られるために，解釈にはコンピュータソフト（バイオインフォマティクス）が必須であり，その特性の理解も求められる.

次世代シーケンスとは何か

　次世代シーケンス（next generation sequencing；NGS）はそれ以前の塩基配列決定方法である Sanger シーケンス法との対比でよばれる塩基配列決定法であり，複数の方法が存在する[1].　Sanger シーケンス法では，一つの実験チューブについて一つの DNA 配列の決定しかできず，同時にできる実験は多くて数十個であった. これに対して，NGS では 1 回の実験で 1,000 万を超える配列の決定ができる. すなわち，圧倒的な同時並行性が NGS の最大の特徴である. NGS は超同時並行性を実現する技術と微細な信号を検出する技術の組み合わせにより実現されている. 現在広く用いられている NGS は 100〜200 bp 程度の配列決定を同時並行的に多数行う方法が主流であり，ショートリードシーケンスとよばれる. これに対して，1 回に数 kb の長さの配列決定を決定する方法はロングリードシーケンスとよばれ，単一分子からの配列決定技術が用いられるため，PCR 反応を必要としない. 表1に現在主として用いられている NGS を提供する会社と機器をまとめる.

次世代シーケンスの原理と技術

a　同時並行性を実現する技術

　同時並行性を実現するためには増幅される DNA 分子が混ざらないようにそれぞれを分離する技術が必要になる. 従来は実験用チューブの中で反応を行うために，一つの増幅に一つのチューブが必要となり，同時に処理するにはせいぜい 96 個が限界となる. これらを分離する技術には固相法とエマルジョン PCR 法が主として用いられている. 固相法はイルミナ社で用いられる技術であり，ガラス板の上に増幅に必要なプライマーを固着させた状態で PCR 増幅反応を行い，検出可能な分子数をクラスターとして極めて小さな範囲に作成する. クラスターは一つのガラス板（フローセルとよばれる）上に 4,000 万以上個形成することが可能である. このクラスターの一つひとつで 1 塩基伸長反応を行い，その時取り込まれる蛍光を感知することで塩基情報を検出する（sequencing by synthesis；SBS）. エマルジョン PCR 法は，NGS として最初に開発された技術である. 反応液を油の中で撹拌し，油と水が分離する原理を応用することで，一つのバブルの中で一つのビーズに結合した 1 種類の PCR 反応を実現する. DNA 伸長

5　次世代シーケンス—技術編—　　23

表1　次世代シーケンサーの種類

会社	主な機種	各リード塩基長	解析塩基総量
Illumina	HiSeqX	100〜200 bp	900 Gb
	Miseq	100〜200 bp	20 Gb
Thermo Fisher	Ion GeneStudio	100〜200 bp	26 Gb
PacBio	Sequel	5〜20 kb	5 Gb
Oxford Nanopore	MinION	〜200 kb	5 Gb

反応の際に生成されるピロリン酸量を正確に測定する pyrosequence 法を組み合わせて塩基配列を決定する方法が2005年に実用化された最初のNGSである．Roche 社および Thermo Fisher Scientific 社がこの方法に基づくシーケンサーを販売しているが，現在は Thermo Fisher Scientific 社が提供する Ion シリーズ以外は実績が低下している．

b　微弱な信号を検出する技術

同時並行的にシーケンス反応を行う場合，一つひとつのシーケンスから得られる信号は微弱になる．そのため，微弱な信号を検出する技術と組み合わせることでシーケンス反応を信号として捉えることが可能になる．イルミナ社で用いられている方法ではフローセル上でシーケンス反応が行われ，1回ずつの反応で放出される蛍光を高感度検出器で検出する．1回ずつの結果は全体としての画像データとして取り込まれ，一つひとつの区画ごとの信号の変化が塩基配列情報としてアウトプットされる．Thermo Fisher Scientific 社の Ion シリーズでは DNA 伸長反応の際に生成される水素イオンを半導体チップを用いて検出する．それぞれの区画における反応を電気信号として分離して検出することができる．半導体チップの大きさにより1億を超える塩基配列情報を同時に検出できる．

c　単一分子から長い配列を決定する技術

ロングリードシーケンスでは PCR 法による DNA 増幅を行わずに1分子からの塩基配列を決定する技術が用いられる．1分子シーケンス技術は次々世代もしくは第三世代シーケンシングともよばれている[1]．ロングリードシーケンスの嚆矢である PacBio 社の技術は Single Molecule, Real-Time（SMRT）シーケンシングと表現される．SMRT シーケンシングでは微細なシーケンスウェルに DNA ポリメラーゼを固定し，1分子の DNA の複製反応において放出される蛍光を同定することで塩基配列情報を得る．Oxford Nanopore Technology 社は独自のナノポア技術を用い，DNA 分子がナノポアを通過する際の電気信号から塩基配列情報を得る．同社が販売する小型簡便な MinION はわずか10 cm×3 cm の大きさで，PC につなげるだけで容易にロングリードシーケンスが実施できるようになった[2]．

次世代シーケンスで得られるゲノム情報の特徴

NGS は上述したように複数の種類があるため，それぞれ用いられる技術の特性を知ることが必要である．しかし，従来の Sanger シーケンス法と比較して，いくつか共通の特徴があり，得られた結果の解釈にはこれらの特性を熟知することが必要になる．下記に，現在一般的に用いられているショートリードシーケンスの共通した特徴を述べる．NGS の結果の解釈にはこれらの特徴を理解することが必要である．

1) 得られる塩基配列には一定の割合でエラーが含まれる．
2) 十分にカバーされる領域とそうでない領域が存在する．
3) トリプレットリピートに代表される繰り返し配列の同定が難しい．
4) 中間長の欠失や重複の同定が難しい．
5) 用いられるバイオインフォマティクスにより結果が変わりえる．

ロングリードシーケンスは1分子からの長い配列情報が得られるために，ショートリードで同定が難しい繰り返し配列の正確な同定や，中間長の欠失や重複の同定，さらに構造異常の決定に優れる．一方，シーケンスエラー率が高く，解析に専門性を有するために，研究での使用が一般的あり，遺伝性疾患の診断への応用は今のところ限定的である．しかし，

表2　NGS に用いられる代表的なバイオインフォマティクス

機能	ソフトウェア	内容
マッピング	BWA	得られた配列を参照配列にマッピングする
変異検出	GATK	参照配列との違いを抽出する
アノテーション	ANNOVAR	変異の詳しい情報を付加する
結果の可視化	IGV	上記情報を直観的に可視化する
多型頻度情報	gnomAD	健常人多数での多型頻度情報
機能変化予測	CADD	変異の機能への影響を計算する

無料のソフト/Web サイトを記載した.

ゲノム解析での優位性も指摘されており, 今後の発展が期待されている[2].

次世代シーケンスを支える
バイオインフォマティクス

NGS では大量の塩基配列情報を解析するために, 一連のソフトウエアが使用される. また, 大量のデータを扱うため, 性能の高いコンピュータが必要である. 代表的なソフトウエアを**表2**に記す. このように各種ソフトウエアを使用して, データ解析を行う技術がバイオインフォマティクスである. 近年は NGS 自体はコストの安い国外に外注することが増えてきており, バイオインフォマティクスがより一層重要な役割を果たすようになってきている.

有料の統合ソフトウェアも販売されているが, 無料で Web 上で利用できるものも多い. 生データからの解析は専門性が高いが, 得られた変異の意義について(頻度情報や機能変化予測)は比較的簡単に利用できる. 患者の変異をこれらの方法で確認することで変異の意義の理解が深まると考える.

■文　献

1) Heather JM, Chain B. The sequence of sequencers: The history of sequencing DNA. *Genomics* 2016; **107**: 1-8.

2) Bowden R, Davies RW, Heger A, et al. Sequencing of human genomes with nanopore technology. *Nat Commun* 2019; **10**: 1869.

齋藤伸治

総論／2　遺伝学的検査技術

次世代シーケンス―応用編―

要点

- ☐ 次世代シーケンスにより同時に複数の遺伝子配列が決定できる．
- ☐ 複数の遺伝子変異が関与する疾患の診断に適している．
- ☐ 体細胞モザイクの同定が可能である．
- ☐ 多数の variation が同定されるため，その意義の解釈が重要である．
- ☐ 次世代シーケンス解析に際しては遺伝カウンセリングを必ず行う．

次世代シーケンスの臨床応用

次世代シーケンス（next generation sequencing；NGS）の原理と技術については前項で詳述されているため，本項ではNGSの臨床応用について述べる．NGSは技術であり，DNAのみでなくRNAの解析も可能であるが，本項では臨床診断に応用されるDNAの解析について解説する．NGSでわかることは以下にまとめられる．

1) DNA配列の参照配列との違い［一塩基置換，小さな欠失・挿入（small indel）］
2) ゲノムコピー数の変化［比較的大きな欠失・重複（Kb以上）］
3) ゲノム構造異常（転座，逆位，挿入など）

この中で1)2)は一般的に用いられるパネル解析やエクソーム解析でも同定できるが，3)はゲノム解析でしか同定できない．さらに，同定率は発展途上である．したがって，本項では1)2)についてのみ解説をする．

次世代シーケンスの優位性と限界

NGSの最大の利点であり特質は同時並行的に多数のDNA断片の塩基配列を決定できる点である．そのため，特に多数の遺伝子の配列決定において従来法であるSangerシーケンス法より優位性がある．コスト面のみを述べるとエクソンが数十個になるとNGSを用いた方が安くなる（NGSのコストは年々低下している）．このため，原因と想定される遺伝子が複数の場合や遺伝子自体が大きい場合はNGSの優位性が高い．また，Sanger法と異なり，欠失や重複などがバイオインフォマティクスを用いることで同定できるため，マイクロアレイ染色体検査の役割も担うことができる．さらに，同一部位のカバー率（デプス）を十分に大きくすると，低頻度モザイクの同定が可能になる．

一方で，NGSの限界を理解することが大切である．NGSではカバー率が一様にならないため，特に対象遺伝子の数が多くなると，読めない領域が少ないながらも存在する．そのため，変異が同定されないからといって，変異がないとはいえない．また，NGSの方法や機器は様々であり，さらに，用いられる解析アルゴリズムもたくさん存在する．これらにはそれぞれ特徴があり，同定率などに影響する．そのため，NGSの結果を正しく理解するには，用いられた解析手法についての知識が求められる．このように技術としての限界が存在するが，最も重要なNGSの特性は，多数の多型を含むvariationが同定されることである．NGSの優位性と限界とを表1にまとめた．

次世代シーケンスの適応疾患

小児神経領域を中心にNGSの適応疾患を表2に記

表1　NGS の優位性と限界

優位性	限界
同時に複数の遺伝子配列が決定できる.	配列決定のカバー率が一様ではなく，読めない部分が存在する.
解析スピードが速く，コストが安い.	解析方法により特徴が異なる.
配列のみでなくコピー数異常が検出できる.	用いるアルゴリズム（バイオインフォマティクス）が同定率に影響する.
モザイクの同定に優れる.	多くの variation が同定されるため，意義の解釈が難しい.

表2　NGS の適応となる疾患の分類

疾患分類	疾患例
単一遺伝病が臨床的に疑われる疾患	Duchenne 型筋ジストロフィー（非欠失型），神経線維腫症
複数の遺伝子変異が原因となり臨床的に認識可能な疾患	Noonan 症候群，Coffin-Siris 症候群，Charcot-Marie-Tooth 病
多数の遺伝子が発症に関連する疾患	自閉スペクトラム症，てんかん，知的障害
体細胞モザイク	限局性皮質異形成

す．NGS は遺伝子解析技術であり，遺伝子変異が原因である疾患はすべて対象となる．しかし，上述した NGS の特性から複数の遺伝子が原因となりうる疾患が最も NGS が力を発揮する対象である．

単一遺伝子病が臨床的に疑われる疾患は遺伝子が小さければ従来の Sanger 法で十分対応できる．しかし，遺伝子変異が原因となる Duchenne 型筋ジストロフィーでは遺伝子が大きいために解析技術としては NGS が使用されている．これらの疾患では技術として NGS が使用されているが，解釈や対応は従来と同じである．

臨床的に認識される疾患であるが，複数の遺伝子変異が原因となる疾患は NGS のよい適応である．遺伝子の数が少ない場合は従来の単一遺伝子病と対応はあまり変わらない．これらの多くは共通した pathway に存在する複数の遺伝子が臨床的によく似た疾患を引き起こす場合が相当する．具体的には Ras-MAPK 系の遺伝子異常で発症する Noonan 症候群や SWI/SNF クロマチンリモデリングが関連する Coffin-Siris 症候群をあげることができる．また，神経ではないが，種々のイオンチャネルが関連する QT 延長症候群もよい例であり，QT 延長症候群は NGS を用いた遺伝子パネル解析が保険適用となっている．

さらに多数の遺伝子変異が関連する疾患は NGS でしか同定することができない．小児神経領域では自閉スペクトラム症，てんかん，知的障害などのコモンディジーズが相当する．多数の解析でこれらの30% ほどには関連する遺伝子変異が同定されることが報告されている[1]．しかし，これらの疾患では多くの遺伝子が対象となるために，意義不明の variant（variant of unknown significance；VUS）も多数同定される．さらに，一つひとつの変異の影響が単一遺伝子病ほど強くなく（浸透率が 100% でない），未発症の家族が同じ変異を共有することがある．そのため，結果の解釈と遺伝カウンセリングの実施が必要になる．

NGS では同一の領域の塩基配列を何度も読むことができ，この回数をデプスと表現する．デプスを大きくすることで従来法よりも格段に低頻度モザイクの同定が可能となる．変異の位置がわかっているときは定量 PCR の一つであるデジタル PCR が最も感度が高い．しかし，変異の位置がわからない場合は NGS が有用である．体細胞モザイクの例として症候性てんかんの原因となる限局性皮質異形成[2]があげられる．体細胞モザイクの診断には原則として罹患組織が必要であるが，末梢血で同定される場合もある．NGS が普及することで，体細胞モザイクが原因である疾患が思いのほか多いことがわかるようになった[3]．さらに，de novo 変異と考えられていた疾患の両親が低頻度モザイクであることもあるので，注意が必要である．

次世代シーケンスを行ううえでの遺伝カウンセリング

上述したように，NGS では従来のごく限られた遺伝子解析と異なり，多数の variation が同定される．また，病因変異であったとしても浸透率は完全でない場合もしばしばである．そのため，陽性だから確定診断，陰性なので非罹患という古典的な説明は成り立たない．また，NGS 解析自体が遺伝学的検査であり，もともと遺伝カウンセリングが必要であるが，単一遺伝子病以上に解析に関する知識と，結果の解釈が重要となる．さらに，本来の目的と異なる二次的所見への対応も求められる．一方，小児神経疾患の多くに遺伝因子が重要な役割を果たしている以上，これらの疾患の診療において遺伝学的検査を避けることはできない．よりいっそうの遺伝学の知識が求められる．

NGS の実施においては，検査前の遺伝カウンセリングが最も重要であり，必須である．その際には，検査の目的，特性，予想される結果と限界，家族への影響についての説明が必要である．また，検査結果が得られた時には，結果の解釈を理解し，わかりやすく患者家族へ説明することが必要になる．そのため，臨床遺伝専門医や遺伝医療部門などと連携して実施することが推奨される．

文 献

1) Wright CF, Fitzgerald TW, Jones WD, et al. Genetic diagnosis of developmental disorders in the DDD study: a scalable analysis of genome-wide research data. *Lancet* 2015; **385**: 1305-14.
2) Mirzaa G, Timms AE, Conti V, et al. *PIK3CA*-associated developmental disorders exhibit distinct classes of mutations with variable expression and tissue distribution. *JCI Insight* 2016; **1**: 87623.
3) D'Gama AM, Walsh CA. Somatic mosaicism and neurodevelopmental disease. *Nat Neurosci*. 2018; **21**: 1504-14.

齋藤伸治

総　論／2　遺伝学的検査技術

7 定量 PCR

要点

- □ 定量 PCR は大きくリアルタイム PCR とデジタル PCR に分けることができる.
- □ リアルタイム PCR は DNA の増幅を 1 サイクルごとにモニタリングし，得られた増幅曲線から DNA 量を算出する方法である.
- □ デジタル PCR は PCR 反応のある(陽性)/なし(陰性)のデジタルデータをもとに DNA 量を測定する新しい検出方法である.
- □ 定量 PCR を用いることで，ゲノムコピー解析，遺伝子発現解析，遺伝子多型のタイピングなどの解析が可能である.

定量 PCR とは？

ポリメラーゼ連鎖反応(polymerase chain reaction；PCR)法は，①熱変性，②アニーリング，③伸長反応の 3 つのステップによって DNA を増幅させる技術である．この一連の反応を繰り返すことで，目的とした DNA 領域を 2 のサイクル数乗で増やすことができる．従来の PCR はプライマーの量や酵素の活性に依存して DNA 断片を増幅させるため，ある一定量に達するとそれ以上は増幅できなくなる．つまり，PCR 法自体には定量性はない．そこで定量解析をできるように開発されたのが，定量 PCR(quantitative PCR；qPCR)で，現在 qPCR は大きく，リアルタイム PCR とデジタル PCR(digital PCR；dPCR)に分けることができる．本項では，qPCR の原理と具体的な応用法について紹介する.

具体的な応用法

qPCR は様々な分野で活用されている(表1)．定量性を特徴としているため，病原菌やウイルスの検出・定量に用いられている．細胞内や組織における遺伝子発現を定量することもでき，細胞内の転写産物量を経時的に測定することも可能である．生成される PCR 産物とプローブの融解温度の違いを利用

表1 定量 PCR の使用例

遺伝子発現解析
─DNA，RNA，マイクロ RNA など
─単一遺伝子から網羅的解析まで
細菌やウイルスの検出定量
変異遺伝子の検出
一塩基多型解析
コピー数多型解析
DNA メチル化解析

し，遺伝子多型のタイピングを行うこともできる.

小児神経領域での具体的な応用例としては，マイクロアレイ染色体検査で認められたゲノムコピー数変化の病的意義の判断，結果の再検証があげられる．既知の遺伝性疾患のどれにもあてはまらない多発奇形や，非特異的な精神発達遅滞の原因検索のためマイクロアレイ染色体検査が行われ，染色体異常を見つけることが可能になった．認められた所見が 22q11.2 欠失症候群や Williams 症候群など，既知の症候群と同じであり，臨床症状もあてはまるようであれば診断確定してもよいが，多くの場合は経験したことのない検査結果の判断が要求される．その場合，何らかの方法によりマイクロアレイ染色体検査の結果を裏付けする必要がある．また両親検索を行

7　定量 PCR　29

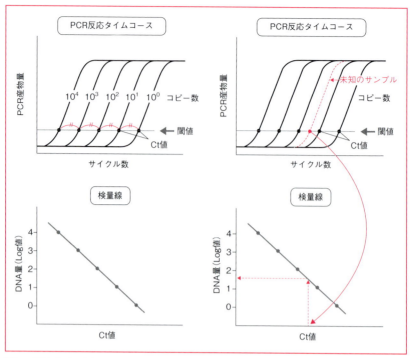

図1 リアルタイム PCR の原理
縦軸に PCR 産物量(蛍光検出量),横軸にサイクル数をプロットした図である.段階希釈したサンプルは DNA が多い順に立ち上がり,等間隔な増幅曲線が得られる.ある PCR 増幅量を閾値として,その交わる点を Ct 値と設定する.対数表示した DNA 量と Ct 値をプロットすると直線関係で示される.未知のサンプルの Ct 値を算出し,検量線に当てはめることで,DNA 量を知ることができる.
(文献 1)より引用改変)

い,両親に異常がないこと,つまり de novo の確認も重要である.検査の再検証・de novo の確認は蛍光 in situ ハイブリダイゼーション法(fluorescence in situ hybridization;FISH)で行うことが多いがいくつかの欠点が存在する.一つめは染色体分裂標本が必要な点(DNA 試料しかない場合は用いることができない),二つめは微細なゲノム断片は解析できない点である.微細な欠失では適切なプローブを準備することが困難であり,微細な重複の場合はプローブのシグナルが重なり正しい評価ができないことが多い.qPCR の場合,上記にあげた欠点を解決することができる.特に後述する dPCR の場合は高精度な絶対定量が可能であり,0.5 倍,1.5 倍といった微量なコピー数変化を正確に検出できる.

qPCR の種類と原理

a　リアルタイム PCR

前述したが,PCR は理論的に,1 サイクル進むごとに生成産物が 2 倍,2 倍,2 倍と指数関数的に増えていく.この増幅過程を蛍光色素を用い,1 サイクルごとにモニタリングしながら解析するのがリアルタイム PCR の基本原理である.増幅の様子をリアルタイムにモニタリングして得られる増幅曲線を図1[1])に示す.PCR に用いる DNA 量が多いほど,増幅曲線が早く立ち上がってくる.段階希釈した DNA サンプルを用いてリアルタイム PCR を行うと,DNA 量が多い順に等間隔で並んだ増幅曲線が得られる.適当な PCR 産物量で閾値を設定すると,閾値と増幅曲線で交わる点,threshold cycle(Ct)値が算出され,Ct 値と段階希釈した鋳型 DNA の間には直線関係があり,検量線を作成することができる.未知なサンプルに対しても,検量線を用いて,Ct 値を調べることで,DNA 量を求めることが可能である.なお,リアルタイム PCR(real-time PCR)を RT-PCR と表記することはほとんどない.RNA を逆転写酵素で complementary DNA にし,PCR を行う reverse transcription PCR(RT-PCR)と混同するためである.

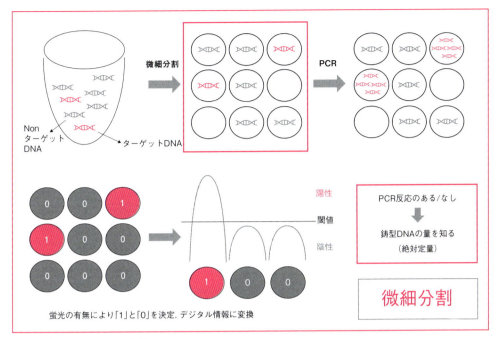

図2　デジタル PCR の原理

b　デジタル PCR

dPCR は，PCR 反応のある（陽性）／なし（陰性）のデータを利用した新しい定量技術である（図2）．dPCR の基本原理は PCR 反応溶液の微細分画化である．DNA が含まれる反応液を細かく分画し，それらを同時に PCR 反応させる．DNA を含んだ区画は PCR 反応が起こり陽性と判定され，DNA が含まれていない区画は PCR 反応が起こらず陰性と判定される．この陽性／陰性のデジタルデータを解析し，DNA 量を算出する．微細分画法は，数万の小さなウェルをもったプレートを用い，反応液を分配してPCRを行う方法と，特殊な乳化剤を用いて細かなドロップレットに分割して PCR を行う方法に分けることができる．リアルタイム PCR と比較し，増幅効率に基づく検量線を必要とせず，微量な DNA 量であっても検出できることから，高精度な絶対定量が可能となった．

まとめ

本項ではリアルタイム PCR と dPCR を中心に，qPCR の原理・臨床応用を解説した．qPCR は研究分野だけではなく，日常診療の検査方法としても有用である．

文　献

1) 北條浩彦．原理からよくわかるリアルタイム PCR 完全実験ガイド．東京：羊土社，2013．

参考文献

・山本俊至．臨床遺伝に関わる人のためのマイクロアレイ染色体検査．東京：診断と治療社，2012．

今泉太一／山本俊至

総 論／3 データベース

1 データベース

要点

☐ 遺伝学的診断にはデータベースの活用が重要である.

☐ 疾患変異データベース，疾患データベースを駆使することで遺伝性疾患の診療の質が向上する.

☐ さらに variation データベースを活用すると，遺伝性疾患の理解が深まる.

遺伝学的診断における データベース

　遺伝子解析やゲノム解析により得られる結果は DNA の一次構造である塩基配列である．その意義を知るためには，参照となる DNA 配列と比較する必要がある．ヒトゲノムは既に解読されており，参照配列が公開されている．ヒトゲノムは一人ひとり異なっており，約 1,000 塩基に 1 つ参照配列との違いが存在する．そのため，全エクソーム解析を行うと 30 万近くの違いが検出される．これらのほとんどは多型であり病的な意義がない．これらの多型を集めたデータベースが variation データベースである．基本的には病気のない一般人のデータにより構成される．特に，全エクソーム解析などの網羅的解析結果の解釈には variation データベースの活用が必須となる.

　患者から検出された変異の意義を直接的に知るためには，疾患変異データベースが有用である．臨床医にとっては特に有用なデータベースである．疾患変異データベースには過去に患者において同定された変異が集積されているため，自分の患者と同じ変異がこれまでに報告されているか，もしあれば，どのような症状があったかを知ることができる．全く同じ変異がなくても，同一遺伝子にこれまでに報告された変異がどのくらいあるのか，それぞれの変異をもつ患者の症状を知ることができるので，変異の意義を知るためには必須のデータベースである.

　これらは遺伝子に着目したデータベースであるが，表現型や症状を中心に集積した疾患データベー スも遺伝性疾患の診断には重要である．古典的には Smith の教科書や日本では『新先天奇形症候群アトラス』などが定番として用いられてきたが[1)2)]，日進月歩の情報のアップデートの点ではデータベースの意義が高い.

variation データベース

　一般集団の variation を集めたデータベースである．疾患の原因となる遺伝子変異も広い意味では variation の一種であり，変異を含めた多型がその遺伝子にどのように分布しているのかを知ることで遺伝子変異の意義を深く理解することができる．代表的なデータベースを表 1 に示す.

a　Genome Aggregation Database（gnomAD）

　約 12 万 3,000 の全エクソーム解析データと約 1 万 5,000 のゲノム解析データを集積した世界最大の variation データベースである．全エクソームデータのみを集積した Exome Aggregation Consortium （ExAC）として最初に公開されたものが発展した．世界規模のデータであるが，East Asian として日本人を含んだ東アジアでの 9,000 人を超えるデータが含まれており，地域ごとのアレル頻度が確認できる．簡単なインターフェースで検索が可能である．遺伝子ごとに同定された variation が表示される．もし患者で同定された一塩基置換と同じ variation のアレル頻度が十分に高く登録されていれば，病因である可能性は低くなる.

32　────　総 論／3 データベース

表1　variation データベース

	データベース名	特徴	URL
a	gnomAD	世界最大級の variation データベース.	https://gnomad.broadinstitute.org
b	iJGVD	東北メディカルメガバンクを中心とした日本人の variation データベース.	https://ijgvd.megabank.tohoku.ac.jp
c	UCSC Genome Browser	代表的な統合ゲノムブラウザー．沢山のデータベースの情報を直観的に表示する.	https://genome.ucsc.edu

表2　疾患変異データベース

	データベース名	特徴	URL
a	HGMD®	論文発表された疾患関連遺伝子変異を集めたデータベース．Public 版では登録後 3 年経過してから公開される.	http://www.hgmd.cf.ac.uk/ac/index.php
b	ClinVar ClinGen	ClinVar は論文発表のみでなく，臨床検査センターで同定された変異情報も搭載されたデータベース．ClinGen では質の高い関連情報が入手できる.	ClinVar：https://www.ncbi.nlm.nih.gov/clinvar/ ClinGen：https://clinicalgenome.org
c	LOVD	ヨーロッパを中心とした疾患変異データベース．DMD でのフレームシフトチェッカーが便利.	http://www.lovd.nl
d	DECIPHER	染色体コピー数異常（欠失や重複）を集積したデータベース.	https://decipher.sanger.ac.uk
e	DPV	日本人患者の変異データベース．日本人に特化した疾患変異データを確認することができる.	https://dpv.cmg.med.keio.ac.jp/dpv-pub/top

b　Integrative Japanese Genome Variation Database（iJGVD）

　東北メディカル・メガバンク機構（Tohoku Medical Megabank Organization；ToMMo）を中心として集積した日本人約 3,500 人の variation データが公開されているデータベース．日本のデータベースだが，全て英語表記でかつゲノムポジションのみの表記であり，gnomAD に比べると使用には専門性が必要となる．しかし，日本人に特異的な variation については iJGVD に優位性がある.

c　UCSC Genome Browser

　データベースではないが，様々なデータベースの情報を直観的に見ることができる代表的な統合ゲノムブラウザーである．遺伝子の構造，転写産物の種類，種々の variation，コピー数多型，疾患関連変異（後述する HGMD，ClinVar，DECIPHER も含む）のすべてを自由に表示することができる．遺伝子変異が同定された時には，是非その遺伝子名を UCSC Genome Browser の検索ボックスに入れて，その遺伝子に関する情報を一覧してほしい.

疾患変異データベース

　疾患変異データベースは臨床医にとっては最も役に立つデータベースであり，患者に変異が同定された時には，必ず参照してほしい（**表2**）.

a　Human Gene Mutation Database（HGMD®）

　過去に論文発表された疾患関連遺伝子変異を集めたデータベースである．変異の登録数，データの質ともに信頼性が高い．最新のデータにアクセスするためには有料の HGMD Professional の購入が必要である．データベース登録から 3 年が経過すると Public 版 HGMD にて無料で公開されている．Public 版 HGMD の利用にも登録が必要である．多くの遺伝子では Public 版 HGMD で十分に必要な情報が得られるが，最近同定されたまれな疾患は Professional 版にしか登録されていない.

b　ClinVar/ClinGen

　米国 NIH が主導するゲノム医療の基盤システムである．ClinVar は誰でも自由に利用できるデータベースであり，論文発表のみでなく，臨床検査セン

1　データベース　33

表3　疾患データベース

	データベース名	特徴	URL
a	OMIM®	ヒトメンデル遺伝病のカタログ．遺伝病に関する統合的な詳しい情報を入手できる．	https://www.omim.org
b	Orphanet	希少疾患に特化した情報サイト．日本語版も作成されている．	https://www.orpha.net/consor/cgi-bin/index.php
c	UR-DBMS Syndrome Finder	奇形症候群を中心とする遺伝性疾患の統合データベース．症状から候補疾患の絞り込みができる．	準備中（2019 年 10 月現在）
d	PubCaseFinder	希少疾患診断支援のための検索サービス．日本語での検索が可能である．	https://pubcasefinder.dbcls.jp
e	小児慢性特定疾病情報センター	小児慢性特定疾患についてのポータルサイト．	https://www.shouman.jp
f	難病情報センター	指定難病についてのポータルサイト．	http://www.nanbyou.or.jp
g	染色体異常をみつけたら	G-band 法レベルでの所見の解釈の仕方がわかる．	http://www.cytogen.jp/index/index.html

ターで同定された変異情報も搭載されている．HGMD と異なり，情報登録を行った人の判断がそのまま登録されているために，信頼性の低いデータが混入している可能性がある．また，検査センターからの情報も多いため慣れないと見づらいが，豊富な情報が簡単に入手できる．ClinGen は ClinVar と緊密に連携して種々の情報を提供しており，より進んだ情報を入手するのに適している．登録することで質の高い情報が入手できる．

c　Leiden Open Variation Database（LOVD）

オランダのライデン大学が提供する歴史のあるデータベースである．ヨーロッパの変異情報の集積に優れる．Duchenne 型筋ジストロフィー（Duchenne muscular dystrophy；DMD）における dystrophin 遺伝子の欠失・重複も豊富に集積されている．特に，LOVD のサイトにある DMD exonic deletions/duplications reading-frame checker は MLPA 法にて dystrophin 遺伝子に欠失や重複が同定された時に，フレームシフトが起こるのかどうかを判定でき，有用である．

d　Database of Chromosome Imbalance and Phenotype in Humans using Ensembl Resources（DECIPHER）

染色体コピー数異常（欠失や重複）を集積したデータベースであり，特に染色体微細欠失・重複症候群についての豊富なデータが得られる．マイクロアレイ染色体検査の結果を参照する際に有用である．また，まれな染色体コピー数異常が同定された際に，

DECIPHER を通じて情報共有を行うシステムを備えており，数多くの新しい染色体微細欠失・重複症候群の発見に貢献してきた．

e　Database of Pathogenic Variants（DPV）

慶應義塾大学臨床遺伝学センターが作成する日本人患者の変異データベース．日本人に特化した変異データを確認することができる．

疾患データベース

全エクソーム解析などで見つかる疾患はほとんどが希少疾患であり，馴染みのない疾患が多い．そのため，疾患情報を得ることが重要である．文献検索により詳細な情報収集が必要であるが，疾患の全体像を素早く得るためには疾患データベースは有用である（表3）．

a　Online Mendelian Inheritance in Man（OMIM®）

Victor A. McKusick 博士が 1966 年に初めて出版したヒトメンデル遺伝病のカタログ．1995 年からオンライン版として公開されている．遺伝病に関する統合的で詳しい情報を入手できる．OMIM サイト（https://www.omim.org）から簡単に検索が可能である．

b　Orphanet

希少疾患に特化した情報サイト．ヨーロッパを中心に運営されている．医学的情報以外に患者サポー

トや研究プロジェクト，臨床試験などの情報を統合的に提供することを目的としている．日本語版であるオーファネットジャパンも作成されている．

c　UR-DBMS/Syndrome Finder

琉球大学大学院医学研究科遺伝医学講座の成富研二先生が作成維持している奇形症候群を中心とする遺伝性疾患の統合データベース．Syndrome Finder は UR-DBMS の症状データから診断候補を検索するソフトウェアで，ユーザ登録することで使用できる．形態的な臨床特徴から候補疾患を絞り込み，データベースで情報を確認できるため，奇形症候群の診断支援として価値がある．

d　PubCaseFinder

希少疾患診断支援のために日本で開発された検索サービス．日本語でも検索が可能である．PubMed に登録されている約30万件の症例報告を抽出し，症状から検索できるシステムとして構築された．シンプルで使いやすいインターフェースであり，患者の症状との関連性の高い疾患を素早く検索することができる．

e　小児慢性特定疾病情報センター

小児慢性特定疾患についてのポータルサイト．一般の方も閲覧でき，広く小児慢性特定疾患についての情報を提供している．診断の手引きと医師が作成する医療意見書は申請に際して必須の情報となる．疾患により対象基準が示されており，病名だけでは対象とならないことに注意が必要である．

f　難病情報センター

指定難病についてのポータルサイト．診断基準，臨床調査個人票は申請に際して必須の情報となる．

g　染色体異常をみつけたら

故梶井正氏(山口大学名誉教授)により，染色体検査結果の臨床現場での理解の支援を目的に作られた．染色体を専門としない医師でも理解できるようにわかりやすく解説されている．現在，日本人類遺伝学会臨床細胞遺伝学認定士制度委員会によって維持継続されている．

■文　献

1) Jones KL, Jones MD, Casanelles MDC. Smith's recognizable patterns of human malformation. 7th ed. Philadelphia: Elsevier Saunders, 2013.
2) 梶井正，黒木良和，新川詔夫，監修．新先天奇形症候群アトラス改訂第2版．東京：南山堂，2015.

齋藤伸治

総論／4　遺伝学的検査と ELSI

1 倫理的な問題

要点

- 医療において遺伝学的検査を行う場合は，ガイドラインに従って実施する必要がある．
- 患者の家族など，特に症状のない人を対象とした検査は遺伝カウンセリングを行ったうえで慎重に進める必要がある．
- 民間で行われている検査と，病院で診断目的で行われる遺伝学的検査は全く異なるものである．

ガイドラインについて

　遺伝学的検査には倫理的な問題がつきものである．それは，序論で述べたように，遺伝学的検査には不変性・予見性・共有性といったほかの臨床検査にはない特有の特徴があるからである．そのため，一般的な検査とは一線を画し，拙速に行うことなく，遺伝カウンセリングを通じて検査を受けるかどうか自律的な判断を促し，必ず同意を取って行う必要がある．このことは日本医学会が定めた「医療における遺伝学的検査・診断に関するガイドライン」にまとめられている[1]．内容についてはガイドラインそのものを参照いただきたいが，ここでは特に小児神経疾患にかかわる部分について，ごく簡単にそのエッセンスを取り上げたい．

a　すでに発症している患者の診断を目的とする場合

　診断を目的とする以上，患者の主治医が分析的妥当性・臨床的妥当性・臨床的有用性などを確認し，複数の検査方法をあげたうえで効率性や合理性を元に優先順位をつけて説明するなどによって，患者家族が自律的に検査を受けるかどうか判断できるようサポートしなければならない．当然ながら，主治医の興味本位であったり，医療者の価値観を押しつけたりすることがあってはならない．事後のトラブルを回避するためには，発端者の検査結果が家族など血縁者と共有されている場合もあり，結果によっては家族の検査が必要となる場合もあるなど，事後に起こりえることも事前に伝えておくことが肝要である．最終的に家族が検査を希望した場合には，書面による同意（インフォームド・コンセント）を取ることが望ましい．家族が検査を望まない場合は，その決定を尊重しなければならない．

b　保因者診断・発症前診断

　遺伝学的検査には予見性という特徴がある．Duchenn 型筋ジストロフィー（DMD）の男児をもつ母親は保因者かもしれないし，DMD の兄をもつ男児は母親が保因者であれば DMD を発症する確率は 50％である．遺伝学的検査によってこれらの曖昧な点をつまびらかにすることが可能である．ただし，疾患を発症していない人を対象とする検査は慎重でなければならない．このような場合，多くの人は陰性という結果を期待している．そのことによって将来の不安から逃れたいと思っているからである．しかしながら，検査を受けることによって望まない結果が突きつけられてしまう可能性もある．いったん明らかになった結果をあとで白紙に戻すことはできない．万が一陽性だった場合，その結果を受け入れることができるかどうか，少なくとも複数回の遺伝カウンセリングを経てクライアント（来談者）の意思を確認すべきである．保因者診断の場合，保因者であることがわかったら，その結果を利用して出生前診断に進みたいと考えているかもしれない．逆に，保因者であることがわかったら，もう子どもをもう

けることをあきらめる，と考える人もいる．結果が明らかになったあと，もし陽性だったらどうするか，事前にシュミレーションしてもらうことが必要であり，それによって本当に検査を受けるべきかどうか，冷静に考えてもらうことが重要である．

c 出生前診断

出生前診断は，疾患の重篤性のため生をまっとうできないような場合に許容されている．どの程度の重症度なら対象としてよいかという，明確な基準があるわけではない．その判断は施設の倫理委員会に諮問すべきである．

d 未成年者など同意能力がない者を対象とする遺伝学的検査

一般的に成人を対象として遺伝学的検査を実施する場合，書面によるインフォームド・コンセントが必要である．未成年の場合は親権者である両親等を代諾者としてインフォームド・コンセントを取ることとなる．ただし，まだ発症していない疾患の発症前診断については，治療的介入によって発症を予防できるような場合を除き，原則本人が自分で判断できるようになるまで行うべきではない．保因者診断も同様であり，自分で判断できない時期に単に親であるからといって子どもの遺伝的情報を知ることは許されない．小児神経領域では年齢に関係なく，知的障害等のため，本人から同意を得ることができない患者は珍しくなく，家族などを代諾者としてインフォームド・コンセントを取ることとなるが，未成年であっても，代諾者からのインフォームド・コンセントに加え，可能な限り本人からもインフォームド・アセントを取ることが推奨されている．それ以下の年齢の小児においても，年齢に応じた説明は必要である．

e 遺伝専門職との連携

遺伝学的検査は，すでに発症した疾患の確定診断を目的とする場合は，患者やその疾患について詳しい主治医が中心になって行われるべきである．ただし，その検査が家族などの保因者診断や発症前診断など，非発症者を対象としたものに拡大してくる場合，当該疾患の専門家である主治医の専門領域を逸脱してくることもある．そのような場合，遺伝専門職である臨床遺伝専門医や非医師の認定遺伝カウンセラー®と連携して進めていくことが望ましい．特

に非発症者を対象とする場合，心理的なケアが必要な場合もある．非発症者の場合，保険診療外で検査を行わなければならないことも知っておく必要がある．

インターネットなどで自由に受けられる遺伝学的検査

インターネットなどで自由に受けられる遺伝学的検査については，有名なスポーツ選手がテレビのコマーシャルに起用されるなどで，一般の人たちへの普及が図られている．しかし，インターネットなどで自由に受けられる遺伝学的検査，いわゆるダイレクトコンシューマー向け遺伝学的検査（Direct to consumer；DTC）と病院で行われる遺伝学的検査との違いを理解していない人が多い．医師の中にもこの2つの似て非なる検査の違いを理解していない人がいて愕然とさせられることがある．DTC遺伝学的検査と病院で行われる診断目的の検査は全く別である．

病院で診断のために行う検査もDTC遺伝学的検査もDNAを調べるという点では同じである．しかし，DTC遺伝学的検査は遺伝子を調べるとはいえ，扱われている対象遺伝子は，体質などを占い，美容対策との相関を明らかにしようとするものなどに限られており，直接疾患の診断につながる遺伝子は対象ではない．そもそも病気の診断につながる検査は医師だけが行うことが許されており，病院以外で行ってはならないからである．したがってDTC遺伝学的検査を受けて病気の診断がつくことはない．

ではDTC遺伝学的検査は何を調べているのか？そのほとんどは糖尿病や肥満へのなりやすさや，肌の体質，中には乳房の大きさの遺伝的体質などと関連する遺伝子の多型を調べているのである．それらの遺伝子多型が実際に表現型に寄与するインパクトは，ある多型をもっていると，そうでない場合より1.5倍肥満になりやすい，などというような程度の効果である．DTC遺伝学的検査を販売している企業は多くの場合健康食品をセットで販売しており，肥満になりやすいという判定が出た人に，自社のダイエット食品の購入へと誘導しているのである．

これは完全に利益相反（confict of interest；COI）ありの状態であり，サイエンスでも何でもない．遺伝子多型と表現型との関連は，過去に報告されたゲノム解析研究の成果を引用していることがほとんどで，一つずつの多型にはそれなりの根拠がある．しかし，肥満という体質と関連する遺伝子は多数あ

1 倫理的な問題 37

り，一つの遺伝子で肥満と関連する多型が出たとしても，別のlocusでは反対に肥満になりにくいという判定が出るかもしれない．多数の遺伝子を網羅的に調べれば，判定を互いに打ち消す結果もあるはずであり，総合的な判定をどのようにして出しているかはブラックボックスである．実際に複数のDTC遺伝学的検査を受けると，ある会社からの結果は肥満になりやすいという結果が出たのに対し，別の会社からの結果では，それとは真逆の結果が出た，というようなことが問題となっている．

先に述べたように，遺伝学的検査には不変性・予見性・共有性という特徴があるためほかの一般的な検査とは異なった扱いが必要であるが，DTC遺伝学的検査では唾液などを郵送して行うため，遺伝カウンセリングを介することもなく，対面によるインフォームド・コンセントの取得もなく，抽出したDNAが本当にその人のものであるかを確認する方法もないなど，ないないづくしである．

■ 文　献

1) 日本医学会. 医療における遺伝学的検査・診断に関するガイドライン.
http://jams.med.or.jp/guideline/genetics-diagnosis.html
[閲覧日：2019.6.21]

山本俊至

総　論／4　遺伝学的検査と ELSI

2 研究による解析と保険収載

要　点

□ ゲノム解析研究によってヒトの疾患の原因となる遺伝子が明らかになってきた.

□ 疾患とのかかわりが確立し，研究としての意義が失われた遺伝子に関しては，診療の一部としての検査とすべき.

ゲノム解析研究手法の変遷

ゲノム解析研究は，大きな流れとしては1980年代の連鎖解析によるポジショナルクローニングによって幕が開いた．当初は患者において，非常にまれな染色体構造変化があった場合，その構造変化を起こした切断点に疾患関連遺伝子が存在しているとの仮説に基づく手法が有用であった．実際30年以上前にdystrophin（DMD）遺伝子は染色体均衡転座を示すDuchenne型筋ジストロフィー症患者の切断点解析によって発見された[1]．Sotos症候群の原因遺伝子である nuclear receptor binding SET domain protein 1 遺伝子（NSD1）や Rubinstein-Taybi 症候群の原因遺伝子 CREB binding protein 遺伝子（CREBBP）も同様である[2][3]．遺伝子研究は，このような貴重な症例を対象とした研究によって加速した.

末梢神経髄鞘形成不全による Charcot-Marie-Tooth病の原因は，17番染色体上にある peripheral myelin protein 22 遺伝子（PMP22）の重複によることは1992年にすでに明らかになっていた[4]．同じ髄鞘形成不全であるが，末梢神経ではなく，中枢神経髄鞘形成不全を示す Pelizaeus-Merzbacher 病（PMD）の責任遺伝子は proteolipid protein 1 遺伝子（PLP1）であることはわかっていたが，半数以上の症例で PLP1 に変異が認められなかった．そこで Inoue らは PMP22 遺伝子の重複によって生じる Charcot-Marie-Tooth 病をヒントに，PLP1 の重複がないかどうか調べ，半数以上の症例において，PLP1 重複を発見することができた[5]．過去においては，このような貴重な症例の掘り起こしや，類縁疾患を含めた深い洞察によってヒ

ントを得て研究が進められてきたのである.

それに対して，偶然見つかるヒントではなく，ヒントそのものを研究で明らかにしようとする手法が連鎖解析である．ゲノム上に散在する繰り返し配列（STS マーカー，マイクロサテライトマーカー）を利用する．繰り返し配列数は個々人で非常にばらつきがあり，個人認証にも用いられる．共通の遺伝子変異の近傍にあるマーカーを見つけようとするのがこの手法である．したがって，家系内で共通の変異を親世代から子世代へと伝達し，その変異をもつと高い浸透率で表現型が現れる疾患が対象となる．おのずと常染色体優性遺伝性疾患ということになる．しかも，大家系のサンプルが必要となる．そのためおもに，良性てんかんのチャネル遺伝子などがこの手法によって次々と明らかにされた.

その後，STS マーカーより多く存在する一塩基多型（single nucleotide polymorphism；SNP）が用いられるようになった．SNP は「G か C か」といったせいぜい 2 種類のバリエーションしかないが，STS マーカーより多く存在するため，大量の SNP を大量のサンプルに対してタイピングして統計的に解析するゲノムワイド関連解析（genome wide association study；GWAS）に用いられた．GWAS による解析手法は患者が多いが，一つの遺伝子変異による表現型がそれほど重篤でない common disease が手法として適している．つまり，一つの遺伝子変異だけで 100% 疾患の発症を説明できないような遺伝子が見つかってくる．もやもや病の責任遺伝子 ring finger protein 213 遺伝子（RNF213）はこの手法で見つかった[6]．実際 RNF213 の変異があっても 100% もやもや病になる

2　研究による解析と保険収載　39

とは限らない．GWASはSNPアレイによるデータでも実施可能である．

ゲノムプロジェクト後はマイクロアレイ染色体検査による解析が盛んになった．マイクロアレイ染色体検査でrare CNV（重複よりは欠失）を明らかにし，その欠失範囲に位置する遺伝子のうち，遺伝子機能から疾患の原因となりえそうな遺伝子を候補にあげる．そして，その遺伝子について，ほかの同疾患患者で遺伝子変異の有無を調べ，変異をもつ患者がいたら，疾患関連遺伝子と同定できるという手法である．大田原症候群の原因遺伝子 syntaxin binding protein 1 遺伝子（*STXBP1*）はこの手法で明らかになった[7]．著者らはてんかんと知的障害を示す男児において Xq11 領域の欠失および，同様の症状を示す別の患者でこの欠失範囲に位置する Cdc42 guanine nucleotide exchange factor（GEF）9 遺伝子（*ARHGEF9*）のナンセンス変異を明らかにし，この遺伝子がてんかん性脳症の原因となることを証明した[8]．

そして現在，次世代シーケンサーによる網羅的なゲノム解析が花盛りである．次世代シーケンサーによる全エクソーム解析はこれまでの手法と全く異なるといってよい．これまでの手法は，様々な手法によって疾患責任遺伝子に近づくヒントを得ようとしてきた．しかしながら，次世代シーケンスは解析によってその患者の変異をそのまま明らかにしてしまうところがこれまでの研究手法と全く異なる．同じ疾患の患者2人に同じ遺伝子の変異を見つければ，ほぼ新規遺伝子を明らかにしたといえる．実際この方法によって小児神経疾患の新しい疾患関連遺伝子が次々と明らかとなってきたことは読者も知るところであろう．

2015年から，日本医療研究開発機構（AMED）が主催する未診断難病イニシアチブ（IRUD）という研究プロジェクトによって，診断がつかない症例に対する次世代シーケンサーを用いた全エクソーム解析が行われている．その診断率はおよそ3割程度といわれており，これまで未診断のままであった多くの小児神経患者がその恩恵に浴していると思われる[9]．解析対象者のデータをシェアリングすることにより，まだ明らかになっていない rare disease の診断を確立させることにつながることが期待されている．

このようにしてこれまで知られていなかった新しい疾患関連遺伝子を明らかにしようとする試みはゲノム解析研究そのものである．最初の一報が出たあと，別の施設などから別途行われた研究によって，やはり同じ疾患患者で同じ遺伝子の変異の報告が続けば，エビデンスに基づき，疾患関連遺伝子と認めてよいと考えられる．

疾患との関連が明らかな遺伝子の解析

先に述べたように，ゲノム解析研究が進んで疾患と遺伝子の関係が確立してくれば，いずれそれは研究としては陳腐なものとなり，日常診療で行うべきものへと移行してくる．たとえば未診断の DMD 患者の *DMD* 遺伝子解析をし，これまでに報告のない新たな種類の変異が見つかったため，それを論文にまとめたとしても，インパクトファクターの高い雑誌から受理を勝ち得ることは困難である．新規遺伝子の変異はある程度の数が報告され，genotype-phenotype 関連が確立すれば，遺伝子解析研究としての価値がなくなってしまうからである．

マイクロアレイ染色体検査でも同様のことがいえる．マイクロアレイ染色体検査が普及してきた当初は，見つかるものの多くが新規所見であり，次々と新たな染色体微細構造異常症候群が報告された．しかし，この検査は先進国ではすでに日常検査化しており，新規の染色体微細構造異常は出尽くした感がある．

そのような研究対象とならなくなった遺伝子の解析や解析手法は本来診療として行われるべきである．*DMD* 遺伝子は保険での実施が認められており，MLPA 法による欠失検索も，シーケンスによる塩基置換も保険診療の中で実施することができる．PMD の *PLP1* 解析も保険での実施が可能であり，検査会社で受託できる．昨今，遺伝子診断の保険収載が徐々に認められる方向で進んでおり，まだ一部疾患だけに限定されているとはいえ，以前より多くの遺伝性疾患の検査が保険診療で可能となった．ただ，問題なのは，保険点数（診療報酬）の範囲で実施することができないものが含まれており，保険では認められているものの，実施すると赤字になってしまうため実際にはそれを受託してくれる検査会社がないような項目があることである．

さらに問題なのはやはり，保険で実施することができない疾患が圧倒的多数存在することである．小児神経疾患の中には遺伝子診断でしか診断する手段のない疾患も含まれる．小児慢性特定疾患や指定難病に含まれる疾患にも，遺伝学的検査を実施しない

限り診断できないものが存在する．1p36欠失症候群は指定難病に選定されているが，マイクロアレイ染色体検査で初めて診断されるケースは少なくない．先進国では当たり前に診断のための検査として行われているマイクロアレイ染色体検査は，日本においてはいまだに保険が認められていない．そのため，未診断のまま，公的サポートが受けられていない患者が存在するはずである．マイクロアレイ染色体検査以外でも，IRUDのような公的研究で偶然診断がついた患者は小児慢性特定疾患の恩恵に浴することができる一方，小児慢性特定疾患の一つに違いないと臨床的に診断がついても，費用などの問題から遺伝子診断ができないため，小児慢性特定疾患の助成を受給できない患者がいるというのは，公平の原則から逸脱しており，このまま看過されるべき問題ではない．

　そのような，保険診療では認められない難病の遺伝子診断を担ってきたのは大学等の学術研究機関の研究室である．筆者もこれまでにPMD患者の*PLP1*解析や白質消失病（vanishing white matter disease）のeukaryotic translation initiation factor 2B（*EIF2B*）遺伝子解析など，保険診療では認められていない遺伝学的検査を数多く請け負ってきた．ただし，学術研究機関の研究室も，研究として成立しない検査をいつまでも続けていても，新たな研究費を調達することにつながらない以上それを続けることはできない．昨今は，公的研究費を何に使ったか厳しく問われる時代になっており，別の目的で獲得した研究費を診療における遺伝子診断に振り向けるなどの目的外使用をするとペナルティーの対象になりかねないという事情もある．

　このような研究としての賞味期限の切れた遺伝子解析の扱いをどうするかは，喫緊の課題である．個別の遺伝子をそれぞれに調べるのではなく，疾患群としてまとまった遺伝子群をパネルとして一括して次世代シーケンスで解析するなど，包括的な対策が必要と思われる．

■文　献

1) Kunkel LM, Hejtmancik JF, Caskey CT, et al. Analysis of deletions in DNA from patients with Becker and Duchenne muscular dystrophy. *Nature* 1986; **322**: 73-7.

2) Imaizumi K, Kimura J, Matsuo M, et al. Sotos syndrome associated with a de novo balanced reciprocal translocation t（5；8）（q35; q24.1）. *Am J Med Genet* 2002; **107**: 58-60.

3) Imaizumi K, Kuroki Y. Rubinstein-Taybi syndrome with de novo reciprocal translocation t（2；16）（p13.3; p13.3）. *Am J Med Genet* 1991; **38**: 636-9.

4) Timmerman V, Nelis E, Van Hul W, et al. The peripheral myelin protein gene PMP-22 is contained within the Charcot-Marie-Tooth disease type 1A duplication. *Nat Genet* 1992; **1**: 171-5.

5) Inoue K, Osaka H, Sugiyama N, et al. A duplicated PLP gene causing Pelizaeus-Merzbacher disease detected by comparative multiplex PCR. *Am J Hum Genet* 1996; **59**: 32-9.

6) Kamada F, Aoki Y, Narisawa A, et al. A genome-wide association study identifies RNF213 as the first Moyamoya disease gene. *J Hum Genet* 2011; **56**: 34-40.

7) Saitsu H, Kato M, Mizuguchi T, et al. De novo mutations in the gene encoding STXBP1（MUNC18-1）cause early infantile epileptic encephalopathy. *Nat Genet* 2008; **40**: 782-8.

8) Shimojima K, Sugawara M, Shichiji M, et al. Loss-of-function mutation of collybistin is responsible for X-linked mental retardation associated with epilepsy. *J Hum Genet* 2011; **56**: 561-5.

9) Yamamoto T, Imaizumi T, Yamamoto-Shimojima K, et al. Genomic backgrounds of Japanese patients with undiagnosed neurodevelopmental disorders. *Brain Dev* 2019; **41**: 776-82.

山本俊至

総　論／4　遺伝学的検査と ELSI

3 研究指針

要　点

□ 研究倫理が重要視される昨今，遺伝子診断に無関係ではいられないため，基本的な倫理指針は最低限知っておくべきである.

□ 基本的な倫理指針としては，少なくとも本項で取り上げた①ヘルシンキ宣言，②ヒトゲノム・遺伝子解析研究に関する倫理指針，③医療における遺伝学的検査・診断に関するガイドラインの3つは押さえておきたい.

2018 年に臨床研究法が施行された. この法律は，企業などと共同して行う研究に対して，高いハードルを設けているが，この法律が成立することになったのは，度重なる研究不正が背後にある. そのため，営利企業が関係する研究がおもな対象となる. すでに販売されている薬を用いて適用外使用の研究を行おうという場合にも関係してくる可能性がある. ここではゲノム解析研究に関連した倫理指針を中心にまとめてみたい.

ヘルシンキ宣言

ヘルシンキ宣言は 1964 年，「ヒトを対象とする医学研究の倫理的原則」として世界医師会で採択された. ここで初めて医学研究においては，①研究計画書，②倫理委員会，③個人情報の保護，④インフォームド・コンセントが必要とされた[1]. これら人権保護の理念は，第2次世界大戦時に行われた非人道的な虐殺や人体実験などの反省を踏まえて出てきた考え方であるが，今でも目新しく感じられる. このような考え方が 50 年以上も前のこの時期に出された宣言にすでに含まれていたことは感銘をもって受け止められる一方，現在においても，この時に考えられた人権保護が，ともすれば希薄になりがちであることを肝に銘じておかなければならない.

研究計画書と倫理委員会は，いわゆる原著論文における研究計画と関係するが，症例報告には直接関係がないかもしれない. 個人情報の保護，イン

フォームド・コンセントの考え方は，症例報告も含め，すべての医学研究に関係する.

ヒトゲノム・遺伝子解析研究に関する倫理指針

日本では 2001 年に行政からの指針として「ヒトゲノム・遺伝子解析研究に関する倫理指針」が文部科学省・厚生労働省・経済産業省合同で出された[2]. そのためこの指針は 3 省指針ともよばれる. この指針に初めて，①検体の匿名化 と②遺伝カウンセリングについて が盛り込まれた. もちろんこの倫理指針はヒトゲノム・遺伝子解析研究にだけに関係するものであり，日常診療においては直接関係がない. しかし，日常診療において行われる遺伝学的検査においても，「検体の匿名化」が行われるようになっているし，遺伝学的検査において「遺伝カウンセリング」が行われるのも今ではむしろ当たり前になってきている. 本指針は，時代の変遷に合わせ，少しずつ改訂が加えられており，今でもヒトゲノム・遺伝子解析研究を行うにあたって最も重視すべき指針となっている[2].

医療におけるガイドライン

2011 年，日本医学会から「医療における遺伝学的検査・診断に関するガイドライン」が出された[3]. このガイドラインは，医療における生殖細胞系列の

42　　　　　総　論／4　遺伝学的検査と ELSI

検査すべてを対象とするものであり，診療における遺伝学的検査すべてが適用される．その内容については総論 4-1 で一部抜粋して解説したが，行うべきではない内容についてかなり具体的な記載がある．たとえば保因者診断や発症前診断について，被検者の意思を確認すべきであるとか，発症前診断は治療法が確立していない場合には慎重に実施すべきである，とされている．さらに，まだ発症していない疾患の発症前診断については，治療的介入によって発症を予防できるような場合を除き，原則本人が自分で判断できるようになるまで行うべきではないとされている．また，未成年者を対象とする場合は，原則本人が自分で判断できるようになるまで行うべきではない，とされている．

しかし，これらの原則を厳守していると，日本医療研究開発機構（AMED）が主催する未診断難病イニシアチブ（IRUD）において行われているような，次世代シーケンサーを用いた網羅的なゲノム解析研究は行えなくなってしまう．つまり，「医療における遺伝学的検査・診断に関するガイドライン」で述べられた内容はあくまでも診療目的で，結果を開示することが前提の検査として行う場合が想定されているのであって，ゲノム研究の場合は 3 省指針に従うこととなる．

結果の開示

診療として遺伝学的検査を行う場合と，研究目的で行う場合とで，結果開示の方針に大きな違いがある．診療を目的とする場合，結果を開示することが前提で行われることとなる．そうでなければ診断につながらない．その一方，研究目的で行う場合，必ずしも結果開示が前提とはならない．特に，新たな遺伝子を発見することが目的であるような場合，発見がなければ結果が開示されることはない．IRUD でも，全エクソーム解析を行ったとしても，診断率は 3 割程度であり，有力な候補遺伝子が見つかったとしても，確定されない限り結果が開示されることにはならない．ましてや，トリオ解析のために取得した両親のデータは，サブトラクションのために使われるだけなので結果は開示しないことが前提となる．昨今，製薬会社による企業治験においても遺伝子解析が前提のものが増えている．この場合も，研究的に行われるものは開示されない．

その一方，コンパニオン検査として行われるものの中には，開示が前提のものがある．コンパニオン検査というのは，がん治療などにおいて，特定の遺伝子型をもつ患者だけを適応とした抗がん剤を使用する場合，その遺伝子型をもっているか，その抗がん剤の適用になるかどうかを事前に把握するための検査などを指す．小児神経領域では，昨今，筋疾患の一部では治療介入が始まっているが，治療を受けるための条件として行われるため，研究の延長であっても結果開示が前提となる．

二次的所見

全エクソーム解析など，網羅的な遺伝子解析は，診断がつかない小児神経疾患の診断において威力を発揮しているが，小児神経疾患に直接関係しない遺伝子も含めて網羅的に解析するため，本来目的としない疾患の診断がついてしまう可能性がある．このような所見のことを「二次的所見」とよぶ．

2016 年，米国臨床遺伝学会（ACMG）はエクソーム解析などで見つかった場合に開示すべき疾患関連遺伝子のリストを発表し，そのリストに含まれる遺伝子変異については開示すべきという指針を示した[4]．その中には，致死的不整脈を引き起こす可能性のある遺伝子や，家族性腫瘍関連遺伝子，治療介入可能な先天代謝異常などが含まれている．つまり，これらの遺伝子変異をもつことによって，致死的不整脈の予防やがんの早期発見に結びつけることが患者の利益につながるという考え方による．ただし，このような，検査を行う時に目的としていた疾患とは別の疾患について，診断をして患者に還元することはそう簡単なことではない．

そもそも小児神経科医が主治医の場合，二次的に見つかった疾患については専門外であり，正しい説明をすることが難しい．しかも，見つかった変異が未報告のものであった場合，それが本当に疾患関連変異であるかどうか調べるのは容易ではない．また，がんなどについては発症前診断そのものであり，浸透率が低い疾患変異の場合，そもそも開示すべきでないともいえる．

日本においては現在，二次的所見の扱い方について学会レベルや研究班等で議論されているが，IRUD では二次的所見は開示しない方針であり，事前にそのような問題があることを患者家族に説明しておくことが肝要である．

ただ，二次的所見の問題は今に始まった問題では

3　研究指針　43

ない．疾患に関連した染色体異常を明らかにするためにG-band法を行ったところ，偶然47,XXY，つまりクラインフェルター症候群やトリプルXといわれる47,XXXが見つかってしまった，というようなケースは起こりえる．これらの染色体変化はある一定の頻度で認められるものであるので，網羅的に行われる検査では特に注意が必要である．

■ 文　献

1）日本医師会．ヘルシンキ宣言．
http://www.med.or.jp/doctor/international/wma/helsinki.
html　[閲覧日：2019.6.21]

2）厚生労働省．ヒトゲノム・遺伝子解析研究に関する倫理指針．https://www.mhlw.go.jp/general/seido/kousei/i-kenkyu/genome/0504sisin.html [閲覧日：2019.6.21]

3）日本医学会．医療における遺伝学的検査・診断に関するガイドライン．http://jams.med.or.jp/guideline/genetics-diagnosis.html [閲覧日：2019.6.21]

4）Kalia SS, Adelman K, Bale SJ, et al. Recommendations for reporting of secondary findings in clinical exome and genome sequencing, 2016 update（ACMG SF v2.0）：a policy statement of the American College of Medical Genetics and Genomics. *Genet Med* 2017; **19**: 249-55.

山本俊至

総　論／5　遺伝学的検査の手続き

1 インフォームド・コンセント

要点

□ インフォームド・コンセントは，患者の権利を守るものであり，医療倫理における自律尊重（respect for autonomy）の中心となる．

□ 患者が未成年の場合，発達段階に応じた説明を行い，インフォームド・アセントをいただく．

医療現場において，遺伝情報は患者の医療情報の一つではあるが，ヒトゲノム情報は究極の個人情報であり，その特殊性から，その取り扱いには十分な倫理的な配慮が求められる．本項は，日本医学会による「医療における遺伝学的検査・診断に関するガイドライン」[1]（以下，医学会ガイドライン），および，WHOによる「遺伝医学における倫理的諸問題の再検討」[2]（以下，WHOガイドライン）に沿って解説する（次項総論 5-2 も参照）．

医療倫理の 4 原則

医療現場における倫理的問題を解決するための拠り所は，Beauchamp T. L. と Childress J. F. が「生物医学倫理の諸原則」（1979 年）の中で提唱した以下の 4 原則であり，特に①自律尊重が重要である[3]．

①自律尊重（respect for autonomy）：個人の自己決定権を尊重し，判断能力に制限のある人を保護する．

②善行（beneficence）：個人の福祉，幸福を守ることを最優先させ，彼らの健康に寄与すべく最善を尽くす．

③無危害（non-maleficence）：当事者に対して有害な者を取り除き，防ぎ，少なくとも有害なものを最小限にする．

④正義（justice）：個人を公正，かつ公平に扱い，保健に関する便益と負担を，対社会的にできるだけ公正に配分する（分配の正義；限られた資源を必要に応じて公正に利用する）．

インフォームド・コンセント

医療現場では，遺伝学的検査を含めた医療行為を受ける者が「十分な説明を受けたうえでの（informed），同意（consent）」（IC）を医療者に与えるものであり，医療倫理の 4 原則の自律尊重（respect for autonomy）の根幹となるものである．

医療における遺伝学的検査の際に求められるインフォームド・コンセントを受ける前に提供すべき内容には**表1**に示した項目があげられる．

インフォームド・コンセントの成立条件

インフォームド・コンセントの成立条件[3][4]として，①情報の公開，②理解，③自発性，④意志決定能力，⑤同意の 5 つの要素がある．そして，この④意志決定能力（「医療に関する意志決定能力」）には，1）一つの選択を表明し，相手と共有する能力，2）適切な情報を理解する能力，3）現在の状況と医療による結果を正しく評価できる，4）論理的思考や治療の選択に関して判断できる能力，の 4 つがあげられる．小児に対する医療行為では，この点が問題となる．

未成年に対するインフォームド・アセント

同意能力がない者（例えば，意識障害あるいは認知症の成人や幼少時）に対する，インフォームド・コンセントの代替方法として以下の 3 つがある．

1　インフォームド・コンセント　45

表1　遺伝学的検査の際に提供すべき内容

- □ 遺伝学的検査が必要な理由とその意義
- □ ある特定の疾患の診断(あるいは，鑑別)のための遺伝子解析か，あるいは，診断が未定のために行う網羅的な遺伝子解析なのか
- □ 検査はどこで実施されるか(臨床検査か，研究協力か)
- □ 検査費用(保険診療か自費診療か，研究協力のため無料か)
- □ 臨床的妥当性；感度，特異度，陽性的中率，陰性的中率，遺伝型と表現型の関係など
- □ 臨床的有用性；疾患の診断により明らかになる適切な予防法や治療法など臨床上のメリット，および検査を実施した場合と実施しなかった場合の利益や不利益
- □ 遺伝子変異が検出されたときに，被験者，および，その家族にとって与える影響
- □ 結果が得られない可能性，あるいは，曖昧な結果(VUSなど)が得られる可能性と，その場合の被験者，および，その家族にとって与える影響
- □ 結果告知をどのような形で行うか(被験者が小児の場合は，本人に，いつ，どのように結果を伝えるか)
- □ 2次的所見が得られる場合，その結果の開示の希望の有無
- □ 遺伝学的検査を受ける際，あるいは，受験後や結果を告知後に心理的負担が生じる可能性や，それに対応する遺伝カウンセリング体制
- □ 守秘義務
- □ 遺伝学的検査結果の記録の保存方法
- □ 遺伝子学的検査結果の結果開示の範囲

①**事前指示書(advance directive)**：本人に意思決定能力があるうちに事前に状況を想定(例えば将来，意識がなくなり，回復の見込みがなく人工呼吸器が必要となった場合，自分はその治療を望まないなど)し，指示するもの．小児では当てはまらない．

②**医療上の継続的委任状(durable power of attorney for healthcare；DPAHC)**：通常，親権者(未成年の子どもを育てるために親がもつ権利と義務の総称)である両親が小児に代わって同意を与えることになり，法律上もこれが必須となる．

　両親を小児の代理判断者とする判断する基準は次の2点である．

1)Substituted judgement standard：両親が当該患者に判断能力があったとしたらどのような判断をするか(患者の希望や価値観)を推定し決定できる(respect for persons)．

2)Best interest standard：両親が当該患者にとって「何が最善の利益(best interests)」かを基準に決定できる．

③**インフォームド・アセント(informed assent)**[3]：「十分な説明を受けたうえでの(informed)，賛意(assent)」であり，未成年の発達に応じて，わかりやすい情報提供を行う必要がある．

表2　小児における同意と賛意

	インフォームド・コンセント	インフォームド・アセント
保護者	◎ (必須)	
未成年 (16歳以上)	○ (同意能力がある場合)	(○)
中学生		○ 文書で署名
小学生 (7歳以上)		○ 努力
～6歳		理解能力に応じて説明

(文献1)，5)，6)より作成)　　　　　　　　(年齢は目安)

未成年の遺伝学的検査

　日本医学会ガイドライン[1]では，「未成年者など同意能力がない者を対象とする遺伝学的検査」の項目の中で，検査の実施においては，代諾者の同意を得ることと，被検者の理解度に応じた説明と本人の了解を得ること(インフォームド・アセント)が望ましいとしている．日本小児科学会からの見解も考慮すると**表2**[1)5)6]のようになるが，個々の能力は年齢で

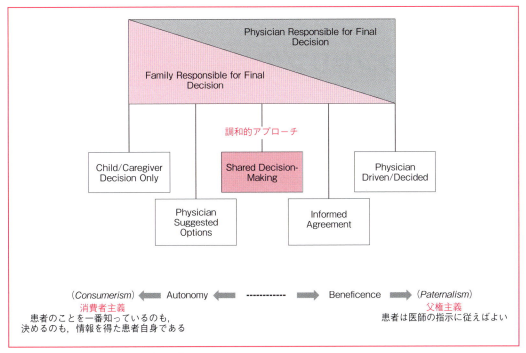

図1 Shared decision making（SDM）
（文献7）より改変）

決まるものではないことに留意する．

Shared decision making（SDM）

1991年，GuyattによってØ提唱され，今日の臨床医療の基盤となっている「根拠に基づく医療（evidence-based medicine；EBM）」に対して，近年，shared decision making（SDM）が，臨床的な意思決定，そして患者と医療者の合意形成の手法として，小児科領域でも注目されている（図1）[7]．

SDMは「患者（患児）は医療者，特に医師の指示に従えばよい」という伝統的な医療者の父権主義（パターナリズム）と，「患者（患児）のことを最も知っているのは患者（患児の家族）であり，決めるのは情報を得た患者（小児の場合，患児と家族）自身である」という一種の消費者主義（コンシューマリズム）との対立的な関係を解き，患者と医療者の協働と問題解決を目指す新たな調和的アプローチである．「遺伝学的検査を行い，遺伝性疾患の診断が確定し，しかし，必ずしも有効な治療法がなく，また，長期にわたり，患者さんのみならず家族にも関わり，時に重大な決断をしなければならない患者さんやご家族に寄りそう」小児神経科医の日常診療でも改めて意識

していきたい．

文献

1) 日本医学会．医療における遺伝学的検査・診断に関するガイドライン．
http://jams.med.or.jp/guideline/genetics-diagnosis.html［閲覧日：2019.10.1］
2) 松田一郎，監修．遺伝医学における倫理的諸問題の再検討．2002（原著 Wertz DC, Berg FK. Report of Consultants to WHO. Review of Ethical Issues in Medical Genetics.（WHO/HGN/ETH/00.4）
3) 赤林 朗，編．入門・医療倫理Ⅰ（改訂版）．東京：勁草書房，2017．
4) 箕岡真子．臨床倫理入門．東京：へるす出版，2017．
5) 日本小児科学会．医療における遺伝学的検査・診断に関するガイドライン Q and A．
https://www.jpeds.or.jp/uploads/files/20180329_iden_Q%26A.pdf［閲覧日：2019.10.1］
6) 文部科学省，厚生労働省．人を対象とする医学系研究に関する倫理指針．
https://www.mhlw.go.jp/file/06-Seisakujouhou-12600000-Seisakutoukatsukan/0000168764.pdf［閲覧日：2019.10.1］
7) Adams RC, Levy SE; COUNCIL ON CHILDREN WITH DISABILITIES. Shared Decision-Making and Children With Disabilities: Pathways to Consensus. *Pediatrics* 2017; **139**: e20170956.

和田敬仁

総　論／5　遺伝学的検査の手続き

2 遺伝カウンセリング

要　点

☐ 遺伝性疾患を鑑別にあげた時点から，遺伝カウンセリングは始まっており，遺伝子診療部門（臨床遺伝専門医や認定遺伝カウンセラー®）と連携を取ることが望ましい．

☐ 遺伝カウンセリングは，遺伝情報の提供と心理的社会的支援からなる．

遺伝学的検査が保険診療として行われるようになり，医療現場で日常的な検査になってきた．また，症状から遺伝性疾患を疑い，その診断のために個々の責任遺伝子を一つずつ解析していた時代から，複数の遺伝子を一度に調べる遺伝子パネル検査，あるいは，次世代シーケンスにより全エクソーム解析や全ゲノム（whole genome）を網羅的に解析し，臨床診断より先に遺伝子診断が得られる時代に大きく変化している．

一方で，バリアント（遺伝子の変化）の結果を得たが，variant of unknown significance（VUS）と判断され，患者の発症の原因として考えていいか迷うケースや，患者の臨床症状とは直接関係のないバリアント（二次的所見）が見つかるケースに直面する．遺伝子医療からゲノム医療へと，医療で扱う遺伝情報は爆発的に増大している．本項では，日本医学会による「医療における遺伝学的検査・診断に関するガイドライン」（以下，ガイドライン）に沿って解説する[1]．

遺伝学的検査

ヒト生殖細胞系列における遺伝子変異（germline mutation），もしくは染色体異常に関する検査およびそれらに関連する検査を意味している．医療の場において実施される遺伝学的検査には，すでに発症している患者の診断を目的とした検査のみならず，保因者検査，発症前検査，易罹患性検査，薬理遺伝学検査，出生前検査，先天代謝異常症等に関する新生児マス・スクリーニングなどが含まれている．なお，次世代に遺伝する可能性のない，腫瘍細胞だけに限定される体細胞変異（somatic mutation）は，このガイドラインには含まれない．

（※注：受精卵から存在し，次世代に遺伝する可能性のある生殖細胞系列変異（germline mutation）と，体細胞分裂中に獲得し，体の組織の一部のみ（例：がん細胞）に存在する次世代には遺伝されない体細胞変異（somatic mutation）は区別されなければならない．）

遺伝情報の特殊性

医療現場における遺伝学的検査は，ほかの臨床検査（血液検査，生化学的検査）と同様に血液の採取により容易に行うことができるが，そこで得られる遺伝情報は，以下の点で，究極の個人情報であり，その取り扱いには十分の注意や配慮が必要である．

①**不変性**：1個の受精卵のもつ遺伝情報（ゲノム）は，分裂の度にコピーされ娘細胞に受け継がれる．すなわち，その情報は一生変化することがなく（時間的同一性），また，どの組織でも同じである（空間的同一性）．これは，遺伝学的検査を今行うことが妥当であるのか，十分検討する必要があることを意味している．特に小児の場合，本人が同意できる時期（成人になる）まで，検査を待つことができないかが問題となる．

②**共有性**：個人の遺伝情報は，血縁関係にある家系内の遺伝情報と共有している．すなわち，検査を行っていない家系構成員の遺伝情報をある確率で予想できる．例えば，小児がX連鎖性疾患に罹患している場合，母方に罹患者がいれば，母親は検査を実施せずとも，必然的に保因者（絶対保因者；obligate

48　　　　総　論／5　遺伝学的検査の手続き

carrier)であることが判明する.

③**予見性**：遺伝学的検査は，成人発症の神経疾患の発症前診断や出生前・着床前診断に用いることができる．発症者の診断のための遺伝学的検査と，症状がない健康者の発症前診断のための遺伝学的検査は，その内容は同一であるが，その意義は全く異なっている.

④**容易性**：究極の個人情報は，血液のみならず毛根や唾液など，医療行為を介さずに，どの組織からでも極めて容易に得ることができる.

遺伝カウンセリング

ガイドラインは「情報提供だけではなく，患者・被検者等の自律的選択が可能となるような心理的社会的支援が重要であることから，当該疾患の診療経験が豊富な医師と遺伝カウンセリングに習熟した者が協力し，チーム医療として実施することが望ましい」とされている.

遺伝カウンセリングは，「遺伝学的検査を受けないのであれば，不要である」と考えている医師も少なくないが，遺伝学的検査を行う際の同意を頂くためだけに必要なのではない．遺伝子診療部門には，遺伝学的検査を受ける前から結果告知後も含めて，発症した患者のみならず，発症リスクのある者，自身は発症しないが，家族に発症者やそのリスクがある者がいて，不安を抱いている家族すべてを対象とし，複数の診療科を結びつける役割があるため，各地域の遺伝子診療部門（臨床遺伝専門医や認定遺伝カウンセラー®）と連携を取っていくことが望ましい（登録機関遺伝子医療体制検索・提供システム[2]で検索可能である）．（※認定遺伝カウンセラー®とは日本人類遺伝学会と日本遺伝カウンセリング学会が共同で認定している非医師による遺伝カウンセリング担当者のこと.）

小児の遺伝カウンセリングにおいても，その権利を守るため，可能な限り小児の能力に合わせた説明と，同意（インフォームド・コンセント）あるいは賛意（インフォームド・アセント）を取得することが望ましい（前項総論5-1を参照）.

小児神経疾患の遺伝学的検査における遺伝カウンセリング

遺伝学的検査は，その分析的妥当性（確立した検査法），臨床的妥当性（結果の意義を十分検討できる），臨床的有用性（結果を被験者に活かすことが出来る）を十分検討したうえで実施する．検査前後の被検者および家族の心理的配慮や支援は重要である.

a すでに発症している患者に対する診断目的の遺伝学的検査

すでに何らかの症状を発症し，主訴をもって医療機関を受診した患者に対して，臨床的に可能性が高いと考えられる疾患の確定診断や，検討すべき疾患の鑑別診断を目的として行われる場合である．例えば，歩行の遅れを主訴とした男性患児に対するDuchenne型筋ジストロフィーの遺伝学的検査などである.

ガイドラインによると，「遺伝学的検査の事前の説明と保護者からのインフォームド・コンセント（および，未成年者からのインフォームド・アセントやインフォームド・コンセント）の確認は，原則として主治医が行う」とされ，「必要に応じて専門家による遺伝カウンセリングや意思決定のための支援を受けられるように配慮する.」とされている（この場合の専門家とは，遺伝子診療部門の臨床遺伝専門医や認定遺伝カウンセラー®を指している）.

一般的には，（必ずしも遺伝の専門家である必要のない）医師のみの対応で遺伝学的検査が可能であり，遺伝子診療部門へのコンサルトは不要，あるいは結果が出てから，または家族が希望すれば，検討すればよいと理解されている．特に小児科では患児の両親は若い場合が多く，経済的負担を慮り，自費診療の遺伝子診療部門の受診を勧めないケースが少なくない．しかし，患児の結果は，両親，患児の同胞，将来の出生前診断などにつながるため，遺伝性疾患を鑑別診断にあげた時点から，事前に遺伝子診療部門にコンタクトを取っておいた方が望ましい.

b 未発症の小児に対する発症前診断
1) 治療法や予防法が確立している場合（発症前診断をすることにより早期診断，早期治療につながる場合）

例：脊髄性筋萎縮症Ⅰ型（ウェルディッヒ・ホフマン病）　可及的速やかに開始すべき治療法の出現により，従来と考え方が大きく変わった疾患である．同胞が罹患者の場合，次子の再発危険率は1/4である．妊娠前からどのように対応すべきか，検討が必要である.

2　遺伝カウンセリング　　49

例：ファブリー病　酵素補充療法があるが，その開始時期は議論のあるところであるが，男児の場合も女子の場合も，基本的に症状が出現してからである．症状の出現を確認してから遺伝学的検査を行うべきか，無症状の時期に行うべきか，検討が必要である．特に女児の場合，男児と同じように症状を呈する可能性がある一方，全く症状を呈さない保因者である可能性もある．

2）　治療法や予防法が確立していない場合

例：成人発症のハンチントン病の発症前診断　小児に対して行うメリットはなく，烙印を押すだけ，あるいは両親の満足のための検査になる可能性が高い．基本的に本人が成人し，遺伝学的検査に対して同意できる時期になるまで行うべきではない．ただし，検査を希望する両親に対して「子どもの発症前検査はできません」と門前払いするのは，遺伝カウンセリングではない．

c　非発症保因者診断

通常は当該疾患を発症せず治療の必要のない者に対する検査であり，原則的には，本人の同意が得られない状況での検査は特別な理由がない限り実施すべきではない．

例：女児に対する Duchenne 型筋ジストロフィーの保因者診断　ただし，X 連鎖性疾患は女性でも発症する可能性のあることから，検査実施の意義を検討する必要はある．すなわち「女児はほとんど発症しないから，保因者診断を行うことは烙印を押すだけであり，定期受診で十分である」という考え方もあるが，一方で「女児も発症しうる可能性があり，保因者診断により保因者であることが否定されれば，医療機関への不要な受診を避けることができるため，メリットがある」という考え方もある．

d　本人には直接役に立たない遺伝学的検査

骨髄移植などのドナー候補としての HLA 検査や保因者検査がある．

例：副腎白質ジストロフィーや慢性肉芽腫など　男性同胞が発症した場合，ドナー候補となる同胞の保因者診断や HLA 検査を実施する可能性がある．可能な限り，理解レベルに合わせた説明と同意（賛意）をいただくことを心がける（前項「1　インフォームド・コンセント」を参照）．

e　出生前診断・着床前診断

医学的にも社会的および倫理的にも留意すべき多くの課題があるため，日本産科婦人科学会等の見解を遵守し，時間的な余裕を十分持って遺伝カウンセリングを行い，準備を進めることが肝要である．

遺伝形式による遺伝カウンセリングの留意点

常に，個々の疾患に関する最新の情報を得ることを心がける．また，「稀なこと（例えば Duchenne 型筋ジストロフィーにおける母親の性腺モザイク，X 連鎖性疾患における女性の発症など）を話すと，家族が心配するから，話さない方がいい」という考え方もあるが，医療者の「配慮」は当事者にとっては「配慮とはならない」可能性も考慮する．

a　常染色体優性遺伝の場合

患児以外に発症者のいない孤発例の場合，患児の de novo の変異の可能性が高いが，表現度の違い（親が軽症で発症に気づいていない），低い浸透率（変異をもつ親が発症していない），性腺体細胞モザイク，生物学的親が異なる，等を考慮する．

また，表現促進現象を伴う可能性のある疾患，例えば小児患者に対する歯状核赤核淡蒼球ルイ体萎縮症 (dentatorubral-pallidoluysian atrophy；DRPLA)，あるいは筋強直性ジストロフィー症の遺伝学的診断は，たとえ遺伝学的検査をしなくとも，臨床診断によって父親あるいは，母親の発症前診断を同時に行っている可能性も念頭に置くべきである．

b　常染色体劣性の場合

通常，患児の両親は変異のヘテロ保因者であり，同胞の再発リスクは 1/4 と推定するが，片親性ダイソミー，片アレルの新生突然変異，生物学的親が異なるなども考慮する必要がある．

c　X 連鎖劣性遺伝

母親の精神的負担が大きくなる可能性が高く，慎重に対応する必要がある．Duchenne 型筋ジストロフィーのように，フィットネスゼロ（男性患者から変異遺伝子が次世代に伝わることがない）の疾患の孤発例の場合，母親が保因者である可能性は 2/3 であるが，母親の末梢血液の保因者診断で遺伝子変異を認めなくても，経験的に 15〜20% の割合で性腺モ

ザイクを持っている可能性がある．また，罹患した男児2人を持つ母親は必然的に保因者であるが，性腺モザイクの可能性もある．後者の場合，母親の女性同胞が保因者である可能性が否定されることが有益な情報になることもある．

d　ミトコンドリア遺伝（母系遺伝）

MELAS に認める 3243A＞G 変異のような点変異では，母親由来の可能性が高いが，1/1,000 の割合で患児の新生突然変異の可能性もある．ただし，前者の場合も，発症の有無やその程度は予測できないことに注意が必要である．

二次的所見に対する対応

「医療現場でのゲノム情報の適切な開示のための体制整備に関する研究班」（研究代表者：京都大学小杉眞司）[3]から，網羅的解析などにより検出された明らかな病的変異は，本来の検査の目的（患者の診断）である「一次的所見」と，本来の目的ではないが解析対象となっている遺伝子の「二次的所見」に分けて呼ぶことが提唱されている．ACMG（American College of Medical Genetics and Genomics）recommendations[4]から，治療法や予防法がある（actionable）27疾患59遺伝子の開示が推奨されているが，日本においてはその actionability が米国とは異なるため，上記で定義されている「二次的所見」には，治療法・予防法があり開示すべきものとそうでないものが含まれている．二次的所見の開示希望については，検査前に意向を聞いたうえで，開示前に再確認を行うことを原則としている．

最後に，診断がつかずに長い時間さまよい続けていた患者さんやご家族（diagnostic odyssey）[5]にとって，網羅的遺伝学的検査による確定診断は，一瞬の安堵とともに遺伝性疾患という新たな診断を抱えた旅の始まりかもしれない．一方で，診断が遺伝性（遺伝子の変化による疾患）とわかったとき，「育て方が悪かったのではないのだ」と納得され，前向きに向き合うことができるようになったご家族も経験される．また，遺伝子変異が見つからなければ遺伝カウンセリングが終了するわけでもなく，患者やご家族の旅は続いていることを念頭に置きたい．

■文　献

1) 日本医学会．医療における遺伝学的検査・診断に関するガイドライン． http://jams.med.or.jp/guideline/genetics-diagnosis.html［閲覧日：2019.10.1］

2) 全国遺伝子医療部門連絡会議．登録機関遺伝子医療体制検索・提供システム． http://www.idenshiiryoubumon.org/search/［閲覧日：2019.10.1］

3) Kalia SS, Adelman K, Bale SJ, et al. Recommendations for reporting of secondary findings in clinical exome and genome sequencing, 2016 update（ACMG SF v2.0）: a policy statement of the American College of Medical Genetics and Genomics. *Genet Med* 2017; **19**: 249-55.

4) 小杉眞司，金井雅史，川目裕，ら．ゲノム医療における情報伝達プロセスに関する提言．その2：次世代シークエンサーを用いた生殖細胞系列網羅的遺伝学的検査における具体的方針【初版】．医療現場でのゲノム情報の適切な開示のための体制整備に関する研究．AMED ゲノム創薬基盤推進研究事業「ゲノム情報研究の医療への実利用を促進する研究（ゲノム創薬研究の推進に係る課題解決に関する研究）」2019． https://www.amed.go.jp/content/000045429.pdf［閲覧日：2019.10.1］

5) Adachi T, Kawamura K, Furusawa Y, et al. Japan's initiative on rare and undiagnosed diseases（IRUD）: towards an end to the diagnostic odyssey. *Eur J Hum Genet* 2017; **25**: 1025-8.

和田敬仁

総　論／5　遺伝学的検査の手続き

3 家系図

要　点

- 正確な家系図作成は，診療の基本である．
- 家系図は，標準記載法に則って描く．
- 家族の知っている「診断名」が正しいかどうかを確認する．
- 家系図作成時には，必要最低限の情報収集を第一とし，プライベートな点にも配慮しながら聴取する．

遺伝性疾患に限らず，医療において病歴聴取における家系図の作成は基本であり，1995 年に米国人類遺伝学会誌で発表された標準記載法（2008 年に改訂）[1)2)] に従って，家系図を記載することが望ましい．

家系図作成の意義

①発症者の正確な診断や鑑別診断の支援，②遺伝形式の推測，③家系内メンバーの保因者診断や発症前診断の検討，④出生前診断や着床前診断などの検討，⑤医療的管理・予防・サーベイランスの検討，⑥家族の健康管理状況の把握，⑦家族関係の把握と情報提供や心理的サポートの検討，⑧患者教育に役立てることができる，などがあげられる．

家族歴聴取で必要な情報

①家系図作成日と作成者（家系情報は時間とともに変化するため，いつの情報に基づいて作成したかを記録しておく），②出身地や居住地，同居状況（近親婚の可能性，親戚間の関係などに役立つ），③死亡年や死亡時年齢，死因，④妊娠歴や死産・流産歴，⑤遺伝子検査などの受検状況や結果，などがあげられる．

標準的な家系図記載法の実際

主な注意点は以下の通りである（**表 1**[2)]，P.ix〜x 参照）．①夫婦関係では，左を夫とすることを基本とする，②同胞は，左から出生が早い者とする，③世代番号（ローマ字；最上位の世代を I とする）と個体番号を記載（アラビア数字；各世代の一番左に位置するものを 1 とする），④夫婦以外は，生物的に血縁関係にあるものを実線でつなぐ，⑤保因者と未発症保因者（将来発症する可能性がある）は区別する，⑥自然流産と妊娠中絶は区別する，⑦妊娠をしめす「P」は，妊娠している女性ではなく胎児に記載する．

家系図作成における留意点

①家系情報は時間経過とともに変化するので，継続的支援の中で，常に最新の情報に更新することを心がける．

②家系図は 1 回の情報収集で完成できないことも多く，また根掘り葉掘り聞く印象を与えることは好ましくないため，まず必要最小限の情報収集を行い，後日必要に応じて補足していくことも検討する．

③家族が診断名を誤解している可能性もあるため，どのように診断されたか（臨床的診断か，遺伝学的検査により確定した診断か）を確認する必要がある．同じ院内で親族のカルテの閲覧を必要とする場合や他の医療機関に問合せをする際にも，事前に承諾を得ることに注意する．

④家族が気づいていない，あるいは必要とは思っていない情報，もしくは話したくない，あるいは隠しておきたい情報などがあることも念頭におく．特に

52 　　──　　総　論／5　遺伝学的検査の手続き

表1　家系図作成の基本

□ 家系図の解釈に関連するすべての情報を記載する

□ 臨床的な(公開目的でない)家系図には以下の情報を記載する
    a) 発端者/クライアントの氏名
    b) 個人識別のため, 必要に応じて血縁者の苗字やイニシャル
    c) 家系図を記録した者の氏名と役職
    d) 情報提供者
    e) 情報収集日
    f) 家系情報を収集した理由(例:異常超音波所見, 家族性腫瘍, 発達遅延　など)
    g) 両親双方の祖先の精報

□ 個体記号の下(または右下)に記載する情報の推奨される記載順序
    a) 年齢:生年(b.)や死亡年(d.)がわかればそれを記載してもよい(例　b. 1978, d. 2007)
    b) 遺伝学的な評価
    c) 個体番号(例　Ⅰ-1, Ⅰ-2, Ⅰ-3)

□ 個人情報とプライバシー保護のため, 個人の特定につながる情報は最低限にとどめる

(文献2)より引用改変)

プライベートに関わる情報は, 別の機会に確認するなどの配慮も必要である.
⑤電子カルテ上で家系図を登録し, 他の臨床科と共有する際は, 家族の承諾を得る方が望ましい.
⑥ご家族の目の前で情報を聴取しながら家系図を作成する時には, 発症者を黒で塗りつぶす, 亡くなった方に斜線を引くなどは, 家族にとって不愉快な思いをさせる可能性があることに注意が必要である. ご家族に説明しながら記載する, あるいは正式な家系図記録とご家族の前で描く家系図とは分ける.

などの配慮が必要である.

文献

1) Bennett RL, French KS, Resta RG, Doyle DL. Standardized human pedigree nomenclature: update and assessment of the recommendations of the National Society of Genetic Counselors. *J Genet Couns* 2008; **17**: 424-33.

2) 福嶋義光, 監修, 櫻井晃洋, 編. 遺伝カウンセリングマニュアル(改訂第3版). 東京:南江堂, 2016

和田敬仁

総 論／6 機能解析

1 ダメージ予測スコア

要 点

☐ 新規変異がみつかった場合，その変異に病的意義があるかどうか，コンピューターシュミレーションで予測することができる．

☐ 様々な予測ツールが利用可能となっているが，変異の状況に応じて使いこなす必要がある．

☐ 予測スコアはあくまでも理論値であり，直接的な証明にはならないことに留意する必要がある．

はじめに

　機能喪失による遺伝性疾患の場合には，ある遺伝子多型が null 変異となる場合（開始のメチオニンの変異やナンセンス変異）やスプライシングのコンセンサス配列に生じた場合は，非常に強い病原性の証拠となる（very strong）．ミスセンス（アミノ酸が変わる）変異の場合は，それが以前報告のある変異であることが確認できれば，強い証拠となる（strong）．同じ部位のアミノ酸に生じた置換であっても異なるアミノ酸への変化の報告がある場合は，病原性の証明としては，中等度の証拠にとどまる（moderate）．遺伝子多型が病気の原因となるかを検証するダメージ予測スコアを得る方法として，実際の症例解析を通じて，蛋白の保存性や構造から判断するツールとスプライシングの可能性を判断するツールを紹介する[1]．

蛋白の保存性や構造から判断するツール

　グルコーストランスポーター1欠損症［OMIM#138140］の患者解析を行った．原因遺伝子は，solute carrier family 2（facilitated glucose transporter），member 1（*SLC2A1*）であり，10 個のエクソンからなる．これらにプライマーを設定して Sanger シーケンス法にて患者解析を行ったところ c.997C＞T，p（Arg333Trp）の変異を認めた場合を考えてみる．まずこの変異の部位は Ensemble などのゲノムブラウザーを用いると，Chromosome 1 の 43394680 番目であることがわかる（GRCCh37）．またこの遺伝子は逆向きにコードされ

ている遺伝子であるからゲノムブラウザーで表示すると，G＞A の変異である．すなわちゲノム配列で示すと g.43394680G＞A となる．ここまで準備が終わったところで，ダメージ予測スコアを計算してみる．

a SHIFT，PROVEAN http://provean.jcvi.org/index.php

　アミノ酸変異や欠失挿入が蛋白の機能に与える変化を予想する機能解析ツールである[2]．http://sift.jcvi.org は実際には PROVEAN のブラウザーにリンクしている．

①PROVEAN Genome Variants＞Human を選択する．ここへの入力の仕方は，Example にある（insertion，deletion にも対応している）．

②1,43394680,G,A と入力し，自分のアドレスを入れ送信する（図1）．

③すぐに結果はメールで返され，SIFT PREDICTION 0.000（cutoff＝0.05）damaging と算定される．また同時に PROVEAN PREDICTON も行われ，－7.44（cutoff＝－2.5）で Deleterious と判定される．

b PolyPhen-2 http://genetics.bwh.harvard.edu/pph2/

　アミノ酸置換の影響を，物理学的な性質や比較生物学的な解析により検定するものである[1,2]．

①Protein，Position，Substitution を記入し，Submit Query を選択する（図2：SLC2A1，333 と入力し R と W をクリック）．

②HumDiv，HumVariation score はいずれも 1.00 で

54 　総 論／6 機能解析

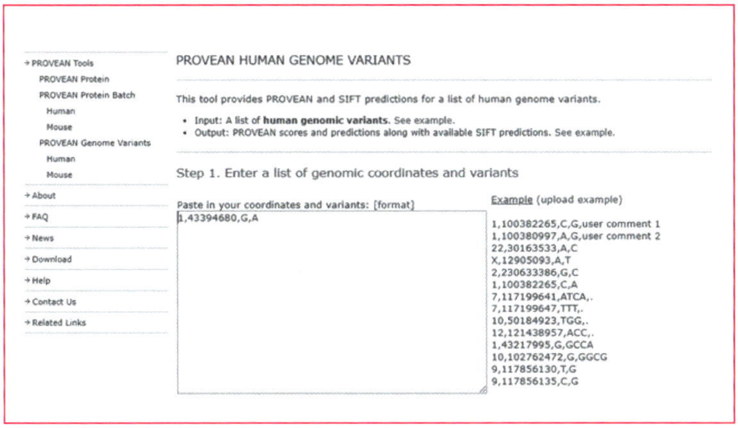

図1　SHIFT，PROVEAN の実際の入力方法

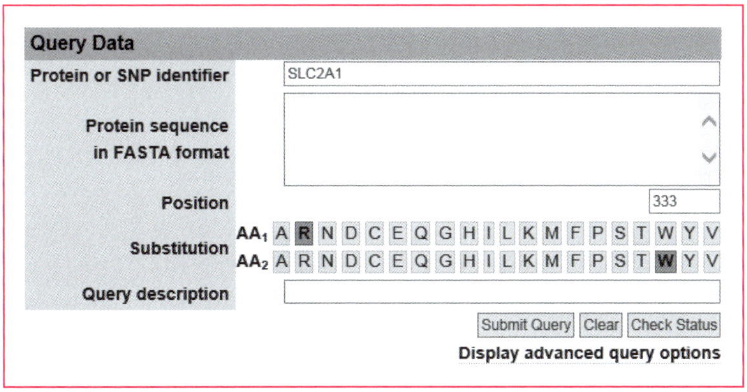

図2　PolyPhen-2 の実際の入力方法

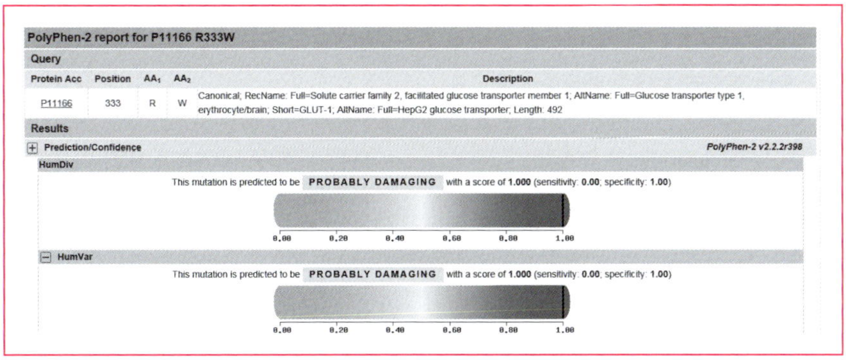

図3　HumDiv, HumVariation score
いずれも 1.00 で probably damaging と判定されている.

probably damaging と計算される（**図3**）.

③どの程度保存されている領域なのか，multiple sequence alignment として示されている（**図4**）．これをみるとこの部位のアミノ酸は高度に保存されている領域であり，高いダメージングスコアとよく合致していることがわかる.

C　CADD：Combined Annotation-Dependent Depletion　https://cadd.gs.washington.edu/

経験的な，塩基配列進化に複数の機能予測をもとに一つの基準に反映させたもの[1].

①染色体番号に 1 を，ゲノム番号に 43394680 を入力し，Ref に G を，Alt に A と入力する（**図5**）.

1　ダメージ予測スコア　　　　55

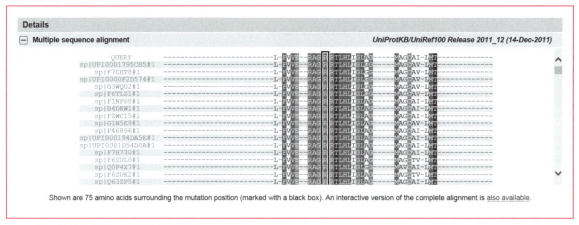

図4 種を超えたアミノ酸配列の保存性
黒枠内のR333はすべての種で保存されており，ここに生じた変異は，病原性が強いことがうかがえる．

図5 CADD（Combined Annotation-Dependent Depletion）の実際の入力

図6 PyMolを使用した，蛋白構造の可視化
（A）側面像，上方が細胞外．（B）細胞外から細胞内を眺めた図．水色；グルコース，赤；333番目のアミノ酸であるアルギニン残基． 口絵カラー2

②計算は瞬時になされスコアは33と計算される．スコアが高いほど病原性は高いとされ，たとえばEnsembleでは30以上がdeleteriousとされる．

以上のin silicoのダメージ予測より，この変異の病原性は高いものと予想される．実際に変異体を作成し，グルコースの輸送能を調べたところ低下していることを示すことができた[3]．また解析している遺伝子産物が，すでに結晶化されている場合は3次元構造から変異の影響が予測できる場合がある．pdbファイルを入手し，これをRasMol（http://www.openrasmol.org）やPymol（https://pymol.org/2/#page-top）を使用して図式化してみる（図6）．グルコースチャンネルに直接接する部位ではないことがわかる．スコア化は難しいが，チャンネル内の残基で，グルコースの流入を妨げるような変異の場合には，in silicoでの病原性判定に役立つ場合がある．

スプライシング予測ツール

真核生物のmRNA前駆体のスプライシングのシグナルは，共通配列が存在する[4]．5'スプライス（スプライス・ドナー）部位はエクソン3'末端の3ヌクレオチド（CあるいはA，A，G）とイントロンの6ヌクレオチド（g，t，aあるいはg，a，g，t）からなり，3'スプライス（スプライス・アクセプター）部位はイントロン内のピリミジンの多い領域と，その下流のイントロンの3ヌクレオチド（cあるいはt，a，g）とエクソンの1ヌクレオチドからなる（図7）．特にイントロンの5'のgtと3'のagはすべての遺伝子について認められるため，この4ヌクレオチドの変異はスプライシング異常による病原性を予測することが可能である（very strong）．それ以外のこの近傍の多型も，スプライシングに影響を与える可能性を考える．

Pelizaeus-Merzbacher病［MIM31080］を疑う患者で

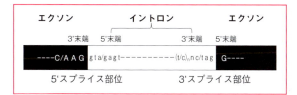

図7 エクソン・イントロン境界の構造

5'スプライス部位はエクソン3'末端の3ヌクレオチド(CあるいはA, A, G)とイントロンの6ヌクレオチド(g, t, aあるいはg, a, g, t)からなり, 3'スプライス部位はイントロン内のピリミジンの多い領域と, その下流のイントロンの3ヌクレオチド(cあるいはt, a, g)とエクソンの1ヌクレオチドからなる.

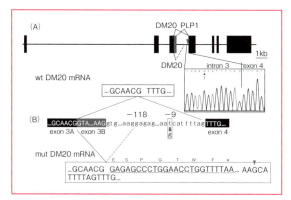

図8 PLP1, DM20のエクソン構造

(A)PLP1からはPLP1とDM20の2つの蛋白が転写・翻訳される(DM20ではexon 3Aが利用される). 患者ではイントロン3/エクソン4境界9塩基上流にc.454-9T>Gの変異を認めた. (B)末梢白血球を用いたRT-PCRを行うとさらに上流の−118部位のaggaが3'スプライス部位となり, 7つのアミノ酸の挿入の後終始コドンとなるmRNAが検出された.

proteolipid protein 1, *PLP1*にイントロン3内のイントロン3/エクソン4境界9塩基上流にc.454-9T>Gの変異を認めた[5](図8A). 末梢白血球を用いたRT-PCRを行うとさらに上流の−118部位のaggaが3'スプライス部位となり, 7つのアミノ酸の挿入の後ストップコドンとなるmRNAが検出された(図8B). 実際に本来のイントロン/エクソン境界と−118部位のスプライス利用の可能性をスコアリングした.

Human Splicing Finder including Maximum Entropy Modeling(Maximum Entropy)[1], Alternative Splice Site Predictor[6]を利用して, その部位がスプライシングアクセプター部位となる可能性を検討したところ, 前者では正常のイントロン3/エクソン4部位での6.75が変異により−0.07に減少し, −118部位の6.13より定量となると予想された. また後者でも3.082が変異により1.169に減少し, −118部位の5.071より定量となると予想された. これはポリピリミジン(t/c)n配列の減少によるものと考えられる.

まとめ

ダメージ予測スコアは多面的な解析が望ましいが, あくまで理論値であり病原性の直接的な証明にはならないことに留意する必要がある. 蛋白質の機能解析など, よりvivoの機能を反映した証明が望ましい.

文献

1) Richards S, Aziz N, Bale S, et al. Standards and guidelines for the interpretation of sequence variants: a joint consensus recommendation of the American College of Medical Genetics and Genomics and the Association for Molecular Pathology. *Genet Med* 2015; **17**: 405-24.
2) Adzhubei IA, Schmidt S, Peshkin L, et al. A method and server for predicting damaging missense mutations. *Nature methods* 2010; **7**: 248-9.
3) Nakamura S, Osaka H, Muramatsu S, Aoki S, Jimbo EF, Yamagata T. Mutational and functional analysis of Glucose transporter I deficiency syndrome. *Mol Genet Metab* 2015; **116**: 157-62.
4) Breathnach R, Chambon P. Organization and expression of eucaryotic split genes coding for proteins. *Annu Rev Biochem* 1981; **50**: 349-83.
5) Omata T, Nagai J, Shimbo H, et al. A splicing mutation of proteolipid protein 1 in Pelizaeus-Merzbacher disease. *Brain Dev* 2016; **38**: 581-4.
6) Wang M, Marin A. Characterization and prediction of alternative splice sites. *Gene* 2006; **366**: 219-27.

小坂　仁

総 論／6 機能解析

2 細胞実験

要 点

☐ 遺伝子変異が検出された場合，その遺伝子の疾患との関連，および検出された塩基変異が発症に影響しているかの解析が必要である．

☐ 患者から採取して確立したリンパ芽球，線維芽細胞，筋細胞を用いた解析，および既存の細胞株に変異遺伝子/遺伝子変異導入あるいは遺伝子機能抑制しての解析が行われる．

☐ iPS 細胞を樹立し，対象組織の細胞に分化させた解析，オルガノイド作製なども可能である．

☐ 解析は，mRNA および蛋白の発現，細胞内局在の変化，各種機能解析など，推定される遺伝子機能に応じて検討する．

はじめに

病因遺伝子が不明な患者で遺伝子変異を検出した場合や，マイクロアレイ染色体検査で検出した微小欠失/重複に候補遺伝子がある場合，遺伝子が疾患に関連するかを解明する．また既知の遺伝子で未報告の変異が検出された場合，病因遺伝子上にあっても，発症に関与するか，影響しない良性変異なのかの確認も必要である．変異の影響予測プログラムが参考になるが（総論 6-1 参照），完全ではなく，培養細胞やモデル動物での解析を要する．

培養細胞として，患者由来細胞株を樹立，iPS 細胞作製，既存の細胞株に遺伝子変異導入などが行われる[1)2)]．リンパ球では多くの遺伝子が発現しているが，発現量の少ない遺伝子は発現細胞を選択するか，iPS 細胞を分化させて解析する．特に中枢神経系で機能する遺伝子は，神経細胞に分化させての解析，あるいはモデル動物解析が必要になる．

樹立可能な患者由来培養細胞の種類

a リンパ芽球

患者から採取した血液からリンパ球を分離し，EB ウィルスを感染させリンパ芽球にして不死化させる．リンパ芽球は分裂増殖を繰り返すので，量が得られ，反復実験が可能になる．検体採取も採血なので比較的容易で，液体培地で浮遊させて培養するため，手間が少なく広く使われる．

b 線維芽細胞

患者皮膚，径数 mm 程度を採取させてもらい，シャーレで細かく切断し貼りつける．数日から 1 週間程度で断端近傍から線維芽細胞が生え始め，増殖する．ある程度増殖した時点で，トリプシンなどで線維芽細胞を剥がして集め，いくつかのシャーレに分割し蒔き直す．継代・増殖が可能で，20～30 回程度は細胞分裂可能だが，細胞が高密度になると増殖停止するので，一定の密度になったら継代する．サルウィルス 40（Simian virus 40；SV40）などを導入し不死化可能である．

c 筋芽細胞

線維芽細胞と同様，筋生検で採取した筋の断片を小さく切ってシャーレに貼りつける．筋芽細胞が出現するが，線維芽細胞も同時に出てくる．筋芽細胞は線維芽細胞より丸みを帯びており，光って見えることで区別可能である．筋芽細胞は分裂し筋芽細胞になるが，融合すると筋細胞になり増殖能を失うので，筋芽細胞同士が密着しない程度で継代する．筋芽細胞をクローニングすれば，筋細胞として使用可

d iPS 細胞[1)]

患者のリンパ球や線維芽細胞などに，山中4因子（Oct3/4・Sox2・Klf4・c-Myc）を導入し，多能性幹細胞に戻す．樹立依頼を受けてくれる研究施設や会社がある．iPS 細胞に組織への分化・成長因子を加えることで，理論的にはどのような組織細胞へも分化可能である．課題は腫瘍化と，性質が変わりやすく培養・維持に手間と技術，費用がかかることである．

e その他の細胞

癌細胞の培養も可能である．肝細胞も培養可能だが，継代は困難である．しかし，継代可能にした肝細胞も発売されている．

既存細胞株を用いた解析

腫瘍細胞や胎児由来細胞を不死化して広く使われている細胞株がある．ヒトの子宮頸がん由来のHeLa 細胞やヒト胎児腎臓から樹立した HEK293 など，世界的に使われている細胞株もある．サル由来のCOS 細胞など多種の動物・組織由来細胞も使用可能である．また，バイオ関連企業や研究施設で各組織由来の細胞株を樹立している．これらの細胞が原組織の細胞特性を保有していると，その組織の解析に有用である．変異遺伝子導入すると，同じ遺伝的背景をもった細胞で，導入した変異のみが異なるため，その変異による作用のみが抽出できる．遺伝子導入方法として，myc などのマーカーをつけた遺伝子をプラスミドに挿入しトランスフェクション，あるいは，アデノ随伴ウィルス（AAV）ベクターやレンチウィルスベクターなどで導入し発現させる．ゲノム編集技術を用いて染色体上の遺伝子に変異を導入する，などが行われる．また，ゲノム編集技術で遺伝子をノックアウト，あるいは RNAi などで発現抑制して機能解析することも可能である．

培養細胞を用いた解析

a 遺伝子発現への影響の確認

1) mRNA の発現変化を検出する

①Northern 解析

細胞から RNA を抽出し，アガロースゲル電気泳動しフィルターに写し，ラベルした相補的プローブで対象遺伝子の発現を確認する．mRNA の大きさの変化，発現量の変化が検出可能である．

②リアルタイム PCR

mRNA を増幅するプライマーを作製し，RNA から合成した cDNA を鋳型としてリアルタイム PCR 機で増幅し定量する．プライマーはゲノム DNA の混入によるアーチファクトを防ぐため，エクソンをまたぐように設計する．Nothern 解析より簡便に mRNA 発現量が定量できる．複数部位にプライマー設計すれば部分的な欠失の確認も可能で，スプライス変異やナンセンス変異などによる発現減少や mRNA 短縮などの確認も可能である．

③スプライス変異の確認

塩基変異がスプライシングのドナー，アクセプターサイト，あるいは近傍のイントロンにある場合，スプライスの変化を確認する必要がある．変異部位の近傍のいくつかのエクソンにプライマー設計し組み合わせて，あるいは最初と最後のエクソンで逆転写（RT）-PCR を実施し，検出されたバンドをシーケンスする（**図1**）[3)]．うまく検出されないこともある．

2) 蛋白発現変化を検出する

①Western 解析

細胞から蛋白を抽出し，ポリアクリルアミド電気泳動（SDS-PAGE）し分子量の大きさにより分離し，メンブランに転写し，標的蛋白質への抗体を反応させ検出する．蛋白の発現量，大きさの変化が検出可能である．

②免疫組織学的解析

培養細胞を固定し，抗体を反応させ標的蛋白の発現量や細胞内局在部位を検出する．線維芽細胞等，接着細胞で実施可能である．膜蛋白が膜に移動していない，核で機能する蛋白が細胞質内にとどまっているなどから，構造・機能の変異を推定する．標的蛋白が小胞体内で凝集していれば，小胞体ストレスが活性化され蛋白合成が低下，あるいは細胞死が起こりやすいなども推定できる．カスパーゼなどの細胞死関連酵素やマーカー検出も可能である．

③細胞表面抗原の解析

フローサイトメトリー（fluorescence-activated cell sorting：FACS）などにより，膜蛋白の発現，細胞分化度の変化などを確認できる．

3) 機能解析

①酵素活性測定

対象蛋白が酵素であれば，基質を添加し代謝産物

2 細胞実験　59

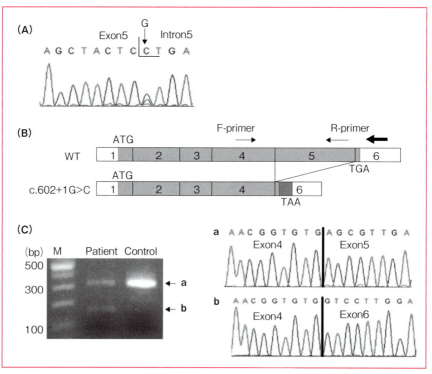

図1 スプライス変異の解析例

*LIN7B*でエクソン5のスプライスドナー部位の変異（A）が検出された．いくつかのエクソンにプライマーを設定しRT-PCRをした結果，変異アリルからのmRNAは，エクソン5が飛ばされて，エクソン4から6にスプライスされていた（B，C）．それにより，蛋白の部分的な欠損が想定され，変異cDNAを細胞に導入してWestern解析で蛋白発現を確認したところ，短縮した蛋白が検出された．
（文献3）より改変）

を測定して，酵素活性測定可能である．代謝されずに蓄積した物質を測定する方法による酵素活性低下確認もできる．酵素が発現している細胞を選択する．

②ミトコンドリア蛋白

ミトコンドリアDNA変異の場合，ヘテロプラスミーとして，細胞内，組織内で野生型と変異DNAの割合と重症度が関連することがある．リンパ球の結果が各臓器と相関するとは限らず各組織細胞間の変異割合の測定も有用である．核DNAにコードされているミトコンドリア関連遺伝子は多数あり，複合体Iで機能しているものも多い．変異の影響確認，変異未同定だがミトコンドリア異常が疑われる場合，呼吸鎖複合体I-IV活性測定も有用である．

③細胞分化させての解析

遺伝子には，ハウスキーピング遺伝子として全細胞に発現している遺伝子と，特定の組織・細胞にのみ発現する遺伝子がある．特定の組織・細胞のみに発現している遺伝子は，その細胞でのみ評価可能な

ので，患者由来iPS細胞を分化させて解析する．神経細胞は，神経突起の伸長，シナプス形成に対する影響などを確認することにより，神経ネットワーク形成への影響が想定できる．

iPS細胞や組織細胞から，三次元的に実際の臓器の構造をもったオルガノイドを作製することも開発され，病態解析に使われ始めている[4]．

④関連分子の解析

転写因子や情報伝達関連分子の場合，影響を受ける遺伝子がある．その変異をリアルタイムPCRで検出することも，病態解明に有用である．解析対象が多数である場合あるいは対象遺伝子が不明な場合，マイクロアレイや次世代シーケンサーでmRNA発現スクリーニングも可能である．

まとめ

遺伝子の発現，蛋白の局在解析などで，疾患発症への影響が確認できることは多い．機能解析するに

は，その遺伝子の推定される機能からどのように解析すればいいのかよく検討する．現在は多様な解析技術が開発されており，培養細胞で解明できることも多い．iPS細胞，オルガノイドなどを作製して解析するのか，モデル動物を作製した方がいいのか，十分検討して進めていく．

■ 文　献

1) 中村幸夫, 編. 【実験医学別冊】目的別で選べる細胞培養プロトコール. 東京：羊土社, 2012.
2) 古江-楠田美保, 編著. 本当に知ってる？ 細胞を培養する方法. 東京：じほう社, 2019.
3) Mizuno M, Matsumoto A, Hamada N, et al. Role of an adaptor protein Lin-7B in brain development: possible involvement in autism spectrum disorders. *J Neurochem* 2015; **132**: 61-9.
4) Di Lullo E, Kriegstein AR. The use of brain organoids to investigate neural development and disease. *Nat Rev Neurosci* 2017; **18**: 573-84.

山形崇倫

総 論／6 機能解析

3 動物実験

要 点

☐ 遺伝子変異が検出された場合，その遺伝子機能解析および変異の表現系統の解析に遺伝子のノックアウト，変異の挿入などの遺伝子改変動物を作製して解析される．

☐ マウスが最も用いられる．遺伝子改変技術と，病理学的，生理学的解析や行動解析などの方法が確立している．

☐ ラット，ゼブラフィッシュ，ショウジョウバエ，ミニブタ，イヌ，サルなども使われる．

☐ 解析結果がヒトにあてはまらない場合もあることに留意する．

はじめに

　疾患の候補遺伝子の表現型確認，特に，脳機能に関与する遺伝子や，心奇形などの臓器奇形や骨格変化などの形成異常はモデル動物解析が必須である．動物実験では，ゲノム遺伝子の発現を抑制するノックアウト，一時的に遺伝子機能抑制するノックダウンなどが行われる．正常あるいは変異遺伝子を導入し機能変化を解析するトランスジェニックも行われるが，近年はゲノム編集技術での遺伝子改変が主流である．ヒトとモデル動物の生理・代謝機能は，共通する部分も多いが，共通していない部分もある．

　疾患解析で遺伝子変異が検出された場合，遺伝子自体の解析と，変異が遺伝子機能に影響し，疾患に関連するかを調べる必要がある．また，モデル動物の確立は，治療法開発にもつながる．

▌ マウス

a　マウスの特徴

　成熟マウス[1]の体重は約20〜30 gで寿命は約2年，妊娠期間は18〜19日，哺乳期間は約3週間で，40〜50日で成熟し繁殖可能．幅広い研究に実験動物として使われ，情報が蓄積されている．多くの近交系が樹立され遺伝的に均一な個体の入手が可能である．ヒトでの表現型が出ない場合や重症度が異なる場合があることに留意が必要である．

b　変異検出遺伝子と疾患の関連解析

　遺伝子改変マウスは多数作製されており，論文やデータベース検索で見つかることが多い．目的症状の記載がなくても未検査のことがあり，脳機能解析で一部の行動解析で症状なしとされ，詳細な解析でphenotypeが出た例もある．マウスが，The Jackson Laboratory（https://www.jax.org/）に供与されていると入手可能である．チャールス・リバー社（https://www.crj.co.jp/product/import02）が仲介している．日本でも，ナショナルバイオリソースプロジェクト（https://nbrp.jp/）が各種モデル動物を集積している．ない場合には作製を検討する．

c　ノックアウトマウス

1）ゲノム遺伝子のノックアウト

　特定の遺伝子の機能解析のために遺伝子が発現しないように改変したマウスを作製する．以前は，胚性幹細胞（ES細胞）に対象遺伝子を欠失させたプラスミドを作り導入，相同組み換えで欠失を作っていた．最近は，Zinc Finger法，TALEN法，Crisper-Cas9法などのエンドヌクレアーゼを用いたゲノム編集技術で，欠失をより簡単に，安価で導入可能になった（図1）．

2）検出された塩基変異の導入

　病因遺伝子上でも，疾患関連変異と発症に関係しない変異がある．検出された変異の発症への関与，機能喪失変異か獲得変異かの確認も重要である．そ

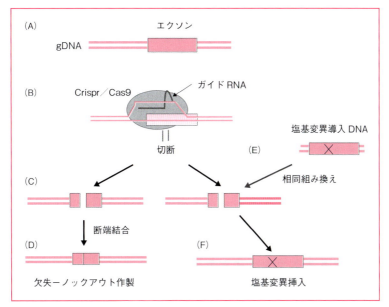

図1 ゲノム編集技術を応用した遺伝子改変マウス作成

Crisper/Cas9システムを例にしたゲノム編集技術の概略.
ノックアウトマウスの作製には，ターゲットとしたいゲノムDNA(A)と相同なガイドRNAを作り，Crisper/Cas9とターゲットDNAに結合させる(B)．切断されたDNA(C)は，段端結合により結合し，欠失が出来る(D)．一方，検出された塩基変異を導入したマウスを作る場合には，変異導入した遺伝子(E)を作り，切断された部位に挿入する(F)．

のために，ノックアウトと同様なゲノム編集方法で遺伝子変異を挿入したマウスの作製ができる（図1）．

3) Cre-loxPシステムを用いた，標的臓器での条件付き（conditional）ノックアウト

ノックアウトにより胎生致死や生後早期死亡する場合や，他臓器の症状が強くて行動解析ができないこともある．その場合，脳でのみ遺伝子発現抑制するなどの条件つきノックアウトがCre-loxPシステムで可能である．Creは，バクテリオファージから抽出された組み換え酵素で，loxPという34塩基の配列を認識し組み換える．脳で発現するプロモーターと組み合わせたCreを挿入したマウスと，ノックアウトしたい遺伝子をloxP配列で挟んだマウスとを作製してかけ合わせる．CreとloxP両方をもったマウスが出生した場合，脳でのみCreが発現しloxPに挟まれた遺伝子をノックアウトし，その遺伝子が脳でのみ発現しないマウスが作製される．Creのプロモーターの選択により，組織，時期の調節が可能である．

4) RNAiなどによる遺伝子ノックダウン

ゲノム遺伝子ノックアウトと異なり，一時的な発現抑制も可能である．RNA interference（RNAi）などの相補的な配列をmRNAに結合させ，対象臓器，時期に応じて導入し，スプライシングや翻訳を抑制する．限定的解析であるが，簡便で，早く，安価に実施できる．たとえば，マウス胎仔脳で遺伝子発現ノックダウンが可能である．子宮内で胎生12日前後のマウス胎仔の脳室にRNAiなどを注入し，エレクトロポレーションにより神経細胞へ導入し，標的遺伝子を抑制する．生後，神経細胞の移動や神経突起の伸長など，神経細胞成熟への影響を解析し，神経発達への関与を確認する．知的障害，自閉スペクトラム症などの候補遺伝子で実施される[2]．

d マウスの解析方法

1) 一般的観察

胎内，生後の成長への影響がないか体重測定する．外表奇形，骨格，皮膚・発毛の状態など，全身を観察する．生存期間が短い場合，生後日数と生存個体数をプロットしたKaplan-Meier法による生存曲線を作成する（図2）．生化学的異常の想定時には，採血・採尿する．

2) 病理・組織学的解析

検出したい病変，組織に応じ，パラホルムアルデ

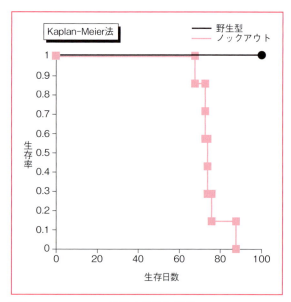

図2　Kaplan-Meier 法による生存曲線
生存日数を横軸に，生存率を縦軸にとり，生存個体数をプロットしていく．生後100日で野生型は全例生存しているが，ノックアウトマウスは生後65日頃から死亡しはじめ，90日までには全例死亡している．

ヒドなどによる還流固定あるいは凍結固定し，組織標本作製．病理学的解析や関連蛋白の免疫組織学的解析を行う．知的障害や自閉スペクトラム症など，シナプス形成異常をきたすシナプトパチーともよばれる病態は，樹状突起のシナプス数や大きさも比較する．

3）電気生理学的解析

てんかんの遺伝子を想定する場合，脳波測定する．シナプトパチーでは，学習に伴うシナプスの強化や刈り込みに関連する長期増強作用などの電位を，海馬などの切片に電極刺入し測定可能である．

4）行動解析[3]

知的障害，自閉スペクトラム症などの病因遺伝子は詳細な行動解析を行わないと変化が検出されないことが多い．マウス行動解析は方法と機器が確立しているものが多い．学習・記憶解析は，モーリス水迷路や恐怖条件づけ実験装置など多数ある．小脳症状や運動能力検出にはロータロッド試験が簡便で有用性も高い．社会性の障害は，チューブテストや social interaction test などが用いられる．オープンフィールド試験で，動きの度合いやパターン解析も有用である．ほかにも，多くの行動解析法が開発されている．

その他の実験動物

a　ラット

妊娠期間は約21日，哺乳期間は約3週間で，60日程度で繁殖可能になる．マウスより大きいため，血液など試料を多量に繰り返し採取可能である．マウスの約3倍の飼育スペースが必要である．

b　ゼブラフィッシュ

ゼブラフィッシュは，体長5cmほどの小型の魚で，産卵数は1日で50〜100個，産卵後3〜4日で孵化し，寿命は約5年，安価で繁殖・飼育も容易である．遺伝子の約70％がヒトと共通で[4]，卵や体が透明なため胚の観察や in vivo イメージングが可能．受精後24時間で器官形成がほぼ終了し数日で孵化と，発生が早い．神経系や循環器系などの器官形成，骨格形成などの形成異常に関連する遺伝子研究に有用である[5]．脳機能遺伝子変異による行動解析も行える．1組の雌雄から数百個の卵が得られ，大規模で網羅的な変異体スクリーニングも行われる．

c　ショウジョウバエ

体長2〜3mm，体重は約1mg．産卵から羽化まで10日で，羽化後1日以内で交尾が可能で，寿命は約2か月．ヒト遺伝子の約70％の相同な遺伝子がある．長く研究に用いられてきて，充実した遺伝子情報，発現情報のデータベースがあり，ノックダウンライブラリーもある．任意の時期，組織で遺伝子編集も可能で．サーカディアンリズムもあり，この周期の変異体がヒトのサーカディアンリズムの解明にも役立っている[6]．記憶・学習に関係する遺伝子が同定され，記憶や学習の脳神経回路解析もされ，全脳でのコネクトーム解析が可能である．種の差が大きく，結果が哺乳類にあてはまらず，遺伝子機能が異なることもある．

d　その他の哺乳類

ミニブタの遺伝子改変が行われることもある．イヌは，疾患発症した系統で解析されているものがある．マーモセット，カニクイザル，アカゲザルなどの霊長類も高度な脳機能解析等では使わざるを得ない．これらの動物使用には，広いスペースと飼育になれたスタッフが必要で，高額である．イヌやサルでは，動物愛護の点からも使用に規制がかかる．

まとめ

　検出された遺伝子変異の疾患との関連解析には，動物実験は不可欠であるが，施設が必要で，手間と資金もかかる．自分たちで実施する場合には，解析系の立ち上げが必要である．共同研究者を探すことも検討すべき課題である．

文　献

1）小出　剛，編．マウス実験の基礎知識第2版．東京：オーム社，2013.
2）Goto M, Mizuno M, Matsumoto A, et al. Role of a circadian-relevant gene NR1D1 in brain development: possible involvement in the pathophysiology of autism spectrum disorders. *Sci Rep* 2017; **7**: 43945.
3）Crawley NJ，著，高瀬堅吉，柳井修一，監訳．トランスジェニック・ノックアウト　マウスの行動解析．東京：西村書店，2012.
4）Howe K, Clark MD, Torroja CF, et al. The zebrafish reference genome sequence and its relationship to the human genome. *Nature* 2013; **496**: 498-503.
5）Shimojima K, Komoike Y, Tohyama J, et al. TULIP1 (RALGAPA1) haploinsufficiency with brain development delay. *Genomics* 2009; **94**: 414-22.
6）Panda S, Hogenesch JB, Kay SA. Circadian rhythms from flies to human. *Nature* 2002; **417**: 329-35.

山形崇倫

各論の読み方

各論では，より実践的なアプローチとして，下記のように症例の提示とその解説をしています．

●症例のページ

このページは，架空の症例を家系図や検査所見などとともに提示しています．

●解説のページ

このページは，症例のページのPointにそって，診断にいたるまでのプロセスを解説しています．

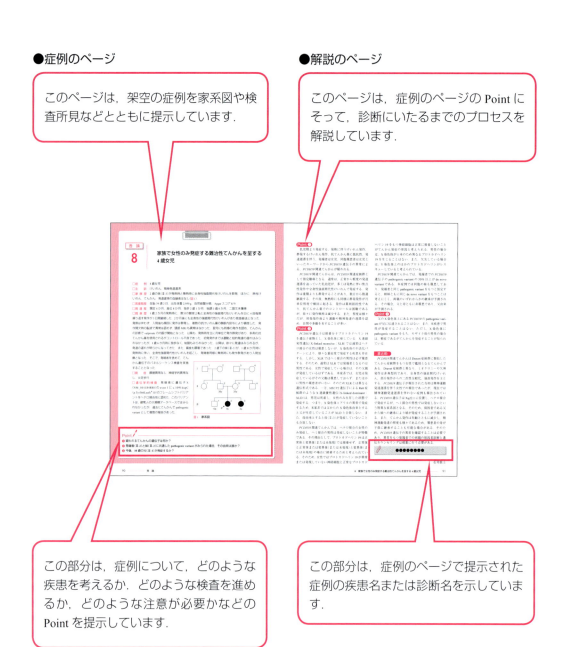

この部分は，症例について，どのような疾患を考えるか，どのような検査を進めるか，どのような注意が必要かなどのPointを提示しています．

この部分は，症例のページで提示された症例の疾患名または診断名を示しています．

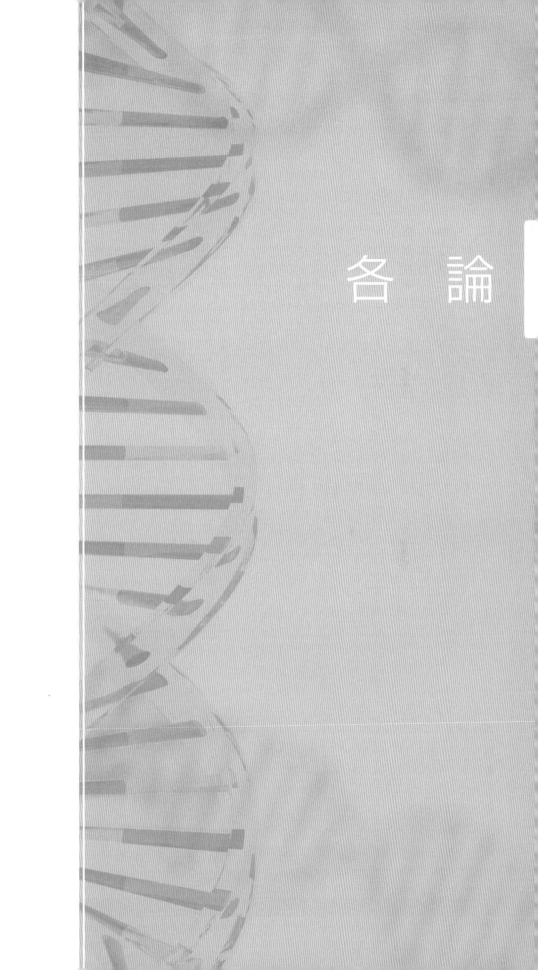

各 論

各論

1 Down 症候群の家族歴のある新生男児

□ **症　例**　日齢 3 の男児
□ **家 族 歴**　父 27 歳，母 24 歳．経妊 0 経産 0．母方弟（Ⅱ-4）が Down 症候群（図 1）．
□ **現 病 歴**　在胎 39 週 0 日に，産科クリニックで出生した．体重は 2,900 g，Apgar スコアは 8/9 であった．出生後すぐに啼泣するも，やや弱々しかった．母乳の哺乳が進まず，人工乳首を咥えさせても 15 分かけて 10 cc 程度飲むとそのまま寝てしまった．3 日経っても寝ていることが多いため，主治医より紹介され，新生児科に入院した．入院時には父親と父方祖父母が児に付き添ってきた．
□ **現　症**　仰臥位で frog-leg position を示し，両腋で抱き上げると肩が抜けそうになる．顔貌は新生児特有のむくみのためはっきりしないが，眼尻が釣りあがって見える．眼は離れていて，眼と眼の間は平坦である．大泉門は 3 cm×3 cm とやや開大しているも平坦．後頭部には小泉門と思われる骨の解離が触知された．単一屈曲線が右手掌にのみ認められた．心雑音は聴取せず．やや多呼吸であるが呼吸音は清明であった．便の排泄は良好．
□ **経　過**　入院後も哺乳は上手にならないため，毎日面会に来ていた父親に事情を説明して，一時的に経管栄養を開始した．生後 5 日目に産科クリニックを退院した母親が面会に来るようになった．子どもがすやすや眠っている様子を見て，母親は安心している様子であった．その後，児は次第に経口摂取がうまくできるようになったため，退院して外来で引き続き母親に継続的に授乳の指導をする見通しとなった．

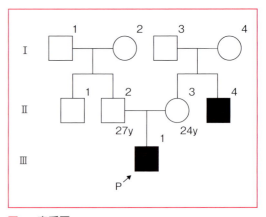

図 1　家系図
発端者（Ⅲ-1）の母（Ⅱ-3）には，Down 症候群と診断されている弟（Ⅱ-4）がいる．

Point

❶ 考えられる疾患とその遺伝形式，次子の発症リスクはどのように考えられるか？
❷ 本例に選択すべき検査方法は G-band 法，FISH 法，MLPA 法，マイクロアレイ染色体検査のいずれが適切か？またその理由は？
❸ 検査を行うにあたっての注意点は？

Point ❶

　顔貌の所見や手掌の単一屈曲線，筋緊張低下，哺乳不良などから Down 症候群が第一の鑑別にあがる．心雑音はなく，呼吸も良好であり，大きな合併症のリスクは少ないことが予想される．医学的には染色体検査で 21 trisomy をまず確認することとなる．このようなケースは小児科，あるいは新生児科では日常的によく経験する．しかし，よく知っていると思っているとかえって落とし穴に陥る恐れがあるので，万全の注意が必要である．

　本例の母方叔父（Ⅱ-4）は小児期に Down 症候群と診断されている．通常，trisomy 型 Down 症候群の場合は生殖細胞系の減数分裂における染色体不分離によって生じ，いわゆる突然変異として発症するため，低頻度モザイク以外では同一家系内で遺伝することはない．しかし，Down 症候群の核型では，full trisomy だけではなく，いわゆる Robertson 転座といわれる転座型も存在する．Robertson 転座で最も多いのは，21 番染色体が互いに acrocentric な 14 番染色体の短腕に転座する rob（14；21）である（図2）．この場合，両親の一方が転座保因者である可能性がある．したがって本症例の母方叔父（Ⅱ-4）は転座型 trisomy による Down 症候群であり，母親が rob（14；21）の保因者，さらに母方の祖父母の一方も保因者である可能性がある．もし母親が保因者である場合には，次子における再発のリスクがあるので，trisomy 型 Down 症候群とは異なり，遺伝カウンセリングにつなげるなど，十分な配慮が必要である．

Point ❷

　本例の家系からいえるように，Down 症候群の診断においては転座型 trisomy を見逃さないようにしなければならない．FISH 法で 21 番染色体が 3 本あることを単に確認するだけでは転座型 trisomy を見逃してしまうため，適切でないことが理解できよう．先天性心疾患などのため，診断を迅速に行う目的で間期核 FISH をオーダーする場合もありえるが，その場合でも全身状態が落ち着いた段階で G-band 法により核型を確定させておく必要がある．以上から MLPA 法やマイクロアレイ染色体検査によるゲノムコピー数解析は，Down 症候群の診断には不適切であることも理解できよう．

Point ❸

　G-band 法は保険診療で行うことができるため，安易に行われがちである（2018 年 4 月改訂，3,028 点）．しかし，染色体検査には，通常の検体検査とは異な

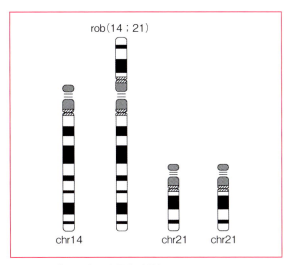

図2　rob（14；21）による転座型
Down 症候群の核型例．患者は 14 番染色体短腕に転座した 21 番染色体に加えて，2 本の 21 番染色体を持つため，21 番染色体は 3 本分のコピーを持つことになる．

る特殊性がある．それは，「生殖細胞系列」における遺伝学的検査の一部であり，生涯変化することがない情報を調べるという特殊性と，家系内で共有されている可能性があるという特殊性である．

　染色体検査は白血病など腫瘍性疾患においても行われている．染色体の転座が白血病の発症機転になっている場合があり，診断に重要である．しかし，このような疾患臓器に特異的ないわゆる「体細胞系列」の変化は，生涯変わらない遺伝情報ではなく，家系内で共有されているものでもないので，家系内で遺伝する「生殖細胞系列」とは区別して考える必要がある．ただし，染色体検査は網羅的な検査であり，白血病の診断のために行った染色体検査で偶然「生殖細胞系列」の均衡転座などの変化が見つかることもあるので注意が必要である．

まとめ

　本症例の場合，母親自身（Ⅱ-3）や父親（Ⅱ-2）が，母方叔父（Ⅱ-4）の核型や，それが転座型 Down 症候群であった場合には遺伝する可能性があることを知っていたかどうかまだわからない．「目の前の患者（発端者）の診断のためだけに行うもの」と考えて行った染色体検査で転座型 trisomy が明らかになれば，その結果は診断対象ではない母親の核型をも明らかにしてしまう可能性がある．診断にあたる医師は，出産後間もない時期であり，母子の愛着形成がまだ乏しいことに配慮しなければならないことはい

うまでもないが，さらに母親の「知りたくない権利・知られたくない権利」にも配慮し，母親が保因者であるということになれば，そのことが父親や父方祖父母にも知られて家庭内で不利な立場に立たされたりしないようにも配慮しつつ，慎重に遺伝学的検査の実施時期や進め方について考慮しなければならない．

転座型 Down 症候群

参考文献

- 福嶋義光, 監訳. トンプソン＆トンプソン遺伝医学. 東京：メディカル・サイエンス・インターナショナル, 2009.
- 日本小児科学会. 医療における遺伝学的検査・診断に関するガイドライン Q and A. http://www.jpeds.or.jp/modules/guidelines/index.php?content_id=30 ［閲覧日：2019.9.9］

山本俊至

各論

2 発達相談で受診した斜めの線が引けない5歳女児

- □ **症　例**　5歳11か月女児
- □ **主　訴**　発達相談
- □ **家族歴**　父親38歳，母親36歳，兄8歳で健康（**図1**）．
- □ **周産期歴**　妊娠中の経過に特記すべき事項なし．在胎40週，頭位普通分娩，2,885 gにて出生．仮死なし．
- □ **既往歴**　生直後より心雑音あり，心臓超音波検査にて末梢性肺動脈狭窄を指摘．2歳まで定期診察されていたが，その後自然軽快したためフォロー中止となっている．
- □ **発達歴**　頸定3か月，寝返り8か月，座位7〜8か月，つかまり立ち1歳，つたい歩き1歳5か月，独歩3歳4か月．母親によれば足関節が柔らかく歩行が安定しなかった．2歳時に有意語なし．3歳で喃語，3歳2か月で単語数語，その後言葉は増えよく喋るようになった．乳児期より音に敏感で，物音で泣いて寝つかず．現在も雷やベルの音で耳を塞ぐ．
- □ **現病歴**　保育園は通常保育で現在年中組に在籍．喜んで通い複数の友達と交わって遊ぶ．多動，他害，自傷，癇癪，常同行動は見受けられず，保育園では特に手のかかる子どもではない．しかし先生の話が理解できないことが多く，指示を受けてもどう行動してよいかわからず，周囲の子どもの動きをみて真似をすることが多い．母親が今後の就学のことを心配し，発達相談目的で受診．
- □ **現　症**　体格中等度，頭囲正常，濃い眉毛，厚ぼったい眼瞼，鼻根部平低，上向きの鼻孔，長い人中，口唇は厚く口を開けていることが多い．会話は成立し質問に答えてよく喋る．表情は豊かで人懐っこい印象を与える．平仮名は大体読め，自分の名前の字は書ける．10まで数える．絵を描かせると斜めの線が引けない（**図2**）．
- □ **検　査**　その後，11歳時に心理検査（WISC-Ⅳ）を施行し，以下の結果を得た．FSIQ（総IQ）54，VCI（言語理解）74，PRI（知覚推理）58，WMI（ワーキングメモリー）60，PSI（処理速度）58．

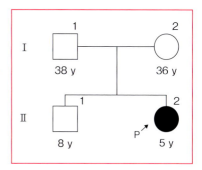

図1　家系図

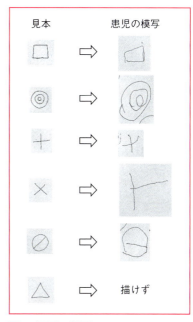

図2　図形の模写

患児に見本を提示し，見ながら模写してもらった．角，円，縦横の交差は模写できるが，斜めの線が引けない．

Point

1. 考えられる疾患は何か？
2. 診断確定のための検査は？
3. 本症の成人期の管理で重要なことは何か？

Point ❶

　特徴的な顔貌，末梢性肺動脈狭窄の既往，精神運動発達遅滞の経過があるが，言語能力は比較的保たれている．一方で視空間認知障害があり斜めの線が引けない．最も疑われる疾患は Williams 症候群である．

　Williams 症候群は 7 番染色体長腕（7q11.23）の微小欠失を原因とする隣接遺伝子症候群である[1]．発生頻度は 2 万人に 1 人とされ，妖精顔貌（elfin face）と称される特徴的顔貌（太い内側眉毛，内眼角贅皮，腫れぼったい眼瞼，鞍鼻，上向き鼻孔，長い人中，厚い口唇，開いた口など），心血管障害，精神発達の遅れと特徴的な認知プロファイルを主症状とし，内分泌学的な異常と成長障害を伴う．心奇形は乳児期には末梢性肺動脈狭窄を認めるが自然軽快することが多い．しかしその後に大動脈弁上狭窄が出現することがある．発症した場合は特に生後 5 歳までは進行性の経過を辿るとされ，重症の大動脈弁上狭窄には手術が考慮される．認知面では平均 IQ は 56 と比較的軽度の遅れを伴うが，社交的で，多弁な性格のため見逃されているケースも存在する．言語短期記憶や言語能力に優れる反面，視空間認知能力は低下する[2]．このため心理検査では言語性 IQ と動作性 IQ が乖離しやすい．性格特性には過度の友好性，社会的脱抑制（social disinhibition），過剰な共感や社交不安がない（non-social anxiety）ことがあげられる．注意欠如・多動症は 65% に認められ，一部の症例は自閉スペクトラム症を併発する．内分泌学的には乳児期に高カルシウム血症を呈することがあり，また全年齢を通じてビタミン D を含む総合ビタミン剤の投与には注意が必要である．甲状腺機能低下症や思春期早発症を伴うことがある．成長障害を認め，出生前の発育不全，乳幼児期の成長障害と短い思春期の成長スパートにより成人の最終身長は平均の 3 パーセンタイルを下回る．

Point ❷

　Williams 症候群の診断は FISH 法により染色体 7q11.23 の微細欠失を証明することによる．患者においては elastin 遺伝子（*ELN*）を含む Williams 症候群責任領域（Williams-Beuren syndrome critical region；WBSCR）に特定の大きさの欠失が生じており，患者の 90〜95% では 1.55 Mb の欠失が，残りの 5〜10% の患者では 1.84 Mb の欠失が認められる事が知られている[1]．本症例においても FISH 法により確定診断がなされた（図 3）．この FISH 法は保険適用があり，民間の検査会社により実施されている．欠失はほと

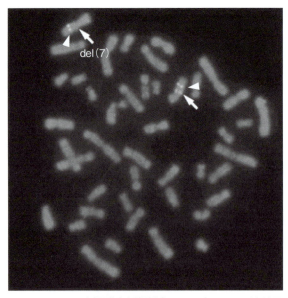

図 3　Williams 症候群責任領域（WBSCR）の FISH 法結果
ish del(7)(q11.23q11.23)(ELN/LIMK1/D7S61.3-)
Williams 症候群責任領域（→；ELN，LIMK1，D7S613：7q11.23）と 7 番染色体認識用コントロール（▶；D7S486，D7S522：7q31）を同時にプロービングし，片方の 7 番染色体で WBSCR の欠失を認めた．

んどの場合は染色体レベルの新生突然変異によるが，まれに同欠失をもつ軽症患者の親から優性遺伝する場合があり得る．欠失の由来は父由来も母由来もあり得る．どちらの親由来でも表現型には差がないという報告と，小頭症が母由来の欠失と相関するという報告がある[3]．WBSCR の欠失による浸透率は 100% とされるが，表現度には差異があり，同じ欠失をもつ患者同士でも症状の出方には差がある．

Point ❸

　Williams 症候群は多くの場合小児期に診断され，小児科の各分野（小児循環器，小児内分泌，小児神経）で経過フォローとなるが，成人期にはまた別の問題が生じる．成人期に達した症例に対しては循環器内科や精神科との医療連携が重要となる．

　心血管系に関しては生涯にわたり管理が必要とされる．Williams 症候群では成人期の心筋虚血，不整脈および突然死のリスクが高まることが知られている[1]．特に突然死の発生は一般集団の 25〜100 倍とされ，麻酔や鎮静による心停止のリスクが報告されている．高血圧は小児期からありえ，50% 程度の患者に発症するとされるが，そのリスクは加齢とともに上昇する．高血圧の原因として腎動脈狭窄を伴うこともある．Williams 症候群は社交性に富むとされ

る一方で，聴覚過敏など特定の刺激に対する不安恐怖をもちやすい．小児期の不安障害は57%に認められるとされるが，加齢とともに増加するとされ，生涯罹患率では80%という報告もある[4]．また，睡眠障害は65%に認められ，夜間のメラトニン分泌の異常や欠如が原因とされている．

まとめ

特徴的な顔貌，認知プロファイル，心疾患よりWilliams症候群を鑑別疾患にあげFISH法にて確定診断を行う．小児期には合併症の管理とともに本症の認知特性に応じた教育・療育を行うことが必要であり，長じてからは高血圧や虚血性心疾患などの心血管症状の管理や，不安障害などの精神症状の管理が重要となる．

Williams 症候群

文献

1) Colleen A Morris. Williams Syndrome. *GeneReviews®* Seattle : University of Washington. Last Update: March 23, 2017. https://www.ncbi.nlm.nih.gov/books/NBK1249/［閲覧日：2019.5.7］

2) Mervis CB, Robinson BF, Bertrand J, Morris CA, Klein-Tasman BP, Armstrong SC. The Williams syndrome cognitive profile. *Brain Cogn* 2000 ; **44** : 604-28.

3) Del Campo M, Antonell A, Magano LF, et al. Hemizygosity at the *NCF1* gene in patients with Williams-Beuren syndrome decreases their risk of hypertension. *Am J Hum Genet* 2006 ; **78** : 533-42.

4) Woodruff-Borden J, Kistler DJ, Henderson DR, Crawford NA, Mervis CB. Longitudinal course of anxiety in children and adolescents with Williams syndrome. *Am J Med Genet C Semin Med Genet* 2010 ; **154C** : 277-90.

新井田　要

各論 3

大頭症，発達の遅れ，心奇形，水腎症，臍ヘルニア，脳室拡大を認めた6か月男児

□ **症　例**　6か月男児
□ **主　訴**　頭囲拡大，発達の遅れ
□ **家族歴**　父親（32歳，Ⅱ-2），母親（30歳，Ⅱ-3），2経妊2経産（図1）.
□ **周産期歴**　在胎38週2日，自然経腟分娩で出生，Apgarスコア8/9，体重3,652 g，身長52.8 cm，頭囲34.4 cm．先天代謝異常スクリーニング検査で異常なし．
□ **既往歴**　出生後に体重増加不良を認めNICUに入院し心房中隔欠損症，両側水腎症を指摘され無治療で経過観察された．
□ **現病歴**　4か月児健診の頭囲42.6 cm（＋0.8 SD）と正常範囲だったが頸定なく，発達を経過観察された．6か月時に追視やあやし笑いは可能だったが，まだ頸定なく寝返りや独座もできなかった．また頭囲拡大も認めたため医療機関を紹介受診した．
□ **現　症**　受診時の身長67.5 cm（－0.1 SD），体重7.1 kg（－1.0 SD），頭囲46.7 cm（＋2.6 SD）．大泉門は膨隆なく特徴的な顔貌（眼瞼裂斜下，前額・下顎の突出，まばらな毛髪）と臍ヘルニアを認めた．筋緊張低下を認め腱反射には異常はなかった．皮膚にカフェ・オ・レ斑や白斑を認めなかった．
□ **検査結果**　染色体はG-band法で46,XY．胸部や全身骨のレントゲン，眼科的検査で異常が見られなかった．心エコーで心房中隔欠損症，腹部エコーで両側軽度水腎症，頭部MRIで両側側脳室の軽度拡大を指摘された．
□ **経　過**　受診時，頭蓋内圧亢進所見を認めず全身状態良好だった．既往歴や診察所見より症候性大頭症を疑い検査を進めた．確定診断のために遺伝学的検査を検討する方針となった．

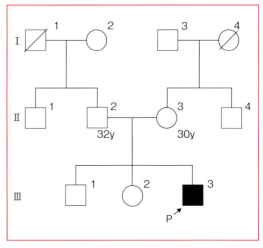

図1　家系図

Point

❶ 考えられる疾患は何か？
❷ 本例の診断のために行うべき検査方法は何か？
❸ 最も考えられる疾患の検査を行うにあたっての注意点は？

Point ❶

大頭症（macrocephaly）とは頭囲が＋2 SD（97 パーセンタイル）以上の場合をいう．巨脳症（megalencephaly）は大頭症のうち，脳実質の増大を伴っている場合にいわれる．大頭症の原因には様々な機序が考えられる（**表1**）[1]．頭囲拡大の進行が緩徐であり頭蓋内圧亢進所見がない場合，症候性大頭症か否かを判断する．特徴的な顔貌の有無，皮膚所見や神経学的所見に異常がないか，発達の遅れや退行がないかを確認する．診察所見で症候性大頭症が否定できない場合は染色体検査，先天代謝異常検査，腹部エコー，心エコー，眼科的検査，頭部画像検査などを行い全身の評価を行って原因疾患の鑑別を進めていく．

本症例は新生児期より心奇形や水腎症を指摘されており，特徴的な顔貌や発達の遅れも認めたことから症候性大頭症を疑って精査を行った．診察所見，検査所見からは神経皮膚症候群，骨系統疾患や先天代謝異常は否定的であり，過成長を伴うものや Cardio-facio-cutaneous 症候群関連疾患などが鑑別にあげられた．これらの中には Sotos 症候群や Noonan 症候群のように顔貌が診断に非常に有用な場合があるが，乳児期には顔貌の所見がはっきりしない症例も存在するため注意が必要である．

Point ❷

症候性大頭症の鑑別の中には診断のために遺伝学的検査が行われる場合も多い．原因遺伝子の中で Sotos 症候群の *NSD1*（FISH 法），脆弱 X 症候群の *FMR1*（サザンブロット法），グルタル酸血症Ⅰ型の *GCDH*（シーケンス解析）などは保険診療で検査が行えるため，臨床所見と合致する場合は提出を検討する．その他の症候性大頭症の多くは国内で保険診療内で行える遺伝学的検査がないため，各研究機関と連携してシーケンス解析，マイクロアレイ染色体検査，全エクソーム解析などを提出することがある．その場合患児だけでなく両親の遺伝学的検査が必要なことも多く，十分なインフォームド・コンセントを行い，結果が判明した後に遺伝専門医のもとで遺伝カウンセリングを行える環境の整備などに留意して検査をすすめなければならない．

本症例は大頭症，発達の遅れ，心奇形，水腎症，臍ヘルニア，脳室拡大を認めたことから Sotos 症候群を第一に鑑別にあげた．Sotos 症候群では 90％ 以上の症例が認める基本的特徴として，①特徴的な顔貌（頭が大きく長頭，前額・下顎の突出，高口蓋，眼瞼裂斜下，両眼隔離），②知的能力障害，③過成長

（＋2 SD 以上）があり，これらをすべて満たす場合は臨床診断も可能である．また早期歯牙萌出が 60〜80％ に見られ，心奇形，頭部画像異常（脳室拡大，脳梁低形成，大脳や小脳虫部の萎縮），関節の過弛緩，腎奇形，側弯症，てんかんなどもよく合併（15％ 以上）するため診断に有用となる．本症例は過成長を認めず，乳児期であり顔貌だけでは診断がつかなかったことから，*NSD1* の遺伝子解析の提出を検討した．

Point ❸

Sotos 症候群は 5q35 に位置する *NSD1*（Nuclear receptor binding SET Domain protein 1）が原因遺伝子であることが 2002 年に本邦から報告され，臨床診断された症例の 80〜90％ で *NSD1* 遺伝子の病的変異が検出される．*NSD1* は核内レセプターとの相互作用やクロマチンの制御を介して転写の調節を行う転写因子であり脳，骨格筋，腎臓，脾臓，胸腺，肺によく発現している．遺伝形式は常染色体優性遺伝で 10〜15％ が家族例，85〜90％ が孤発例である．また 2010 年に過成長など Sotos 症候群と類似した表現型を示す症例で，19p13.3 に位置する *NFIX* 遺伝子を含む染色体の微細欠失および *NFIX* 遺伝子のナンセンス変異が検出された．Sotos 症候群の臨床所見を認め *NFIX* 遺伝子変異が検出される疾患は Sotos 症候群 2 型と呼ばれ，*NSD1* 遺伝子に異常を認めない症例ではこちらも考慮する必要がある．

NSD1 遺伝子変異による Sotos 症候群ではハプロ不全によるものが考えられているが，その機序として染色体微細欠失（欠失型）と遺伝子内変異（変異型）の 2 つの様式があることが分かっている．日本人症例では欠失型が約 50％ を占めるが，海外では変異型が 60〜80％ を占める[2]．変異型ではフレームシフト変異が最も多く，ほかにナンセンス変異，ミスセンス変異，スプライシング変異などが見られる．欠失型と変異型の臨床表現型の比較では頭囲に差は見られなかったが，欠失型は変異型よりも過成長があまり見られない，知的能力障害がより重症である，心奇形の合併が多いといった特徴がある[2]．

保険診療内で行うことが可能な *NSD1* 遺伝子の FISH 法は欠失型しか異常を検出できない．そのため FISH 法で異常が見られなかった場合は *NSD1* 遺伝子の変異型や Sotos 症候群 2 型の *NFIX* 遺伝子変異を考慮しシーケンス解析などの追加検査を検討する必要がある．

本症例では *NSD1* 遺伝子の FISH 法を提出し，5q35

表1　大頭症の原因分類

疾患名	主な原因遺伝子	遺伝形式
1. 遺伝的要因		
家族性大頭症		
自閉スペクトラム症		
症候性大頭症		
a　皮膚症状を伴うもの		
・PTEN 過誤腫症候群	*PTEN*	AD
・神経線維腫症Ⅰ型	*NF1*	AD
・片側巨脳症		
b　過成長を伴うもの		
・Sotos 症候群	*NSD1*	AD
・Weaver 症候群		
・Megalencephaly capillary malformation		
・Simpson-Golabi-Behmel 症候群	*GPC3*	XLD
・Beckwith-Wiedemann 症候群	*CDKN1C*	AD
c　Cardio-facio-cutaneous 症候群関連		
・Noonan 症候群	*PTPN11, KRAS, SOS1, RAF1*	AD
・Costello 症候群	*HRAS*	
・CFC 症候群	*KRAS, BRAF, MEK1, MEK2*	AD
・LEOPARD 症候群	*PTPN11, RAF1*	AD
d　知的障害を伴うもの		
・脆弱 X 症候群	*FMR1*	XLD
代謝性疾患		
a　白質ジストロフィーを伴うもの		
・Alexander 病	*GFAP*	AD
・Canavan 病	*ASPA*	AR
・Megalencephalic leukoencephalopathy with subcortical cysts	*MLC1*	AR
b　有機酸血症を伴うもの		
・グルタル酸血症Ⅰ型	*GCDH*	AR
・D-2 ヒドロキシグルタル酸尿症	*D2HGD*	AR
c　ライソゾーム病		
・Hunter 症候群	*IDS*	XLD
・Hurler 症候群	*IDUA*	AR
・Tay-Sachs 病	*HEXA*	AR
骨異形成症，骨過形成症		
2. 非遺伝的要因		
水頭症		
硬膜下水腫		
くも膜のう胞		
脳腫瘍		

AD，常染色体優性遺伝；AR，常染色体劣性遺伝；XLD，X 連鎖劣性遺伝.
（文献 1）より引用改変）

領域の微細欠失が確認された．

まとめ

　大頭症を呈する症例の鑑別診断は緊急性の高い疾患，症候性や家族性大頭症などの非症候性の疾患まで幅広く，慎重に診察・精査を進めていくことが重要である．症候性大頭症の診断のために遺伝学的検査を行うことがあるが，Sotos 症候群では欠失型と変異型で臨床症状に差がみられ診断のために必要な検査も違うため，検査を提出する際には十分な注意が必要である．

Sotos 症候群（欠失型）

文　献

1) Williams CA, Dagli A, Battaglia A. Genetic disorders associated with macrocephaly. *Am J Med Genet* 2008; **146A**: 2023-37.
2) Tatton-Brown K, Douglas J, Coleman K, et al. Genotype-phenotype associations in Sotos syndrome: an analysis of 266 individuals with NSD1 aberrations. *Am J Hum Genet* 2005; **77**: 193-204.

〔赤峰　哲／吉良龍太郎〕

各論

4 哺乳不良と筋緊張低下を示した新生男児

□**症　例**　日齢15の男児
□**家族歴**　父30歳，母25歳，経妊0経産0．母に精神疾患あり，Lorazepam, Olanzapineを内服中である．家系内に神経筋疾患は存在しない（図1）．
□**周産期歴**　妊娠後期に母は胎動が少ないことに気づいていた．
□**現病歴**　在胎39週5日3,020gで出生，仮死はなかった．出生後すぐに啼泣はあったが，その後は弱く，哺乳も緩慢で1回20分以上かかっていた．筋緊張も弱く，体の動きも少ないため近医より新生児科に紹介され，入院となった．
□**現　症**　日齢15で体重2,900g，身長50cm，頭囲38cm，体温36.5℃，心拍数120/分，呼吸数35/分，血圧60/30mmHg．特異顔貌はなく，眼間解離や耳介低位はなかったが，アーモンド状の眼瞼裂を認めた．胸部聴診上，肺音清で心雑音もなかった．腹部平坦・軟で肝脾腫は認めなかった．外性器は著明な低形成があり，停留睾丸も認めた．皮膚には母斑はなく，四肢長は正常範囲だったが全体的に色白の印象だった．四肢・体幹では著明な筋緊張低下があり，抗重力運動はなくfloppy infantの状態だった．深部腱反射は正常に検出された．脳神経系に異常はなかった．血液検査，脳脊髄液検査，脳MRI，神経伝導検査，筋電図検査はすべて正常だった．
□**経　過**　哺乳不良は著明であったため，入院後経管栄養を開始した．当初は哺乳する意欲が全くみられなかったが，1か月を過ぎて哺乳不良は徐々に改善し退院となった．3か月で完全自律哺乳となり呼吸や自力運動も徐々に改善，4か月時には頸定も認められた．新生児期に哺乳不良，筋緊張低下があったこと，これらが徐々に改善したこと，外性器低形成があること，アーモンド状眼裂があることから，鑑別診断としてPrader-Willi症候群が考えられた．Prader-Willi症候群の発症については，メンデル遺伝に該当しないメカニズムが複数存在することが知られている（図2）[1]．この疾患の診断のための遺伝学的検査の意義と方法を両親に説明することとした．

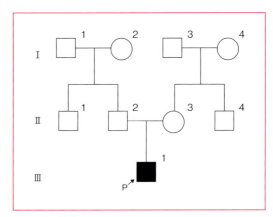

図1　家系図

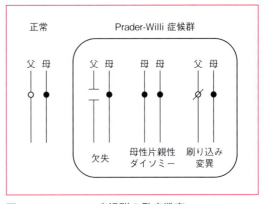

図2　Prader-Willi症候群の発症機序
（文献1）より改変）

Point ✏

❶ Prader-Willi 症候群の遺伝形式，次子の発症リスクはどのように考えられるか？

❷ 本例に選択すべき検査方法はどのようなものがあるか？

❸ この遺伝学的検査にあたっての注意点は何か？　また検査を行うにあたって，考えられる臨床的有用性は何か？

Point ❶

　Prader-Willi 症候群は，奇形徴候(アーモンド状眼裂，色素低下，外性器低形成，中心性肥満，小さな手足)，内分泌異常(低身長，高度肥満，糖尿病，性腺機能低下)，精神・行動異常(食への執着，こだわり，パニック発作)を呈する疾患である[2]．ゲノム刷り込み現象が発症にかかわる代表的疾患であり，父親由来 15 番染色体 q11.2-q13 領域の異常により発症する[1]．発症機序として最も頻度が高いのが，父親由来の同領域の欠失である(図2)[1]．母親由来の同領域の欠失は Angelman 症候群という異なる疾患の要因になることはよく知られている(詳細省略)．父親由来の 15q11.2-q13 領域の欠失の次に多いのが，母親由来の片親性ダイソミーである．2 本の 15 番染色体が両方とも母親由来であり，父親由来の 15 番染色体が存在しない状態となる．そのため，父親由来 15q11.2-q13 領域の欠失と同じ状態となる．この 2 つのメカニズムによるものが 95％ 以上を占めておりいずれも de novo で発症するため，これらのメカニズムによる場合は次子の発症リスクが高まることはない．

　Prader-Willi 症候群の発症メカニズムとして上記の 2 つのパターンに加え，刷り込み変異の場合も存在する．この場合，父親が保因者である可能性が否定できない．たとえば刷り込み中心に微細欠失が存在することがある．刷り込み変異は父由来のときのみ発症要因となるので，本症例では理論的に父親が保因者である可能性は否定できない[3]．

Point ❷

　上に述べたように Prader-Willi 症候群の発症メカニズムとして最も頻度が高いのは父親由来15q11.2-q13領域の欠失である．染色体微細欠失を同定する方法として fluorescence in situ hybridization (FISH)法が最も推奨される．FISH 法で 15q11.2-q13 領域の欠失が認められない場合は，次に頻度が高い母親由来片親性ダイソミーの可能性を考慮する必要がある．母親由来の片親性ダイソミーを検出する方

法としてメチル化試験がある．母親由来 15q11.2-q13 領域の刷り込み中心はメチル化されているため遺伝子の発現が抑制されている．これを特異的なプライマーにより増幅することで診断する方法である．父親由来 15q11.2-q13 領域の刷り込み変異もこの方法で検出可能であるが，さらにまれな変異パターンも存在するため，その場合は研究室レベルでの解析が必要となる．

Point ❸

　Prader-Willi 症候群を遺伝学的検査で確定させることは非常に重要である．Prader-Willi 症候群であることが確定すれば，肥満の予防や，早期療育の導入，適切な成長ホルモン補充療法・性ホルモン補充療法の実施，両親への次子危険率の情報提供を行うなど，適切な医療に結びつけることができるからである．ただし，実施にあたっては注意が必要ある．診断が確定した場合，その発症原因が父親由来か，母親由来かが判明する．15q11.2-q13 領域の欠失が原因である場合，それは父親由来の染色体で生じたことが明らかである．一方，片親性ダイソミーが原因である場合は，母親の生殖細胞における 15 番染色体の不分離に端を発し，トリソミーレスキューという現象で父親由来染色体が脱落したことが明らかである．いずれも de novo 変異とはいえ，由来を特定させてしまうことには変わりがない．両親に結果を説明する場合には，そのような de novo 変異は誰にでも起こり得ることであり，父親，あるいは母親に問題があるわけではないことを十分に説明する必要がある．出生後間もない時期においては，家族は児の疾患について不安を感じている時期であり，そのような状況で遺伝学的検査の実施判断についても両親に正しく理解してもらうことは難しいかもしれない．しかし，性急に判断を求めることは避け，遺伝学的検査が医学的管理に必要であることを継続的に説明していく努力が求められる．また，得られた結果も正しく理解してもらえるよう丁寧な説明が必要である．

4　哺乳不良と筋緊張低下を示した新生男児　79

まとめ

新生児期の floppy infant の鑑別疾患には，Prader-Willi 症候群のみならず，脊髄性筋萎縮症，筋強直性ジストロフィー，先天性筋無力症候群をはじめとする数多くの先天性遺伝疾患が含まれる．子どもの病気が明らかになり，不安を抱える両親に対して，これら遺伝性疾患の可能性を告げて遺伝学的検査を提案することは医師にとってもつらい状況である．しかし，このような時こそ遺伝学的検査の臨床的有用性を丁寧に説明し正しく理解していただいたうえで同意を得ることがいっそう重要になる．拙速な検査を避け，両親の心理状態を見極めて時宜にあった適切な遺伝医療の実践が望まれる．

プラスα

効率のいい Prader-Willi 症候群の検査チャート

従来わが国においては，15 番染色体 q11.2-13 部位の FISH 法が Prader-Wiili 症候群における最初の検査方法として行われてきた．FISH 法ではプローブを染色体の標的領域に設定し，通常 2 本の 15 番染色体でそれぞれシグナルが描出されるところ，欠失型 Prader-Willi 症候群患者においては，一方の染色体でシグナルが得られないことで診断できる．ただ，欠失以外の片親性ダイソミーをはじめとしたパターンの場合，FISH 法では診断できないため，メチル化を検出するメチル化試験を行う必要がある．これは第 15 染色体 q11.2-q13 領域のメチル化，非メチル化部位をそれぞれ特異的プライマーで増幅することにより診断される．

Prader-Willi 症候群の発症原因は，本来発現すべき 15q11.2-q13 部位が欠失・ダイソミー・変異その他で失われ，残った相同遺伝子がメチル化されて翻訳されないことが大半であることから，本症候群のより本質的な検査としてはメチル化試験が優先される．このことからアメリカ小児科学会の遺伝部会ではこのメチル化試験が第 1 選択として推奨されている[3]

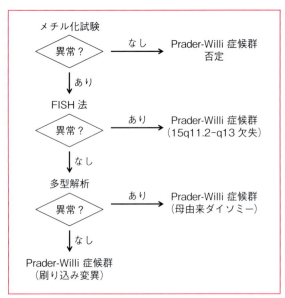

図 3 Prader-Willi 症候群の検査チャート（米国）
（文献 1)より改変）

（図 3)[1]．このメチル化試験は最近わが国でも保険適用が認められたため，今後は米国における検査チャートにならって検査が進められるようになることと考えられる．

 Prader-Willi 症候群

文献

1) 新川詔夫，阿部京子．遺伝医学への招待．東京：南江堂，2011.
2) McCandless SE. Clinical report—health supervision for children with Prader-Willi syndrome. *Pediatrics* 2011; **127**: 195-204.
3) Buiting K. Prader-Willi syndrome and Angelman syndrome. *Am J Med Genet C*(*Semin Med Genet*) 2010; **154C**: 365-76.

藤井克則

各論

5 先天性無虹彩症，成長不良および発達の遅れを示す10か月女児

□ **症　例**　10か月女児
□ **主　訴**　無虹彩症，成長発達の遅れ
□ **家 族 歴**　両親ともに健康（父34歳，母32歳）．同胞なし．近親者に神経筋疾患なし（図1）．
□ **周産期歴**　妊娠中および分娩時に異常なし．在胎38週5日に仮死なく出生した．出生時体重2,790 g，身長48 cm，頭囲33 cm，胸囲33 cmであった．哺乳は良好で，全身状態に問題なかったので1週間で退院した．出生時に虹彩の異常を指摘され，眼科を受診したところ，無虹彩症，黄斑部低形成および白内障と診断された．
□ **現 病 歴**　運動発達は，頸定5か月，寝返り6か月であり，7か月健診時に独座が未獲得であることから，運動発達の遅れを指摘された．低身長および体重増加不良も認められた．精査のため，10か月時に当科に紹介された．
□ **身体所見**　身長64.0 cm（−3.2 SD），体重6.68 kg（−2.1 SD），頭囲43 cm（−1.5 SD）と成長障害が認められた．明らかな外表奇形や特徴的な顔貌は認められなかった．四肢変形なし．皮膚母斑・白斑・色素沈着なし．頸部リンパ節腫脹なし．胸部聴診所見に異常なし．腹部平坦・軟，腫瘤触知せず．外生殖器は正常女性型．
□ **神経学的所見**　無虹彩症のため対光反射は両側確認できなかった．視線は合いにくいが，固視・追視は確認できた．体幹・四肢の筋トーヌスはやや低下し，深部腱反射もやや低下していた．
□ **検査結果**　一般血液検査に特記すべき異常所見なし．G-band法では46,XX,add(11)(p11.2)であった．両親の検査は行っていない．
　遠城寺式乳幼児発達検査は，DQ 76（運動78，社会78，言語72）と境界領域であった．
□ **頭部MRI検査**　脳実質病変はなく，髄鞘化も正常範囲内であった．

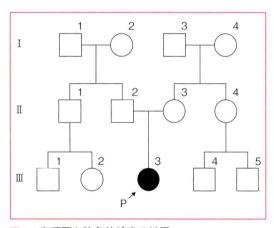

図1　家系図と染色体検査の結果
家系内に神経疾患なし．

Point
❶ 診断名は？
❷ 必要な検査は？
❸ 診断後のフォローアップをどうすべきか？

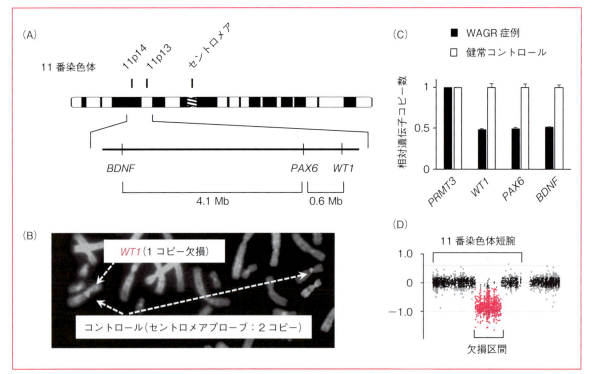

図2　WAGR症候群に関わる遺伝子と本症例の欠失領域

(A)ヒト11番染色体のGバンド模式図とWAGR症候群の責任領域(11p13-14)内の3遺伝子の位置関係を示す.PAX6, WT1およびBDNFは,それぞれ先天性無虹彩症,Wilms腫瘍および肥満徴候に関連する.(B)FISH,(C)定量PCR,およびアレイCGHの結果.欠損区間にPAX6とWT1およびBDNFが含まれていた.
(文献3)4)より改変)

Point ❶

本児の臨床徴候から,WAGR症候群(MIM #194072)が最も疑われる.11番染色体短腕の微細欠失により,Wilms腫瘍(Wilms tumor),無虹彩症(Aniridia),泌尿生殖器形成異常(Genitourinary anomalies)および精神運動発達遅滞(mental Retardation syndrome)を示す隣接遺伝子症候群である[1].また本臨床徴候に肥満(Obesity)を伴う場合,WAGRO症候群とも呼ばれる[2].

WAGR症候群の遺伝的要因として,欠失範囲に含まれるPAX6およびWT1両遺伝子の関与が知られている(図2A)[3)4)].PAX6は眼球や視神経の発生・分化に不可欠な遺伝子であり,点変異によって先天性無虹彩症を引き起こす.一方,WT1遺伝子はPAX6の0.6 Mbセントロメア側に位置し,Wilms腫瘍だけでなく,腎・泌尿器発生にも重要な役割を果たす転写因子である[3].したがって,WAGR症候群の眼症状,腎腫瘍および生殖器の形態異常は,両遺伝子の欠失によって説明することができる.またPAX6の4.1 Mbテロメア側には,BDNF遺伝子が存在する.

BDNFは認知機能と食欲を調節する脳内ペプチドであり,発達特性および過食傾向に関与すると考えられている[2)3)].

Point ❷

本症例のように,先天性無虹彩症があり,染色体11p13領域の欠失が認められる場合,PAX6近傍のWT1も同時に欠失している可能性が強く疑われる.将来のWilms腫瘍の発生リスクを考慮するために,WT1が欠失していないかどうかを確認しておくことが重要である.これを評価する遺伝的検査法として,FISH法,MLPA法,およびマイクロアレイ染色体検査などがある[4].このうち外注検査が可能なのはFISH法だけであるが,欠失領域をより正確に評価するにはマイクロアレイ染色体検査が最も効率的で正確である.本症例では,遺伝学的検査の意義について両親に十分に説明し了承いただいたうえで,マイクロアレイ染色体検査(Baylor MGL, CMA ver8.1),FISH法(三菱化学LSIメディエンス)および定量PCRを行い,PAX6, WT1およびBDNFの1コピー欠失を確定した(図2B〜D)[3)4)].

本児の染色体異常は，当初 46,XX,add(11)(p11.2)と記載されていたが，FISH 法と CGH 法の結果を受けて提示された核型 46,XX,del(11)(p13p13)に修正された．染色体核型"add"に関しては，総論 2-1 および各論 6 を参照いただきたい[5]．

Point ❸

上記いずれかの方法で WAGR 症候群と診断された場合，腎腫瘍の有無を慎重にフォローアップし，早期発見・早期治療に努めることが重要である．WAGR 症候群における腎腫瘍は，2 歳以下（19〜23 か月）に発症ピークを有し[5]，発症後に急速な進展が予測されるからである．本症例では，診断後 3 か月ごとに腹部エコーおよび MRI を行い，半年後に最大径 4 cm の両側腎腫瘍を検出した．化学治療（VDC-IE 療法）を実施し，腫瘍を縮小させた後，左腎摘出および右側腫瘍切除手術を行った．切除組織の病理診断から Wilms 腫瘍と確定された．退院後，再発や腎機能の低下なく順調に経過している．

なお，WAGR 症候群の 60％が 12 歳以上で腎不全症状を示すとされ[5]，腫瘍の再活性化がみられない場合でも，引き続き腎機能の経過観察を要する．そのほか，WAGR 症候群の多くは低身長を合併することが知られる．本児の体格は，5 歳現在，身長 91.3 cm（−3.6 SD），体重 12.9 kg（−2.0 SD）．頭部 MRI で脳下垂体の構造や信号異常なく，視床下部・脳下垂体および甲状腺ホルモンは正常分泌パターンを示していた．肥満傾向の有無を含め，経時的観察が必要である．

本症例は，軽度の精神運動発達遅滞を示した．過食，食事・衣服へのこだわり，かんしゃくなどがみられ，自閉スペクトラム症として矛盾しないと考えられた．本症状の遺伝的背景として，PAX6 単独欠損で必要十分，または脳由来神経栄養因子（brain-derived neurotrophic factor；BDNF）欠損が発達症状の重篤化に関与すると示唆する報告[6]のいずれも存在する．各遺伝子が生後発達において果たす役割の中で，固有の機能と互いに共有する機能両面の解明が待たれる．

まとめ

WAGR 症候群は，Wilms 腫瘍の早期発症のリスクが高いことを念頭に置き，初診時に速やかな鑑別診断と診断後の慎重な経過観察が必要である．また残存腎機能の評価，成長・発達の両面での長期フォローアップが重要な疾患である．

WAGR 症候群

文 献

1) Miller RW, Fraumeni JF Jr, Manning MD. Association of Wilms's tumor with aniridia, hemihypertrophy and other congenital malformations. *N Engl J Med* 1964; **270**: 922-7.
2) Han JC, Liu QR, Jones M, et al. Brain-derived neurotrophic factor and obesity in the WAGR syndrome. *N Engl J Med* 2008; **359**: 918-27.
3) Yamamoto T, Togawa M, Shimada S, Sangu N, Shimojima K, Okamoto N. Narrowing of the responsible region for severe developmental delay and autistic behaviors in WAGR syndrome down to 1.6 Mb including PAX6, WT1, and PRRG4. *Am J Med Genet A* 2014; **164A**: 634-8.
4) Takada Y, Sakai Y, Matsushita Y, et al. Sustained endocrine profiles of a girl with WAGR syndrome. *BMC Med Genet* 2017; **18**: 117.
5) Fischbach BV, Trout KL, Lewis J, Luis CA, Sika M. WAGR syndrome: a clinical review of 54 cases. *Pediatrics* 2005; **116**: 984-8.
6) Shinawi M, Sahoo T, Maranda B, et al. 11p14.1 microdeletions associated with ADHD, autism, developmental delay, and obesity. *Am J Med Genet A* 2011; **155A**: 1272-80.

高田　結／酒井康成

各論

6 精神運動発達の遅れと低身長の 1 歳女児

□**症　　例**　1 歳 2 か月女児
□**家 族 歴**　40 歳の父親と 39 歳の母親の第 1 子(図1)．家系内に神経筋疾患なし．母親は大柄．母親の話によると父親はやや小柄だそうである．父親はサラリーマン．母親は飲食店に勤務していたが，本児の妊娠・出産に際して退職し，現在は専業主婦．
□**周産期歴**　結婚して 7 年になるが子どもを授からないので，母親は産婦人科を受診して相談をしていた．結局タイミング法で本児を妊娠した．妊娠中の経過には特記すべきことはなかった．在胎 40 週 0 日，自然経腟分娩にて出生．出生時体重は 2,550 g であった．
□**現 病 歴**　新生児期には特記すべきことはなかったが，7 か月健診の時に−1.5 SD 程度の低身長と運動発達の遅れを指摘された．健診の時に粗大運動として寝返りや座位保持ができなかったためらしい．母親はそれ以来心配になり，複数の赤ちゃん教室を受講して発達を伸ばそうとしてきた．1 歳児健診の時点では，−2 SD 程度の身長であり，座位のままでつかまり立ちは未獲得であったため，精密検査を勧められ，近医を受診した．その際，診断のための検査だからということで特に詳しい説明もないままに採血があった．1 か月後，染色体に異常があるが，解釈が難しい結果だったので大学病院を受診するように説明があった．
□**現　　症**　1 歳 2 か月時に受診．体格は均整が取れており，特にやせや肥満はない．バイタルサインに異常はなく，肝脾腫もない．髪や皮膚の色素に異常はない．眼裂は細いが斜上あるいは斜下ではない．頚が短いようにも見えるが明らかではない．診察場面では人見知りがあり，泣かないまでも表情が硬く，視線を合わせようとせず，明らかに医療者を警戒している．有意語はない．
□**検査結果**　前医から紹介状とともに提示された染色体検査の結果は 46,XX,add(X) と記載されており，「X 染色体短腕末端に由来不明の構造異常の疑いあり」との注釈がついていた(図2)．ほかの血液検査や内分泌検査の結果には異常が示されていなかった．
□**診察後の経過**　診察には母親だけが付き添ってきた．母親に「このような由来不明の染色体構造異常の疑いがある場合には，まず両親を調べて両親のどちらか一方から転座などが由来していないかどうかを調べるのが一般的です」と説明すると，父親は自らひとりで精子の検査を受けに行き，「精子にも染色体にも異常がなかったので子どもがなかなかできないのは自分のせいではない」と言っているらしく，「両親のどちらかから由来しているというのなら，私が原因だとでも言うのですか？」と全く受け入れない様子であった．その後，数か月毎に受診してもらい，経過を観察しているが，女児はやはり−2 SD 程度の身長で推移しており，精神運動発達もボーダー程度である．母

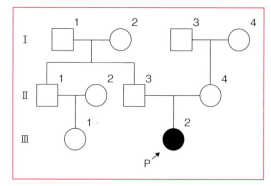

図 1　家系図
発端者の女児(Ⅲ-2)は両親にとって最初の子である．母親(Ⅱ-4)には同胞がない．父親(Ⅱ-3)には健康な兄(Ⅱ-1)がおり，この兄には健康な娘(Ⅲ-1)がいる．

84　　── 各　論

親は受診するたびに「この子は発達が遅れている．身長も低いので，全部父親に似たのだから私のせいではない」などと児を受け入れていないような発言を繰り返しており，その後は全く子ども自身の精査や母親の染色体検査には同意していない．父親は全く来院しないため，娘の検査についてどのように考えているのか明らかでない．

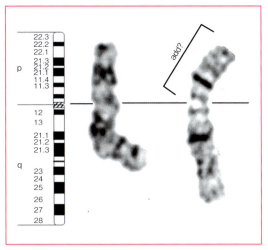

図2　G-band法による結果（X染色体のみ表示）
右のX染色体には由来不明のバンドパターン（add；additional）を認める．左はX染色体模式図．

Point

❶ 前医は何を意図して染色体検査を行ったと考えられるか？　その後の医療者と母親との齟齬はどこに問題があったか？
❷ 本児の染色体核型には何の意味があって，本来どのように診断を進めるべきか？
❸ 二次的所見（secondary findings）とは？

Point ❶

　低身長の女児ということで，おそらく前医はTurner症候群を疑って染色体検査を行ったものと想像できる．Turner症候群は低身長と原発性無月経を主とする症候群であるため，内分泌を専門とする医師がおもに治療にあたることが多いと考えられるが，発達の遅れや発達障害を示す場合もあり，小児神経科医も知っておく必要がある．ほかに，先天性心疾患，先天性腎奇形，斜視などを合併することがある．外見上，顎がやや小さく，翼状頸や外反肘を示す場合がある．Turner症候群患者の約半数はX染色体のモノソミー（45,X）を示す．そのため，染色体検査で45,Xを確認することができれば，すぐに診断されていたことと思われるが，Turner症候群におけ
る低身長の原因はXp22に位置する*SHOX*遺伝子のハプロ不全が原因であるため，患者の20～30％は45,Xのモザイク，残りは何らかのXp22領域の構造異常である．

　参考までに，Turner症候群は低身長と無月経を生じることがほとんどであり，成長ホルモン補充療法，エストロゲン補充療法などの内分泌科による治療を要するほか，心理的なサポートや，骨粗鬆症に対する治療など，整形外科的な対応も必要であり，成人期以降に至るまで，複数の診療科によるチーム医療と長期に亘るケアを要する．また，*SHOX*遺伝子単独の変異では，成長障害に四肢骨短縮と変形を合併するLéri-Weill dyschondrosteosis（LWD）として認識される場合があり，診断時には，内分泌学的検

査を含め，全身の評価が推奨される．

本例の場合，臨床的にはTurner症候群を鑑別にあげることまでは問題なかったが，染色体検査の結果によっては両親検査が必要となる場合もあることを事前に説明しておくべきだったと思われる．染色体検査は生殖細胞系列の網羅的な検査であり，本人の一生不変な遺伝情報を明らかにするだけではなく，家族と共有する遺伝情報をつまびらかにしてしまう恐れもあることに十分注意が必要である．そのため，実施前に遺伝カウンセリングを行い，検査の結果によっては両親の検査も必要になる場合もあり得る，ということを理解していただくことが肝要である．そして，親がそのことに同意できない場合は，一方的に，あるいは拙速に染色体検査を進めるべきではない．Turner症候群が疑われる場合には，成長ホルモン検査や胸腹部超音波検査などでほかの合併症の有無を調べるなど，ほかにも行うべき検査項目もあるので，慎重に経過観察しながら診断を進めるべきである．

Point ❷

検査会社が発行する染色体検査報告書に記載されるaddには，白黒つかないために暫定的につけた目印程度の意味しかない．「はっきりしないが転座などの構造異常がありそうなので，両親検査などの次のステップの検査に進んで下さい」という意味が込められている（総論2-1参照）．両親検査などの別の検査を組み合わせて最終的な結果が確定したら，いずれ変更されるべき記載である．症状とは直接関係がないヘテロクロマチンや腕内逆位などの可能性もある．

本症例の場合，Turner症候群が疑われているので，X染色体短腕の欠失であれば診断として矛盾しないが，add(X)は欠失を直接的に意味するものではないため，何らかの方法で診断を確定させる必要がある．最も推奨されるのは両親の検査である．両親の一方が発端者の患児と同じパターンのX染色体を単独で示す場合，それは疾患とは直接関係がないと断定できるがX染色体が同一パターンで，ほかの染色体末端（たとえば22q）にも由来不明の構造異常が認められれば，均衡転座保因者であることを意味し，発端者の患児は派生染色体Xだけを受け継ぎ，X染色体短腕末端の欠失とそこに付着した染色体の部分trisomy（例；22q trisomy）をもつことになる．

(例；その場合患児の最終核型はaddから書き改められて46,X,+der(X)t(X;22)(p11.4;q11.2)となる．

両親検査で異常が認められない場合，あるいは両親がどうしても検査に同意しない場合は，Xpをターゲットとして FISH法，あるいは M-FISH(SKY法)やマイクロアレイ染色体検査が次に行われるべき検査となる．

Point ❸

検査を行う前には予想できず，意図せず偶発的に見つかる所見のことを二次的所見(secondary findings)という．本症例の場合，構造異常を疑わせる所見という結果は予想したものではなかったが，そもそもX染色体の異常を疑って検査をしたので厳密には二次的所見とはいい難い．しかし，染色体検査は網羅的な検査であるので，このような予想とは全く異なる結果が得られる可能性があることを事前に説明しておく必要がある．47,XXXや47,XXYなどの性染色体の異数性や，Robertson転座などが，日常的な染色体検査において考えられる二次的所見としてあげられる．

まとめ

染色体検査を含む遺伝学的検査を実施するにあたって，①家系内で共有する所見が見つかる場合があるため，家族の検査も必要になる可能性があること，②偶発的に疾患と直接関係のない所見が見つかる場合もあることを，実施前に伝えておく必要がある．

 Turner症候群の疑い

参考文献

- Sybert VP. Turner syndrome. In: Cassidy SB, Allanson JE, eds. *Management of genetic syndromes* 2nd ed. Hoboken: John Wiley & Sons, 2005: 589-605.
- 岡田義昭，監修．新版ターナー症候群．東京：メディカルレビュー社，2001．
- 日本小児内分泌学会薬事委員会．ターナー症候群におけるエストロゲン補充療法ガイドライン．日本小児科学会雑誌 2008; **112**: 1048-50.
- Armour CM, McGowan-Jordan J, Lawrence SE, et al. A patient with de-novo partial deletion of Xp(p11.4-pter) and partial duplication of 22q(q11.2-qter). *Clin Dysmorphol* 2008; **17**: 23-6.

山本俊至

各論 7 有熱時にけいれん重積のエピソードがある3歳男児

□**症　例**　3歳男児
□**家族歴**　父31歳，母29歳，父親に幼少期に熱性けいれんの既往あり．現在は両親ともに健康．2か月の次子（Ⅲ-2）も健康（図1）．
□**現病歴**　生後7か月より入浴中や発熱時に右上下肢優位のミオクロニー発作，強直間代発作が出現するようになった．けいれん発作は約20分持続した．近医でdiazepam座薬を処方されるも，発作に対する抑止効果はなかった．11か月時，全身のミオクロニー発作から始まる強直間代発作が出現し，以後おもに有熱時にけいれん重積がみられるようになり，発作を頓挫させるにはいつもmidazolam持続点滴を必要するようになった．てんかんと診断され，valproate，clonazepamの内服を開始したが，発作は難治であったため当院に紹介された．
□**現　症**　初診時意識障害はなく，顔貌や身体に特記すべき所見は認めなかった．神経学的所見にも異常は認められなかった．一般生化学的検査，頭部MRI検査も異常なし．
□**経　過**　1歳児健診までは年齢相応の発達を示しており，独歩も年齢相当で可能になっていたが，3歳現在，有意語を数語認めるものの，二語文の表出はない．遠城寺式発達検査での発達指数は70であった．脳波検査では，多焦点性の棘徐波を認め（図2），光刺激で非定型欠神発作が誘発された．これまでのてんかん発作に明らかな群発性は認めていない．今後の長期的な治療方針を考えるため，遺伝学的検査を考慮することとなった．

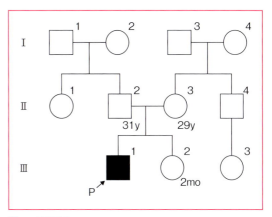

図1　家系図
父親（Ⅱ-2）に熱性けいれんの既往を認める．発端者を除き，家系内にてんかん患者はいない．

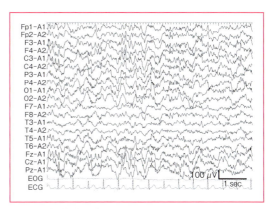

図2　3歳時睡眠時脳波
両側前頭葉・左側頭葉を中心に多焦点性の棘徐波を認める．

Point
❶ 鑑別診断と遺伝学的検査の適応はどのように考えるか？
❷ 本例における遺伝学的検査の意義・限界について，どのような説明が必要か？
❸ 次子の発症リスクを尋ねられた場合，どのように対応すべきか？

Point ①

有熱時に繰り返し見られるけいれん重積のエピソード，ミオクロニー発作を含む発作型，発作が複数の抗てんかん薬に抵抗性，3歳時の発達指数が境界域であることなどから，Dravet症候群（乳児重症ミオクロニーてんかん）が鑑別疾患にあげられる．Dravet症候群では約70〜80%の患者で，電位依存性ナトリウムチャネルα1サブユニットをコードするSCN1A遺伝子の変異が認められる[1][2][3]．遺伝学的検査によりSCN1A変異が認められた場合，適切な抗てんかん薬の選択や疾患予後の予測だけでなく，遺伝カウンセリングに反映させることができる．国際てんかん連盟（ILAE）では，Dravet症候群が疑われる場合は，発症早期であってもSCN1A遺伝子解析を推奨している[4]．

Point ②

本例のように，臨床症状からDravet症候群が疑われる場合のSCN1A遺伝子解析は，臨床的意義が十分に確立された遺伝学的検査であり，確定診断のための診断的検査に該当する．診断的検査を行うに当たっては，検査を実施する医師や医療チームから，患者や保護者に対してその検査の意義や限界について十分な説明を行う必要がある（遺伝カウンセリング）[5]．検査を実施するかどうかの最終的な判断は指示的であってはならず，患者やその家族が主体的に判断できるよう配慮しなければならない．心理社会的な支援が必要とされた場合には，臨床遺伝専門医や臨床心理士の協力も仰ぎ，遺伝カウンセリングを行う必要がある．検査の意義・有用性とともに検査の限界について，少なくとも以下の2点について検査前に説明を行うことが望ましい．

1. 遺伝学的検査の結果が陰性であっても，臨床診断が否定されるわけではない

診断的な目的で行われるDravet症候群の遺伝子解析では，通常，点突然変異に対するSCN1A遺伝子のエクソン領域を含む次世代シーケンスに加え，アレイCGH法もしくはMLPA法によるSCN1A遺伝子領域のゲノムコピー数解析が行われる．これらの解析で変異が見つからなかったとしても，プロモーター領域[6][7]や，現時点では臨床解析の対象にはなっていないイントロン領域[7]などのスプライシング制御領域の変異，さらには，臨床検査レベルでの判別が困難な罹患者のモザイク欠失変異[8]も確認されていることから，SCN1A遺伝子が発症にかかわっていないとは断言できない．加えて，頻度は低いものの，SCN2A遺伝子やSCN1B遺伝子など，Dravet症候群との関連が報告されている別の遺伝的要因が原因となっている可能性もある．したがって，遺伝学的検査において変異が認められない場合でも，Dravet症候群としての臨床診断を否定することにはならない．なお，患児が女児で，てんかん発作に群発性が認められるなど，PCDH19関連てんかんも鑑別診断として考えられる場合には，PCDH19遺伝子の変異解析もあわせて考慮する必要がある（各論8参照）．

2. 遺伝学的検査の結果による個々の症例の予後予測には限界がある

SCN1A遺伝子変異を有する症例を集団としてみた場合，Dravet症候群は，遺伝性（全般）てんかん熱性けいれんプラス（GEFS＋：SCN1A関連疾患の中での軽症疾患）に比べて機能喪失型変異の割合が高い（ミスセンス変異の割合が低い）こと[9]，機能喪失型変異ではミスセンス変異に比べてより急速な認知機能低下が起こりやすいこと[10]，などが知られている．このような遺伝子型・表現型相関解析結果に基づき，予後をある程度考えることは可能だが，個々の症例に対し，完全な予測は現時点では難しい．それは，同一のSCN1A変異を有する患者の間でも症状の重軽があることが知られており（表現型異質性），てんかんの予後はSCN1A遺伝子変異だけではなく，それ以外の遺伝的要因や環境要因など，多くの要因によって影響されるためである．それ故，SCN1A変異が認められたということがただちに悲観的な予後を示唆するものでもない．これらのことを踏まえ，解析結果は慎重に家族に伝える必要がある．

Point ③

Dravet症候群患者で認められるSCN1A変異の約5〜10%は，同一遺伝子変異をもつ親から遺伝している．本症例の父親は熱性けいれんの既往があり，保因者である可能性（かつ父親の熱性けいれんがGEFS＋であった可能性）は否定できない．親がヘテロ保因者であることが明らかであれば，次子には50%の確率で変異が伝わる．前述の遺伝子型・表現型関連解析より，集団としてみた場合，浸透率（次子が変異を引き継いだ場合の疾患発症確率）はおよそ90〜100%であること，軽症型であるGEFS＋はDravet症候群に比べて遺伝性（保因者の親からの遺伝）の確率が高いこと（注：遺伝性であることが必ずしもGEFS＋になりやすいことを意味していない）などが知られているが[9]，個々の症例において，次子がGEFS＋をきたすのか，Dravet症候群をきたす

のか(もしくは何も起こらないのか)の完全な予測は困難である．

一方，Dravet症候群患者で認められる*SCN1A*変異の約90〜95%は新生突然変異(de novo変異)である．両親の検査により保因者ではないことがわかれば，次子における疾患発症確率は，保因者である時に比べてはるかに低いが(一般には1%未満とされる)，Dravet症候群では注意を要する．それは，両親の一方が，*SCN1A*遺伝子の体細胞低頻度モザイク変異，あるいは性腺モザイク変異を有する場合が報告されているからである[11)12)]．実際，研究レベルの解析から，一見「de novo変異」とされたDravet症候群患者の親が，*SCN1A*遺伝子のモザイク変異を有する確率は従来考えられていたよりも高く，その確率は約10%とも報告されている[12)]．

次子における再発率に関する遺伝カウンセリングにあたっては，1)*SCN1A*遺伝子に関連する疾患は，通常は新生突然変異(de novo変異)であることが多いが，たとえ健常な両親であっても，モザイク変異を含む保因者である可能性も一定の確率であること[13)]，2)両親への遺伝学的検査は次子における疾患発症確率を考えるうえで意義のある検査だが，検査の限界や解釈の限界もあることについてわかりやすく説明し，これらの科学的根拠をもとに，両親が適切に判断できるようサポートする必要がある．

まとめ

Dravet症候群患者においては，*SCN1A*解析によって変異が確定することにより，診断に科学的な根拠を与え治療方針決定や遺伝カウンセリングに反映できるという意味で臨床的な意義が確立している．しかし，同一変異をもつ家族間であっても予後が異なることがあったり，一見de novo変異によると思われた家系において同胞内で再発する場合もあり，注意を要する．特に一見健常な両親の保因者診断においては，予想しない結果が出る場合もあるため，特に慎重に執り行う必要がある．

Dravet症候群

文献

1) Claes L, Del-Favero J, Ceulemans B, et al. De novo mutations in the sodium-channel gene *SCN1A* cause severe myoclonic epilepsy of infancy. *Am J Hum Genet* 2001; **68**: 1327-32.
2) Fujiwara T, Sugawara T, Mazaki-Miyazaki E, et al. Mutations of sodium channel alpha subunit type 1 (*SCN1A*) in intractable childhood epilepsies with frequent generalized tonic-clonic seizures. *Brain* 2003; **126**: 531-46.
3) Fukuma G, Oguni H, Shirasaka Y, et al. Mutations of neuronal voltage-gated Na＋channel alpha 1 subunit gene *SCN1A* in core severe myoclonic epilepsy in infancy (SMEI) and in borderline SMEI (SMEB). *Epilepsia* 2004; **45**: 140-8.
4) Hirose S, Scheffer IE, Marini C, et al. *SCN1A* testing for epilepsy: application in clinical practice. *Epilepsia* 2013; **54**: 946-52.
5) 日本小児科学会．医療における遺伝学的検査・診断に関するガイドラインQ and A.
https://www.jpeds.or.jp/uploads/files/20180329_iden_Q%26A.pdf［閲覧日：2019.10.1］
6) Nakayama T, Ogiwara I, Ito K, et al. Deletions of *SCN1A* 5'genomic region with promoter activity in Dravet syndrome. *Hum Mutat* 2010; **31**: 820-9.
7) Carvill GL, Engel KL, Ramamurthy A, et al. Aberrant Inclusion of a Poison Exon Causes Dravet Syndrome and Related *SCN1A*-Associated Genetic Epilepsies. *Am J Hum Genet* 2018; **103**: 1022-9.
8) Nakayama T, Ishii A, Yoshida T, et al. Somatic mosaic deletions involving *SCN1A* cause Dravet syndrome. *Am J Med Genet A* 2018; **176**: 657-62.
9) Meng H, Xu HQ, Yu L, et al. The *SCN1A* mutation database: updating information and analysis of the relationships among genotype, functional alteration, and phenotype. *Hum Mutat* 2015; **36**: 573-80.
10) Ishii A, Watkins JC, Chen D, et al. Clinical implications of *SCN1A* missense and truncation variants in a large Japanese cohort with Dravet syndrome. *Epilepsia* 2017; **58**: 282-90.
11) Depienne C, Trouillard O, Gourfinkel-An I, et al. Mechanisms for variable expressivity of inherited *SCN1A* mutations causing Dravet syndrome. *J Med Genet* 2010; **47**: 404-10.
12) Xu X, Yang X, Wu Q, et al. Amplicon Resequencing Identified Parental Mosaicism for Approximately 10% of "de novo" *SCN1A* Mutations in Children with Dravet Syndrome. *Hum Mutat* 2015; **36**: 861-72.
13) 米国GeneDx社において，研究レベルに近いモザイク検査を臨床検査として取り扱っている．
GeneDx. Mosaic Carrier Test.
https://www.genedx.com/test-catalog/mutation-specific-testing/mosaic-carrier-analysis/［閲覧日：2019.10.1］

中山東城

各論 8

家族で女性のみ発症する難治性てんかんを呈する4歳女児

- **症　　例**　4歳女児.
- **主　　訴**　けいれん, 精神発達遅滞.
- **家 族 歴**　2歳の妹（Ⅲ-3）が発熱時と無熱時に全身性強直間代性けいれんを群発. ほかに, 熱性けいれん, てんかん, 発達遅滞の血縁者はなし（図1）.
- **周産期歴**　在胎39週2日, 出生体重2,950 g, 自然経腟分娩, Apgarスコア8/9.
- **発 達 歴**　頸定4か月, 座位8か月, 独歩2歳1か月. 始語3歳0か月, 二語文未獲得.
- **現 病 歴**　1歳2か月の発熱時に, 数分の眼球上転と全身性の強直間代性けいれんを日に4回程度繰り返す発作が3日間継続した. 2か月後にも全身性の強直間代性けいれんがあり救急搬送となった. 発熱は伴わず, 入院後も頻回に発作は群発し, 複数の抗けいれん薬の静脈内投与により頓挫した. 発作間欠時の脳波で異常は認めず, 頭部MRIも異常はなかった. 翌月にも同様の発作を認め, てんかんの診断でvalproateの内服が開始となった. 以降も, 発熱時を主に月単位で発作群発があり, 多剤の抗てんかん薬を使用されるがコントロール不良であった. 初発発作までは運動と知的発達の遅れはみられなかったが, 1歳6か月時に独歩なく, 始語もみられなかった. 以降は, 徐々に発達はみられるが, 発達の遅れが明らかになってきた. また, 偏食も顕著であった. 2歳下の妹（Ⅲ-3）が, 1歳8か月時に発熱時に伴い, 全身性強直間代性けいれんを起こし, 発端者同様に無熱時にも発作群発があり入院加療となった. そこで, 発端者を含めて, てんかん遺伝子のパネルシーケンス検査を実施することとなった.
- **現　　症**　顔貌異常なし, 神経学的異常なし, 尖足歩行.
- **遺伝学的検査**　発端者に遺伝子X（NM_001184880）のexon 1にc.1091dupC（p.Tyr366Leufs*10）のフレームシフトバリアントをヘテロ接合性に認めた. このバリアントは, 健常人の大規模データベースではみられなかったが, 過去にてんかんでpathogenic variantとして複数の報告があった.

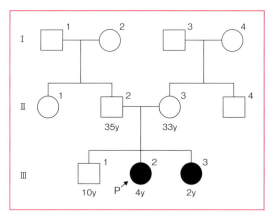

図1　家系図

Point

❶ 疑われるてんかんの遺伝子は何か？
❷ 発端者（Ⅲ-2）と妹（Ⅲ-3）に共通したpathogenic variantがみられた場合, その由来は誰か？
❸ 今後, 10歳の兄（Ⅲ-1）が発症するか？

Point ❶

　乳児期より発症する，発熱に伴うけいれん発作，群発するけいれん発作，抗てんかん薬に抵抗性，発達遅滞を伴う，発端者は女児，同胞罹患者は女児といったキーワードから PCDH19 遺伝子の異常による，PCDH19 関連てんかんが疑われる．

　PCDH19 関連てんかんは，PCDH19 関連症候群として指定難病となる．通常は，正常から軽度の発達遅滞を辿っていた乳幼児が，多くは発熱に伴い焦点性発作や全身性強直間代性けいれんで発症する．発作は重積よりも群発することがあり，数日から数週継続する．その後，無熱時にも同様に群発作が月単位程度で頻回に起きる．発作は薬剤抵抗性であり，抗てんかん薬でのコントロールは困難であるが，徐々に発作頻度は減少する．また，程度は様々だが，初発発作後より運動や精神発達の遅滞を認め，自閉や多動を有することが多い．

Point ❷

　PCDH19 遺伝子は接着分子プロトカドヘリン 19 を遺伝子産物とし，X 染色体に座している．X 連鎖劣性遺伝（X-linked recessive；XLR）では通常はヘテロ接合の女性は罹患しないが，X 染色体の不活化パターンにより，様々な重症度で発症する疾患も存在する．しかし，XLR ではヘミ接合の男性は必ず罹患する．そのため，通常は XLR では発端者となるのは男性である．女性で発症している場合は，その父親が発症しているはずである．本家系では，女児は発症しているがその父親は罹患しておらず，またほかに男性の罹患者がいない．そのため XLR とは異なる遺伝形式である．一方，MECP2 遺伝子による Rett 症候群のような X 連鎖優性遺伝（X-linked dominant；XLD）は，男児は死産し，女性のみ生存した状態で発症する．つまり，X 染色体 1 アリルの異常で発症するため，本家系では父からの X 染色体由来とすると父が生存していることが XLD と合致しない．また，母由来とすると母（Ⅱ-3）が発症していないことも合致しない．

　PCDH19 関連てんかんでは，ヘテロ接合の女性のみ発症し，ヘミ接合の男性は発症しないことが特徴である．その理由として，プロトカドヘリン 19 は正常体と変異体（または未発現）では接着せず，正常体と正常体または変異体（または未発現）と変異体（または未発現）の場合に接着するためと考えられている．そのため，女性ではプロトカドヘリン 19 が異常または発現していない神経細胞と正常なプロトカドヘリン 19 をもつ神経細胞は正常に接着しないことがてんかん発症の原因と考えられる．男性の場合は，X 染色体が 1 本のため異なるプロトカドヘリン 19 を生じることはない．また，欠失している場合は，Y 染色体上のほかのプロトカドヘリンがレスキューしていると考えられている．

　PCDH19 関連てんかんでは，発端者での PCDH19 遺伝子の pathogenic variant の 50％以上が de novo variant である．本症例では同胞の妹も罹患しており，発端者と同じ pathogenic variant をもつと仮定すると，姉妹ともに同じ de novo variant をもつことは考えにくく，両親のいずれからかの継承が予測される．その場合，父と母ともに非罹患であり，父由来が予測される．

Point ❸

　父の X 染色体上にある PCDH19 の pathogenic variant が兄に伝達されることはない．また，本疾患で男性が発症することはない．ただし，X 染色体に pathogenic variant をもち，モザイク体の男性の場合は，軽症であるがてんかんを発症することが知られている．

まとめ

　PCDH19 関連てんかんは Dravet 症候群に類似したてんかん症候群をもつ女性で鑑別となるてんかんである．Dravet 症候群と異なり，ミオクロニーや欠神発作は非典型的であり，全身性の強直間代けいれん，部分発作からの二次性全般化，強直発作を主とする．PCDH19 遺伝子が報告された当初は精神運動発達遅滞を伴う女性での報告であったが，現在では精神運動発達遅滞を伴わない症例も報告されている．PCDH19 遺伝子は Xq22.1 に位置し，ヘテロ接合で発症するが，ヘミ接合の男性では発症しないという特異な家系図となる．そのため，保因者である父から娘への継承により娘が発症することが予測される．また，てんかん発作は年齢とともに減少し，精神運動発達の程度も様々であるため，罹患者の母が子孫に継承することも可能な場合がある．そのため，PCDH19 遺伝子の異常を確認することは必要であり，異常をもつ発端者での両親の保因者診断と遺伝カウンセリングは慎重に行う必要がある．

 PCDH19 関連てんかん

石井敦士

各論 9 反復する熱性けいれんと発達の遅れを認める5歳女児

- □**症　例**　5歳女児
- □**主　訴**　けいれん，発達の遅れ
- □**家族歴**　両親は健康．7歳の健康な姉がいる．姉に熱性けいれんの既往が1回ある（図1）．
- □**周産期歴**　在胎39週3日，2,830gで出生．Apgarスコアは8/9．その他特記事項なし．
- □**発達歴**　頸定6か月，寝返り10か月，座位12か月，つかまり立ち14か月と軽度の発達の遅れが認められ，経過観察されていた．
- □**現病歴**　生後9か月時に発熱に伴い全身性強直間代けいれんを認めた．その後も発熱のたびにけいれん発作を繰り返したが，姉にも熱性けいれんが認められていたので同じと考えられ，そのまま経過観察されていた．2歳時に熱性けいれんが群発し，近医での脳波検査で前頭葉の棘波が認められたことからcarbamazepineの投与が開始された．発作頻度は一時的に減少したが，その後再度発作頻度が増加したため，2歳2か月時に精査目的で当科紹介となった．
- □**身体所見**　体格は標準．来院時意識は清明であったが有意語は認めなかった．特徴的顔貌はなかった．眼振を含め眼球異常運動や四肢の不随意運動，体幹失調も認めなかった．
- □**検査所見**　血液検査，尿検査，頭部CT検査，頭部MRI検査では特記すべき異常は認めなかった．G-band法では正常女性核型であった．当院での睡眠時発作間欠期脳波では明らかな異常を認めなかった．
- □**経　過**　有熱時に一瞬意識を失う発作や四肢のミオクローヌスを認めたが解熱すると消失した．しかし，その後平熱に戻っても一瞬意識を失う発作を認めるようになり，lamotrigineを投与したがさらに発作の頻度が増悪したためvalproateに変更した．Valproate変更後は平熱時の発作は消失したが，有熱時のけいれんはその後も変わらずに認められた．3歳になっても有意語の表出は見られなかった．有熱時のけいれん発作と発達の遅れが認められることからDravet症候群の可能性を疑ってSangerシーケンス法とMLPA法によるSCN1A解析

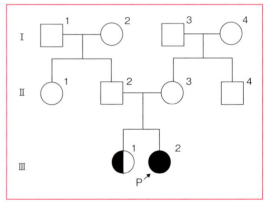

図1　本症例の家系図
●：Febrile seizures，◐：発達遅滞

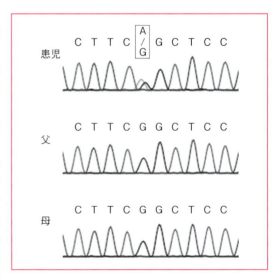

図2　遺伝子解析結果
NGS解析後にSangerシーケンス法でSCN8Aのde novoミスセンスバリアントが確認できた．

を施行したが，疾患と関連すると考えられたバリアントは認められなかった．

□**遺伝カウンセリング**　ご家族に治療経過と遺伝子解析結果の説明を行った．父親からは，「けいれんの治療が難しく，発達の遅れを取り戻すことが難しいことはよく理解できました．せめて原因が何か，もっと調べることはできませんでしょうか？」とのことであった．そこで遺伝カウンセリング後に両親から文書による同意を得て，本児に対し遺伝性疾患解析パネルを用いた次世代シーケンサー（next generation sequencing；NGS）を施行した．その結果，*SCN8A* のヘテロ接合性ミスセンスバリアント（G＞A）が同定された．両親には同じバリアントはなく，de novo であった（図2）．

Point

❶ これまでに報告がないミスセンスバリアントが見つかった場合，そのバリアントに病因性があるか検討するためにどのような方法があるか？

❷ 本症例の遺伝カウンセリングのポイントは何か？

❸ NGS での解析を行う際に注意すべき点は何か？

Point ❶

繰り返す熱性けいれんと発達の遅れを認めた女児例である．最初のけいれん発作の発症前から発達の遅れが認められていたため，臨床経過としては非典型的ではあるが Dravet 症候群を疑い，原因遺伝子として知られる *SCN1A* 解析を行った．しかし病的バリアントを認めなかった．次に NGS による網羅的な遺伝子解析を行った結果，*SCN8A* にヘテロ接合性ミスセンスバリアントを認め，さらに両親解析の結果 de novo であることを確認した．*SCN8A* は *SCN1A* と同じ電位依存性ナトリウムチャネルである Nav1.6 をコードしている．成人脳には Nav1.6 のほか Nav1.1（*SCN1A*），Nav1.2（*SCN2A*），Nav1.3（*SCN3A*）の計4つのナトリウムチャネルが存在している（カッコ内はコードする遺伝子名）．*SCN8A* の病的バリアントは常染色体優性遺伝（autosomal dominant；AD）機序で早期発症型てんかん性脳症などの原因となることが報告されている[1]．

本症例においては *SCN8A* のミスセンスバリアントが認められたが，ここで認められたようなミスセンスバリアントはひとつのアミノ酸が変化するだけの一塩基置換（single nucleotide variant；SNV）であり，単なる多型である可能性もあるため，新規バリアントであった場合には病的な意義を十分に検討する必要がある．NGS での解析では多くの SNV が認

められるため，絞り込みのために両親と患児の3検体での解析（トリオ解析）が施行されることが多い．

遺伝子解析により認められたバリアントが疾患と関連するかどうかを確認する方法は各施設により異なるが，各種のデータベース（DB）を活用することは極めて重要である．一般人口（おおむね健常者と考えられる）におけるバリアントの DB には，dbSNP（http://www.ncbi.nlm.nih.gov/SNP/）や gnomAD（http://gnomad.broadinstitute.org/），わが国の DB である HGVD（http://www.genome.med.kyoto-u.ac.jp），iJGVD（https://ijgvd.megabank.tohoku.ac.jp/）などがある．これまでに報告された疾患関連バリアントに関する DB には HGMD（http://www.hgmd.cf.ac.uk/ac/index.php），ClinVar（https://www.ncbi.nlm.nih.gov/clinvar/）および MGeND（https://mgend.med.kyoto-u.ac.jp/）がある．また，ミスセンスバリアントによるアミノ酸置換の病的意義を予測する各種 Web ツールも公開されている．代表的なものに PolyPhen-2（http://genetics.bwh.harvard.edu/pph2/），SIFT（http://sift.jcvi.org/），Mutation Taster（http://www.mutationtaster.org/），CADD（https://cadd.gs.washington.edu/）がある（総論3-1，総論6-1参照）．本症例で認められたバリアントは当時 DB にない新規バリアントであり，病的意義の予測ツールではそれぞれ Probably damaging，Deleterious，Disease causing および CADD score 34 と

示され，いずれも病的意義があるとの予測であった．さらに The American College of Medical Genetics and Genomics（ACMG）・Association for Molecular Pathology（AMP）ガイドライン[2]を用いて評価すると，本例では"Pathogenic"であると判定された．

本症例の場合患児で認められた SCN8A ミスセンスバリアントは，上記の結果から疾患原因となっている可能性が高いと結論づけた．ただし，これらのバリアント評価はあくまでも推測であり，今後の臨床経過や研究の進展によって変更が加えられる可能性を念頭におく．

Point ❷

本症例の疾患原因と考えられた SCN8A バリアントは de novo であった．したがって次の子どもにおいて同じ病的バリアントが反復して認められる可能性はきわめて低いと考えられたことは，家族にとって有用な情報となる．しかし親の性腺モザイクのため，一見 de novo と見られるバリアントが同胞に反復して認められた例が稀ではあるが報告されている．性腺モザイクとは精巣や卵巣などの性腺組織だけに限局したモザイクのことであり，血液中の細胞を解析しても異常を認めることができないことが多い．そのため，結果の説明においては稀な性腺モザイクの存在を念頭に，de novo と考えられても次子再発の可能性があることを伝えておく必要がある．

Point ❸

近年医療の現場で急速に普及しつつある NGS により，これまで原因不明とされていた症例でも原因遺伝子が同定できる例が増えている．NGS を用いる場合，その目的に応じて全ゲノム解析，全エクソーム解析，ターゲットリシーケンスが行われる．いずれも網羅的かつ包括的な遺伝子解析が可能となり，非常に有用である．ただし，事前に予測しなかった遺伝子の異常が見つかることがある（二次的所見）ため，検査前後の遺伝カウンセリングが必須である．二次的所見としてがんの発症に関わる遺伝子の異常が認められた場合，それを知ることによってきめ細かい健診による早期発見などの対策が可能な場合があるが，脊髄小脳変性症をはじめとする成人期発症の神経難病など，全く治療法がない疾患の病的バリアントが見つかってしまった場合，そもそもその結果を開示すべきかどうか倫理的に大きな問題を孕んでいる．したがって解析結果情報の開示範囲について，遺伝カウンセリングの機会が提供されたうえで事前に十分な説明を行うなど，慎重な対応が必要となる．

米国では二次的所見について，The American College of Medical Genetics and Genomics（ACMG）が被験者に開示すべき遺伝子リストを公開している[3]．わが国では「ヒトゲノム・遺伝子解析研究に関する倫理指針」（平成 29 年に一部改正）で言及されているが[4]，開示すべき遺伝子リストなど具体的な方針については示されておらず，今後議論を進めていく必要がある．

まとめ

本症例は繰り返す熱性けいれんと発達の遅れを認めたため，当初 SCN1A 異常による Dravet 症候群を疑った．しかし SCN1A には病的バリアントは認められず，臨床経過も Dravet 症候群の典型例とはやや異なっていたことから NGS による網羅的解析を施行した．その結果 SCN8A ミスセンスバリアントが認められた．本例のようなてんかん性脳症にかかわる遺伝子は極めて多いため，NGS による網羅的解析は診断に効果的である．しかしながら現在のところ遺伝性疾患に対する特異的治療はほとんど開発されておらず，本例においてもこの結果で治療方針が変更されることはなかった．一方，脊髄性筋萎縮症などの一部の遺伝性疾患ではすでに特異的治療の臨床応用が開始されており，今後は臨床の現場とアカデミアが一体となって遺伝性疾患に対する新しい治療法を開発することが期待される．

てんかん性脳症

文献

1) Ohba C, Kato M, Takahashi S, et al. Early onset epileptic encephalopathy caused by de novo SCN8A mutations. *Epilepsia* 2014; **55**: 994-1000.

2) Richards S, Aziz N, Bale S, et al. Standards and guidelines for the interpretation of sequence variants: a joint consensus recommendation of the American College of Medical Genetics and Genomics and the Association for Molecular Pathology. *Genet Med* 2015; **17**: 405-24.

3) Kalia SS, Adelman K, Bale SJ, et al. Recommendations for reporting of secondary findings in clinical exome and genome sequencing, 2016 update（ACMG SF v2.0）: a policy statement of the American College of Medical Genetics and Genomics. *Genet Med* 2017; **19**: 249-55.

4) 文部科学省，厚生労働省，経済産業省．ヒトゲノム・遺伝子解析研究に関する倫理指針．https://www.mhlw.go.jp/file/06-Seisakujouhou-10600000-Daijinkanboukouseikagakuka/0000153405.pdf ［閲覧日：2019.1.4］

森貞直哉／豊嶋大作

各論

10 無熱性けいれんを頻発した6か月女児(Part-1)

- **症　　例**　生後6か月女児
- **家　族　歴**　健康な3歳の兄（Ⅲ-3）が一人（図1）．母親（Ⅱ-4）に乳児期のけいれん発作の既往があったらしい（詳細不明）．
- **周産期歴**　在胎39週0日，通常分娩にて出生した．出生体重は3,030 gと標準的な体格であった．
- **現　病　歴**　新生児期の哺乳は良好で体重増加も標準範囲内であった．頸定は良好で寝返りができるようになっていた．生後6か月時のある日，突然眼球が上転して顔面蒼白となり，両上肢に少し力が入って固くなる状態が数分間続いた．その後は何事もなかったようだったのでそのまま様子を見ていた．1週間後，前回と同じようなエピソードがあり，1分程度で元に戻ったので様子を見ていたが，2時間後に今度は両上肢をぶるぶる震わせていた．様子を見ていた母親は不安になり，救急要請し，救急車で搬送された．救急隊が到着した時にはすでにぶるぶる震わせる症状は認められておらず，特に異常はなかったという．
- **現　　症**　来院時，眠った状態であり，発熱はなく，バイタルサインにも特に異常は認められなかった．四肢の筋緊張に異常はなく，診察により覚醒したが，機嫌もよく笑顔が見られた．体格は標準で，外見上，小奇形や外傷痕もなかった．
- **検査結果**　血液一般，生化検査に異常を認めなかった．頭部CT検査，MRI検査でも異常所見はなかった．脳波検査を行ったが明らかな突発波はなく，基礎律動に左右差なく，異常は認めなかった．

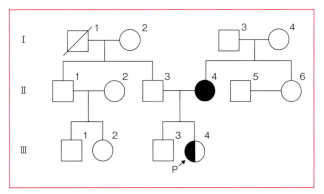

図1　家系図

◐：Seizures，◐：PKD　発端者（Ⅲ-4）にけいれん発作を認めたが，母親にも同様の発作があった（のちの詳細な家族歴聴取で不随意運動も認められることが明らかになった）．

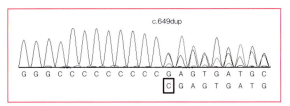

図2　Sangerシーケンス法による遺伝学的検査結果

上段はreference配列，下段は患者で認められた変異．片アリルに一塩基挿入されており，フレームシフトをきたしている．

Point

❶ それまでの精神運動発達に遅れはなく，画像診断，脳波検査でも異常が認められなかったが，母親に家族歴が認められた．鑑別すべき疾患は？

❷ 家族の希望もあり，遺伝学的検査を行ったところ図2のように遺伝子変異が認められた．遺伝子診断を行うメリットは何か？

❸ 家族から心配なので，今のところ発作がない健康な兄（Ⅲ-3）の遺伝子診断も行ってほしいとの希望があったが，どのように対応すべきか？

Point ❶

本症例は乳児期に発症し，無熱性けいれんを繰り返している．ただ，精神運動発達には遅れは認めておらず，頭部画像検査や脳波検査でも明らかな異常は示していない．そのためてんかん性脳症ではなく，良性な経過をたどる乳児良性部分てんかん（benign partial epilepsy in infancy；BPEI，あるいは同義の benign familial infantile epilepsy；BFIE）と考えられる[1)2)]．

BPEI は，Watanabe らが 1990 年代初めに確立した疾患概念で，乳児期に発症する自然終息性の焦点性てんかんである[1)]．決してまれな疾患ではなく，神経外来で多く経験される．欧米では 1980 年代後半までは乳児期に発症する予後良好な焦点性てんかんの存在は否定的に考えられていた．Watanabe らの報告以降には欧米などからも報告が相次ぎ，2010 年の国際分類では，benign infantile epilepsy として乳児期に発症する臨床・脳波症候群に含まれた．日本人が提唱した重要な疾患概念であり，乳児期に発症するてんかんの考え方に変化をもたらした点で意義深い．

BPEI の特徴は，①3〜12 か月に発症する，②発作が群発する，③正常発達で検査に異常を認めない，ことなどである．発作症状は多様性があるが，反応性の低下，チアノーゼ，眼球偏位やうつろな目などが多く，運動症状は四肢の筋緊張が軽度に亢進する程度で目立たないことも多い[3)]．発作の持続はおおむね 1〜3 分である．問診と診察とである程度診断できるが，脳波と頭部 MRI とが正常であることを確認するのがよいであろう．BPEI では単剤の抗てんかん薬で発作が抑制されないことは極めて例外的であり，そのような場合は BPEI から除外すべきである．

BPEI は家族集積性があり，家系内で常染色体優性を示すことや，学童期頃より発作性運動誘発性ジスキネジア（paroxysmal kinesigenic dyskinesia；PKD）の症状を示す例が多いことも明らかになり，BPEI と PKD の両症状をスペクトラムとして示す infantile convulsions and choreoathetosis syndrome（ICCA 症候群）という概念も提唱されている．2011 年に，エクソーム解析により，protein-rich transmembrane protein 2（PRRT2）遺伝子が PKD の原因遺伝子として明らかになり，BPEI 症例でも半数以上で PRRT2 の何らかの変異が認められることが明らかになった[4)]．PRRT2 変異のほとんどは両親のどちらかから優性遺伝している．そのため，PRRT2 変異を認めた場合には治療方針や予後などを明確に説明することができるとともに，患児の子どもへの遺伝の可能性を伝えることができるというメリットがある．ただし，家族歴がなく一見孤発例に見える BPEI 症例において，けいれん発作の既往がない親に同じ変異が認められる場合は少なくないため，PRRT2 変異の浸透率は 4 割程度と考えられている[5)]．日本人では BPEI の約半数に PRRT2 変異が認められないことから，ほかの責任遺伝子の存在が示唆される．

本症例の場合，さらに詳細な家族歴を聴取すると，母親の従妹にも乳児期にけいれん発作の既往があったことや，母親自身に運動時に不随意運動が見られることがあることが明らかになった．

Point ❷

BPEI では，約半数の症例で PRRT2 遺伝子の変異が認められる．本例においても PRRT2 変異の 8 割以上を示す common 変異である c.649dup（p.Arg217Profs*8）が認められた（図2）．この変異は母親から受け継がれていた．臨床的に BPEI と考えられる患者において，PRRT2 遺伝子の変異が明らかになれば，良性に経過する可能性が高く，余裕をもって治療を行うことができる．また，PRRT2 変異が陽性の場合，学

童期以降にPKDを発症する可能性があることが予想できるため，心構えをもって注意深く経過を観察するとともに，発症した場合にも迅速かつ適切に対応することが可能になる．

Point ❸

2011年2月に日本医学会が定めた「医療における遺伝学的検査・診断に関するガイドライン」[6]の中で，まだ発症していない者の発症前診断，あるいは保因者診断は，被験者が検査の必要性を十分に理解したうえで実施する必要があると述べられている．したがって未成年者に関しては，検査の必要性を十分に理解することができないため，原則としては，本人が成長し，自律的に検査を受けるかどうか判断できるまで実施すべきでないとされている．ただ，発症前に診断をすることで，成人する前に発症するかもしれない疾患の予防や事前の対策など健康管理に大きなメリット（有用性）がある場合には，親権者などから本人に代わって検査の実施についての承諾を得ることができる．発症前診断を行うことに有用性がある疾患として，QT延長症候群があげられる．QT延長症候群の場合には，発症前診断でリスクがあると判断されれば，あらかじめβ-ブロッカーを投与するなどの対策により，突然死を予防することができる可能性がある．

本症例の兄の場合，*PRRT2*遺伝子変異を調べて保因者であることが明らかになったとしても，浸透率が低く，そのまま無症状で過ごす可能性があり，発症前に診断しえたとしても予防対策もないため遺伝子診断を行う有用性はない．何らかの症状が認められてから対応を始めても何の支障もないため，代諾者の承諾だけで遺伝子診断を行う合理的な理由がない．この場合は両親の希望より，本症例の兄自身の人権の擁護が優先される．

まとめ

小児神経科医は，家族性の疾患患者をもつ家族から，発端者の同胞に関する相談を受けることが少なくない．遺伝子診断に関しては，両親の希望に沿うことは重要であるが，遺伝学的検査の実施にはルールがあり，倫理的・法的・社会的課題(Ethical, Legal and Social Implications；ELSI)を考慮して慎重に進める必要があることを知っておきたい．

 乳児良性部分てんかん

文　献

1) Watanabe K, Okumura A. Benign partial epilepsies in infancy. *Brain Dev* 2000; **22**: 296-300.
2) Vigevano F, Fusco L, Di Capua M, Ricci S, Sebastianelli R, Lucchini P. Benign infantile familial convulsions. *Eur J Pediatr* 1992; **151**: 608-12.
3) Okumura A, Watanabe K, Negoro T, Hayakawa F, Kato T, Natsume J. The clinical characterizations of benign partial epilepsy in infancy. *Neuropediatrics* 2006; **37**: 359-63.
4) Heron SE, Grinton BE, Kivity S, et al. PRRT2 mutations Cause Benign Familial Infantile Epilepsy and Infantile Convulsions with choreoathetosis syndrome. *Am J Hum Genet* 2012; **90**: 152-60.
5) Sangu N, Shimojima K, Okumura A, Ando T, Yamamoto T. Characteristics of patients with benign partial epilepsy in infancy without PRRT2 mutations. *Epilepsy Res* 2015; **118**: 10-3.
6) 日本医学会．医療における遺伝学的検査・診断に関するガイドライン．
http://jams.med.or.jp/guideline/genetics-diagnosis.pdf ［閲覧日：2019.9.9］

山本俊至

各論 11

無熱性けいれんを頻発した6か月女児(Part-2)

- □ **症　　例**　生後6か月女児（前項各論10症例）
- □ **家 族 歴**　健康な3歳の兄（Ⅲ-3）が一人（図1）．母親（Ⅱ-4）に乳児期のけいれん発作の既往あり．
- □ **周産期歴**　在胎39週0日，通常分娩にて出生した．出生体重は3,030 gと標準的な体格であった．
- □ **現 病 歴**　出生後，成長・発達とも順調であったが，生後6か月時に突然けいれん発作を発症した．1週間後には1日に2回もけいれん発作があったので，救急車で搬送された．神経学的異常はなく，頭部画像検査，脳波検査とも異常は認められなかったため，乳児良性部分てんかん（benign partial epilepsy in infancy；BPEI）の可能性が高いと考えられた．入院後，BPEIとしてcarbamazepine（CBZ）の投与が開始された．入院後は明らかな発作は観察されなかったため，3日目に退院した．その6日後，発熱に伴って全身に湿疹が出現してきたため救急外来を受診した．
- □ **現　　症**　来院時，体温37.9℃であった以外にはバイタルサインに異常なく，意識も清明であった．発疹は全身に観察され，発赤を伴った丘疹が一部癒合して認められた．
- □ **検査結果**　血液一般，生化検査では異常は認めなかった．
- □ **経　　過**　CBZによる薬疹を疑い投薬を一時的に中止するよう指示し，翌日再度診察したところ，発赤疹はやや消褪し，やや赤茶色で色素沈着を示していた．CBZの代わりにzonisamideを処方した．CBZの添付書には副作用について書かれており，ヒト白血球抗原（human leucocyte antigen；HLA）のタイピングと関係しているということが書かれていた．このことを家族に説明すると，母親の従妹も重症薬疹になったことがある，ということで，心配なのでぜひ調べてほしいとのことだった．

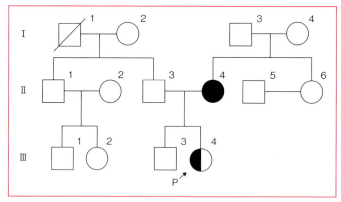

図1　家系図
●：Seizures，◐：PKD　発端者（Ⅲ-4）にけいれん発作を認めたが，母親にも同様の発作があった（のちの詳細な家族歴聴取で不随意運動も認められることが明らかになった）．

Point ✎

❶ HLA のタイピングは保険適用がないが，血液型と同様の扱いで自費による検査として通常どおり実施して問題がないか？

❷ 薬理遺伝学的検査においてほかに注意すべき事項は？

❸ 家族から念のため健康な兄（Ⅲ-3）も調べてほしいと言われたが検査すべきか？

Point ❶

　ここで問題になっているのは，単に HLA の型を調べるのが目的ではなく，その型によって重症薬疹が出やすい体質であるかどうかを調べることが目的となっている．この目的で HLA タイピングを行う場合は，DNA そのものを調べる検査方法でなかったとしても，遺伝学的検査に該当する．遺伝学的検査で明らかになる結果には，①生涯変化しない，②血縁者で一部共有されており，血縁関係にある親族の遺伝型や表現型が比較的正確な確率で予測できる，という特性がある．本症例のように，母親の従妹にも薬疹の症状があったということで，血縁者と遺伝型を共有している可能性が示唆される．このような場合には，遺伝カウンセリングを通じて十分な情報提供を行い，上記の①と②の点を理解していただくなど，正しい理解を得たうえで検査を進める必要がある．

Point ❷

　CBZ には，Stevens-Johnson 症候群（SJS）等の重症薬疹の副作用を引き起こす可能性が知られている．SJS の発症頻度は低いものの，いったん発症すると高熱や全身倦怠感などの症状を伴って，全身に紅斑，びらん，水疱が多発する疾患であり，失明に至る視力障害や多臓器不全，敗血症などを合併する可能性があり，死亡率約 3% の重篤な疾患である．ゲノムワイド関連解析の結果，日本人では CBZ による重症薬疹は，HLA-A*3101 と関連していることが明らかになった[1]．とはいえ，重症薬疹発症例のうち，HLA-A*3101 保有者は 58%，重症薬疹を発症しなかった例の HLA-A*3101 保有者は 13% であり，HLA-A*3101 保有者が必ず重症薬疹を生じるわけではない．日本人における HLA-A*3101 アリルの頻度は 0.071〜0.120 とされており，検査を行えばある一定頻度で HLA-A*3101 をもつ人が存在する．

　このように，遺伝型を用いて薬剤の副作用予測をするのが薬理遺伝学（ファーマコゲノミクス［pharmacogenomics；PGx］）である．先天的な遺伝性疾患における原因遺伝子変異解析では，遺伝型と表現型は 1 対 1 の対応で考えることができるが，PGx における結果の判断には常に確率が伴う．遺伝カウンセリングにあたっては，示された確率をどのように解釈するか，患者によって価値観が異なるため，説明者の価値観を押し付けることがないよう心がける必要がある．

　2011 年 2 月に日本医学会が定めた「医療における遺伝学的検査・診断に関するガイドライン」の中では，遺伝情報の特性を十分に理解し，個人情報を適切に扱うよう求めている[2]．そのため，医療機関によっては遺伝学的検査の結果を，通常のカルテとは別に保管しているところもある．一方，PGx 検査は遺伝学的検査に該当するものの，薬物の副作用は，薬を飲まない限り発症することはないので，通常の検査結果と同等レベルで管理している施設が多い．薬物の副作用と関連する情報であるので，むしろ患者の診療にかかわる医療者が共有する情報として診療録の見やすい場所に記載しておく必要がある．

Point ❸

　前項（各論 10）未成年の非発症者における遺伝学的検査においては，原則として，本人が成長し，自律的に検査を受けるかどうか判断できるまで実施すべきでないことを述べた．この原則からいえば，本症例の兄は未成年であり，検査の意義を理解することができないため，親の希望があるからといって安易に行うことはできない．ただ，PGx 検査の特性からいえば，あらかじめ副作用が出やすい体質かどうかを知っておくことによって，重篤な副作用を避けることができる可能性があるため，有用性は否定できない．CBZ の投与が必要な状況になり，家族の希望があれば，重症薬疹が出現する前に代諾者の承諾により検査を施行することは何の問題もない．

表1 遺伝子型と副作用の関係が示唆される遺伝子群

	遺伝子	代謝ターゲット	遺伝子型	副作用
CYP関連	CYP2B6 CYP2C9 CYP2C19 CYP3A5	全身麻酔薬など phenytoin（PHT） 深在性真菌症治療薬 免疫抑制剤タクロリムス	c. 516G＞Tのホモ接合 CYP2C9＊3ヘテロ保因者 酵素欠損 発現個体	重篤な精神症状 PHT中毒 血中濃度上昇 血中濃度が上がらない
ABCトランスポーター	ABCG2	抗がん剤		血中濃度上昇
SLCトランスポーター	SLCO1B1	スタチン類など		血中濃度上昇
その他	NAT2 UGT1A1	抗結核薬イソニアジド イリノテカン	特定多型のホモ接合 特定多型のホモ接合	代謝が遅く，末梢神経障害が出現 代謝減弱による好中球減少

（文献1），3）より抜粋）

まとめ

本項ではPGxの特性について解説した．PGx検査には，warfarinや抗がん剤などの副作用に関する遺伝子多型の検査など，多くの検査が含まれる[1)3)]が（**表1**）[1)3)]，小児神経学領域ではPGxはあまりなじみがなく，CBZによる薬疹以外には，実際にかかわる場面は少ないかも知れないが，今後，新薬との副作用で必要になる可能性もあり，ぜひ知っておきたいものである．

薬剤性過敏症症候群

文献

1) 有吉範高．生殖細胞系列遺伝学的検査の臨床応用　1．ファーマコゲノミクス検査の最前線　1）薬物代謝酵素・薬物トランスポーター多型診断の臨床的意義．遺伝子医学MOOK 2015; **28**: 110-6.

2) 日本医学会．医療における遺伝学的検査・診断に関するガイドライン．
http://jams.med.or.jp/guideline/genetics-diagnosis.pdf［閲覧日：2019.9.9］

3) 莚田　泰．生殖細胞系列遺伝学的検査の臨床応用　1．ファーマコゲノミクス検査の最前線　2）生殖細胞系列遺伝子検査（遺伝学的検査）による薬剤の有害事象の予測．遺伝子医学MOOK 2015; **28**: 117-21.

山本俊至

各論

12 先天性大脳白質形成不全を示す1歳男児

- □ **症　例**　1歳男児
- □ **家族歴**　父29歳，母25歳．1経妊1経産．家系内に神経筋疾患なし．3歳の兄は生来健康(図1)．
- □ **周産期歴**　在胎39週3日，自然経腟分娩にて出生．出生時体重は2,900gと平均であった．
- □ **現病歴**　新生児期には特記すべきことはなかったが，4か月健診の時に眼振と頚定の遅れを指摘され，精査のため紹介された．
- □ **現　症**　5か月時に受診．体重，身長，頭囲ともに正常範囲内．バイタルサインに異常はなく，肝脾腫もない．顔貌の異常は認められない．左右に小刻みに揺れる眼振が認められたが追固視あり．仰臥位ではfrog-leg positionを示し，持ち上げると腰が折れた姿勢になる．頚定は未獲得．深部腱反射は異常なし．四肢の痙縮なし．
- □ **検査結果**　一般血液・生化学検査に異常なし．脳波検査で異常所見なし．ABRでⅠ波Ⅱ波は確認できたが，それ以降は確認できなかった．頭部MRI検査で髄鞘形成の遅れを示す所見を認めた(図2)．
- □ **経　過**　臨床症状とそれまでの検査結果から大脳白質形成不全症の疑いがあると考えられた．男児であることから，Pelizaeus-Merzbacher病(PMD)が鑑別にあげられた．確定診断のためには責任遺伝子である*PLP1*の遺伝子診断が必要なことから，両親に「通常の検査同様に病院で採血さえ行えばできますよ」と説明したところ，口頭で同意が得られたため，病院内で外注検査項目となっている*PLP1*解析をオーダーした．1か月後に結果が返却され，異常を認めなかった．そのため，今後の確定診断の進め方について大脳白質形成不全症を専門的に研究している施設に問い合わせたところ，検査会社で行われているのはFISH法だけだということがわかり，それだけではPMDの半数近くしか診断できないこともわかった．さらに確定診断を進めるには，*PLP1*の塩基配列を決定し，それでも異常が見つからなければ，さらに別の候補遺伝子も調べなければならないことを指摘された．これを受け，両親にこれらのことを説明すると，検査結果がどのくらいでわかるのか？　費用はかかるのか？　遺伝子を調べられると遺伝のことがわかるかもしれないので不安．どうしても検査を受けなければならないのか？　検査を受けないと何か困

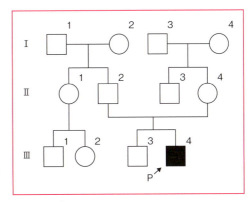

図1　家系図

家系内に神経筋疾患なし．

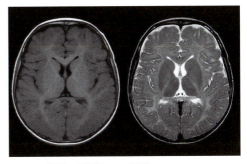

図2　1歳時の頭部MRI画像

(左：T1強調，右：T2強調)T2強調画像で白質の高信号が目立っており，髄鞘化の遅れ，あるいは髄鞘形成不全を示す所見と考えられる．

ることがあるのか？　など質問された．同僚医師からこの対応は遺伝カウンセリングなのだから，臨床遺伝専門医がいる遠方の病院に紹介した方がよいのではないかと指摘された．

（本書で提示する症例は，実例をアレンジした脚本であることをご承知おき下さい．）

Point

❶ 保険収載されている遺伝学的検査とそれ以外はどう区別したらよいのか？
❷ 診断を進めるにあたり，主治医レベルで遺伝カウンセリングを行ってよいのか？
❸ 本症例で遺伝学的検査を実施する意義は何か？

Point ❶

大脳白質形成不全を示す男児で眼振，ABR での Ⅲ 波以降の消失，筋緊張低下などから PMD が容易に鑑別にあげられる[1]．しかし大脳白質形成不全は遺伝的多様性のある疾患であり，X 連鎖劣性遺伝を示す PMD 以外に *GJC2* 遺伝子に関連し，常染色体劣性遺伝形式を取る PMD-like disease も鑑別として考えられる．年齢依存的に基底核や小脳の萎縮を生じる H-ABC 症候群も含めると突然変異によって発症する *TUBB4A* など鑑別すべき遺伝子は多岐にわたる[2]．これらの中で遺伝子診断が保険収載されているのは *PLP1* 解析だけである．しかも検査を受託している検査会社の多くは FISH で重複の有無を判定しているだけであり，これだけでは PMD の半数を占める点変異などは診断できない．ここに日本における遺伝診療の問題点が凝縮されている．

保険収載されている検査は保険医なら誰でもオーダーできるのであるから遺伝カウンセリングや倫理委員会での承認や検体匿名化なども関係がなく，研究施設で行われる場合にはこれらの手続きが必要になる，と誤解している医師がいる．しかし遺伝カウンセリングは，検査会社で行われるか研究施設で行われるか，あるいは保険収載されているかどうかで区別されるのではないことを理解しておいていただきたい．

PMD を診断として考える場合，*PLP1* 以外の解析は保険診療で行うことができないが，解析の目的が純粋に当該疾患の診断目的であり，診断的な意義が確立した遺伝学的検査の場合には，保険収載の有無にかかわらず，匿名化や倫理委員会への申請は原則必要がない[3]．採取された検体が，新規遺伝子同定などの遺伝子探索研究などに二次利用される場合には検体の匿名化や倫理委員会への申請が必要となってくる．

Point ❷

PLP1 の解析は紛れもない遺伝学的検査であり，*PLP1* の重複が認められれば母親が保因者である可能性が非常に高くなるので事前の遺伝カウンセリングが必須である．検査を行ったあとで，「実はこういう結果が出たら次に母親の検査が必要となります」と説明するのではなく，発端者の検査を行う前に，予測される結果とその後の方針も提示したうえで検査の方針への同意を取りつけるべきである．遺伝学的検査によって家族の保因者状態も明らかになる可能性があるのでこのことも事前に説明しておかなければならない．たとえ遺伝学的な検査を実施しても100% 診断がつくとは限らないということも理解しておいていただく必要がある．

このような検査前の遺伝カウンセリングを実施すると「遺伝カウンセリング加算」の保険点数を算定することができる（2018 年 4 月時点）．このカウンセリングの実施者には施設基準が定められている一方，臨床遺伝専門医の資格は問われていない．臨床遺伝専門医の資格を持っていない医師にとって「遺伝カウンセリング」は負担に思われがちであるが，疾患の状態をよく知る主治医が事前の説明などの遺伝カウンセリングを行うのはごく自然なことである．

Point ❸

本症例では両親に遺伝子診断の意味づけを正しく理解してもらうことが重要である．PMD をはじめ

とする大脳白質形成不全症は遺伝子診断を行うことでしか最終的な確定診断が得られない．複数の遺伝子が候補として考えられ，遺伝子によって多様な遺伝形式が関与している可能性があるため，遺伝子診断で確定させない限り次子におけるリスクを正しく評価することができない．*PLP1* 異常による PMD の場合には，X 連鎖劣性遺伝形式をとるので男児の 1/2 で発症する．*GJC2* 変異の場合は，常染色体劣性遺伝形式をとるため，男女とも 1/4 の可能性で次子に同様の疾患を発症する．*TUBB4A* は突然変異で生じるので基本的に再発のリスクを考える必要はなくなる．そのため，次の子どもを考えているのであれば，きちんと確定診断を得ておかなければリスクの想定ができない，ということを理解していただく必要がある．そのことを理解したうえで，両親が検査を受けないという選択をする場合は，その意思を尊重しなければならない．遺伝的な事象に対する価値観には多様性があるので，医療者側の価値観を押しつけてはならない．

再発リスクの可能性が考えられる場合には，そのことを伝えることができるのは，発端者とかかわっている小児科主治医だけである．是非はともかく，場合によっては出生前診断という手段もあり得ることも伝えてあげなければならない．そのような情報に接することがない場合，最終的に不利益を被るのは患者を抱える家族であり，患者を支える小児科主治医としては患者家族をそれらも含めてトータルとしてケアするよう心がけなければならない．PMD では次子への遺伝に関する告知で敗訴になった事例があるので，安易に「心配ない」などと言うような父権的態度で対応すべきでない．

まとめ

小児神経疾患には，ここにあげた先天性大脳白質形成不全以外にも遺伝学的検査以外に確定診断の方法がない疾患が多数存在する．患者の両親が次子を望んでいる場合には，遺伝学的検査による最終結果が得られない限り，リスクを勘案できないことをよく理解していただいたうえで，慎重に診断を進めなければならない．このことは，患児と直接かかわる小児科主治医がイニシアチブをとって行うべきである．

Pelizaeus-Merzbacher 病

文献

1) Yamamoto T, Shimojima K. Pelizaeus-Merzbacher disease as a chromosomal disorder. *Congenit Anom（Kyoto）*2013; **53**: 3-8.
2) 先天性大脳白質形成不全症リサーチ・ネットワーク．PMD と類縁疾患に関するネットワーク．http://plaza.umin.ac.jp/~pmd/［閲覧日：2019.9.9］
3) 日本小児科学会．日本医学会ガイドライン「医療における遺伝学的検査・診断に関するガイドライン」に対する Q and A について．http://www.jpeds.or.jp/modules/guidelines/index.php?content_id=30［閲覧日：2019.9.9］

山本俊至

各論

13 偶発的に高 CK 血症が判明した 2 歳男児

- **症　　例**　2 歳 4 か月男児
- **主　　訴**　偶発的に高 CK 血症が判明し持続している．
- **家 族 歴**　両親は健康（父 36 歳，母 33 歳），10 か月の健康な妹（Ⅲ-2）がいる（図1）．
- **周産期歴**　在胎 40 週 1 日，自然分娩で出生．出生時体重 3,050 g，仮死なし．
- **現 病 歴**　1 歳 9 か月時に RS ウイルス細気管支炎に罹患した際の血液検査で，肝機能障害（AST，ALT 高値）を指摘された．後日，肝機能障害の精査を行い，肝疾患を示唆する所見は認めず，高 CK 血症（15,000 IU/*l*）が判明した．その後の再検でも CK 12,000～16,000 IU/*l* と高値が持続しており，精査のため紹介受診となった．
- **発 達 歴**　頸定 4 か月，寝返り 6 か月，座位 8 か月，つかまり立ち 1 歳，独歩 1 歳 4 か月，人見知り 10 か月，有意語 1 歳 5 か月，二語文末と発達歴に大きな遅れはなかった．
- **現　　症**　身長 84 cm（−1.1 SD），体重 13 kg（＋0.6 SD），頭囲 48 cm（−0.4 SD）と標準体型．バイタルサインに異常なく，全身状態良好であり，歩行可能で単語レベルでの会話は可能であった．胸部聴診上，心音整で心雑音なく，肺音も清で肺雑音はなかった．腹部は平坦，軟で，肝脾腫なく，腸蠕動音正常であった．皮膚に異常所見はなかったが，両側下腿は触診でやや硬く軽度肥大を認めた．脳神経学系に異常所見はなく，筋緊張正常（consistency 正常，passivity 正常，extensibility 正常）・深部腱反射に異常はなく，病的反射，小脳症状，不随意運動，自律神経症状等はなかった．仰臥位から立ち上がる際に殿部を上げる Gowers 徴候は陽性であった．
- **検査所見**　血算に異常所見はなかったが，血清生化学で AST 250 IU/*l*，ALT 370 IU/*l*，CK 14,000 IU/*l* と高値を示した．胸部 X 線，心電図，心エコーで異常なく，骨格筋 CT でも明らかな筋萎縮・脂肪置換はなかった．
- **その後の経過**　偶発的に高 CK 血症が判明した 2 歳 4 か月の男児で，両側下腿の軽度肥大，Gowers 徴候陽性であり，頻度からジストロフィノパチーの可能性，特に血中 CK 値が 12,000～16,000 IU/*l* で推移していることから，Duchenne 型筋ジストロフィーを第一に考えた．

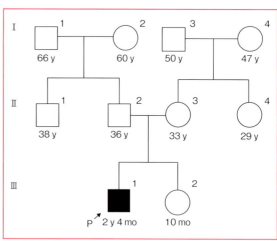

図1　家系図

Point

❶ 次に行うべき検査は何か？
❷ 家族への遺伝カウンセリングはどのような点に留意すべきか？
❸ 両親は患児の妹および次子への影響を心配している．どのような情報を提供すべきか？

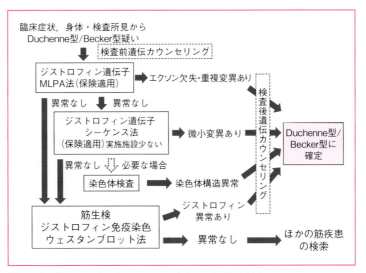

図2　わが国でのジストロフィノパチーの診断の流れ
遺伝カウンセリング実施後にジストロフィン遺伝子MLPA法（保険適用）を行い，診断がつかない場合はジストロフィン遺伝子シーケンス法（保険適用）あるいは筋生検に進む．

Point ❶

　偶発的に判明した高CK血症を契機にジストロフィノパチー（Duchenne型/Becker型筋ジストロフィー）が診断される場合がある．筋力低下の症状が明らかでない時期に感染症罹患やアレルギー検査の採血で偶発的に高CK血症に気づかれる場合などである．ジストロフィノパチーの診断は，原因となるジストロフィン遺伝学的検査で確定することが一般的であるが，事前に専門家による十分な遺伝カウンセリングを行い，患者や家族が遺伝学的検査の意味を理解したうえで，診断後のフォロー体制が整った施設で実施することが望ましい．図2に現状の診断の流れを示す．ジストロフィン遺伝子は，Xp21.2上に存在し，79個のエクソンを有する．ジストロフィノパチーの約70%の変異はエクソン欠失または重複で，残り約30%が点変異などの微小変異である．このため，血液で検査が可能で保険適用のmultiplex ligation-dependent probe amplification（MLPA）法をまず実施し，エクソン単位の欠失・重複の有無を確認することが多い．MLPA法で異常が認められない場合，次に多い点変異を疑ってシーケンス法を行う．シーケンス法は2018年4月以降，保険適用が認められている．それでも異常が認められていない場合，まれに染色体転座などの構造異常によって発症する例もあることから，G-band法を行っておくことが勧められる．ここまでの遺伝学的検査で異常が認められなかった場合，上記の方法では変異が見逃されているか，あるいはほかの筋疾患の可能性も示唆される．そこで，次のステップとして筋生検に進むことが多い．筋組織のジストロフィン免疫染色やウエスタンブロット法でジストロフィン異常が確認されれば，遺伝学的検査によって診断が得られなくとも，ジストロフィノパチーの確定診断となる．遺伝子変異を確認するには，さらに次世代シーケンスなどの網羅的な検査が必要となるかもしれない．いずれの場合でも，検査前・検査後の遺伝カウンセリングが重要である．

Point ❷

　Duchenne型筋ジストロフィーは，筋線維の壊死と再生を繰り返しながら筋萎縮と筋力低下が進行する筋ジストロフィーの代表的疾患であり，X連鎖劣性遺伝形式をとる．発症時期や進行がより遅いBecker型筋ジストロフィーは，Duchenne型と鑑別が困難な例から成人後期発症例まで症状に幅がある．Duchenne型とBecker型の違いは，ジストロフィン変異部位の塩基数が3の倍数かどうかによるリーディングフレーム則で説明されるのが原則である．Duchenne型の場合は変異の内容が3の倍数でなく（アウトオブフレーム），Becker型の場合は3の倍数となる（インフレーム）ため，Becker型の方が変異の影響が少なくなり，Duchenne型よりも軽症になると考えられている．ただし，遺伝子型と表現型は必ず

しも一致しない場合もあり，数％〜10％程度の例外がある[1)2)]．時に Duchenne 型と Becker 型の判別が難しい例もあり，臨床経過，身体・検査所見，筋病理の結果などから総合的に判断する．本例のように，家族歴がなく家系に罹患男児が1人である場合，約1/3 が新生突然変異，約2/3 が保因者の母由来とされる．母親が保因者の場合には，次子再発率は男児の50％であり，母親が保因者でない場合でも生殖細胞モザイクの可能性は残る．Duchenne 型筋ジストロフィーという診断に直面した際に，家族が受ける衝撃は大きい．また，X連鎖劣性遺伝であることから，母親が自責の念を抱く場合や，ほかの女性血縁者への影響を心配することも多い．遺伝学的な情報提供とともに，母親の心理的反応を的確に評価し，支持的に接するよう留意する．一方で，父親が疎外感を感じる場合もあるため，遺伝カウンセリングを進める場合には，これらの点に配慮してセッションの内容や進め方を工夫する必要がある．また，両親のみならず，母親の妹などほかの血縁者にも必要や希望に応じて遺伝カウンセリングの機会を提供することが望ましい[1)3)]．

Point ❸

本例で母親が保因者である場合には，患児の妹が保因者である可能性は50％である．患児の変異が同定されれば，血液を用いて同じ測定方法で遺伝子解析を行うことで保因者診断は可能である．ただし，保因者診断は，自身の遺伝学的状況を把握することで人生設計や健康管理に役立てられる可能性があるものの，同時に心理社会的なストレスを抱える場合もありうる．診断を受ける本人が検査の要否を十分検討し，希望した場合に実施するのが原則である．そのため，本例で成人に達している母親が十分な遺伝カウンセリングを行ったうえで希望する場合には保因者診断をすることは可能だが，症状のない10か月の妹の保因者診断については，本人が自分で判断できる年齢になってから自分の意思で受けるかどうか判断することが原則である[1)3)]．また，本例で母親が保因者である場合には，次子が男児の場合は50％の罹患リスクとなる．Duchenne 型筋ジストロフィーの患児において原因となる変異が同定されていて，かつ家族の希望がある症例では，専門施設において十分な遺伝カウンセリングを行ったうえで出生前診断を行う場合もある[1)]．

まとめ

Duchenne 型筋ジストロフィーでは，確定診断のための遺伝学的検査，家族への遺伝カウンセリング，保因者診断，出生前診断/着床前診断など多岐の内容にわたり，遺伝学的な知識や情報を適切なタイミングでわかりやすく提供し，心理的配慮や支援も十分に行うことが重要である．

プラスα

Duchenne 型筋ジストロフィーの出生前診断

出生前診断は，胎児が重篤な遺伝性疾患に罹患している可能性があり，検査により精度の高い診断情報が得られ，検査方法，限界，合併症について十分な説明を行ったうえで，相談者が希望する場合に検討するのが原則である．また，時間的制約に加え胎児の選択に関連する倫理的課題があり，診断を受ける女性やその家族には精神的・身体的・経済的負担がかかるため，希望がある場合には妊娠前から遺伝カウンセリング体制が整った専門施設への紹介を考慮する．出生前診断の適応については「出生前に行われる遺伝学的検査および診断に関する見解」に要件が掲げられており，Duchenne 型筋ジストロフィーは該当するとの考えが一般的である[4)]．ただし，母体保護法に胎児条項はない点には十分留意する必要があり，小児神経科医としてはすでに罹患者を抱える家族をサポートするうえで最大限の倫理的配慮をしつつ検討するべき内容である．出生前診断は，胎児が罹患している可能性が高いと判明した場合は妊娠中断の選択につながりうる事案であり，施設内の倫理委員会の承認を得て実施するのが原則である．当然ながら，胎児が罹患している可能性が高い場合も女性が妊娠を継続する選択は保障されている．また，出生前診断の合併症として手技により流産する可能性についても情報提供する必要がある．上述したような様々な点に留意するためには，事前に十分な遺伝カウンセリングを実施し，継続的なフォローが可能な専門施設で検討することが重要である．

Duchenne 型筋ジストロフィーの出生前診断を実施する場合の流れを**図3**に示す．出生前診断は，絨毛（妊娠10〜14週）もしくは羊水（妊娠15〜18週）から胎児由来の細胞を採取して行う．Duchenne 型筋ジストロフィーでは性別決定が重要であり，女児と判明した場合には，原則として変異の保因者か否かについてはその時点で追及をしない．男児と判明した場合には，さらに遺伝子変異の有無を検討する．こ

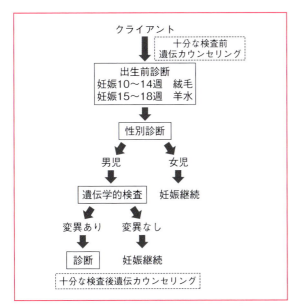

図3 Duchenne型筋ジストロフィーの出生前診断の流れ

わが国での現在のDuchenne型筋ジストロフィーの出生前診断の流れを示す．絨毛・羊水を用いて性別診断を行い，男児の場合には遺伝学的検査で変異の有無を検討する．

のほかに，体外受精でできた受精卵(胚)を用いて出生前診断と同様の手順で検査する着床前診断もあるが，現状では日本では臨床研究と位置づけされており，日本産婦人科学会への申請が必要である．

 Duchenne型筋ジストロフィー

文献

1) 日本神経学会，日本小児神経学会，国立精神・神経医療研究センター，監修，「デュシェンヌ型筋ジストロフィー診療ガイドライン」作成委員会，編集．デュシェンヌ型筋ジストロフィー診療ガイドライン2014．東京：南江堂，2014．

2) Darras BT, Miller DT, Urion DK. Dystrophinopathies. GeneReviews® Seattle: University of Washington. Last Revision: November 26, 2014. https://www.ncbi.nlm.nih.gov/books/NBK1119/［閲覧日：2019.5.6］

3) 佐藤有希子，竹下絵里，竹島泰弘．Duchenne型筋ジストロフィーの遺伝カウンセリング．神経内科 2013; **79**: 220-6．

4) 日本産婦人科学会．出生前に行われる遺伝学的検査および診断に関する見解．2018．
http://www.jsog.or.jp/modules/statement/index.php?content_id=33 ［閲覧日：2019.5.6］

竹下絵里

各論 14 筋緊張低下と特徴的な上口唇を認めた 9 か月男児

□ **症　例**　9 か月男児
□ **家族歴**　父 28 歳，母 24 歳，0 経妊 0 経産．母方祖母（Ⅰ-4；図 1）に白内障を認める．
□ **周産期歴**　妊娠後期に羊水過多を認めていた．
□ **現病歴**　在胎 39 週 0 日 2,892 g，常位胎盤早期剥離のため緊急帝王切開で出生した．Apgar スコア 2/5 と仮死を認めた．出生後は筋緊張低下と frog-leg-position，無呼吸発作を示した．頭部 MRI 検査では，側脳室の軽度拡大を認めた以外に異常は認められなかった．哺乳障害のため日齢 10 までは経管栄養を要した．その後，呼吸が安定し，経口哺乳も可能となったが，筋緊張低下は改善しなかった．一般血液検査は CK も含めて正常であった．染色体検査（G-band）では正常男性核型 46,XY を示し，Prader-Willi 症候群に対する FISH 法とメチル化試験では異常は認められなかった．日齢 42 に NICU を退院したが，頚定 6 か月，寝返り 7 か月と運動発達遅滞が認められたため，外来を受診した．
□ **現　症**（9 か月時）　体重 8.8 kg，身長 71.5 cm，頭囲 47 cm と体格は標準範囲内であった．バイタルサインに異常はなかった．表情に乏しく，テント状の上口唇を認めた．胸部聴診所見に異常なく，肝脾腫も認められなかった．Heel to ear sign が陽性であり，筋緊張低下が示唆された．深部腱反射には異常は認められなかった．四肢の筋量や筋力は保たれており，背這いでの移動は可能であったが，座位は不能であった．停留精巣を認めた．皮疹は認められなかった．
□ **経　過**　テント状の上口唇，著明な筋緊張低下より先天型筋強直性ジストロフィー 1 型（DM1）を疑った．母は義母（父方祖母；Ⅰ-2）に，妊娠中に母が働きすぎたために児の発達が遅れたのではないかと責められ，困惑している．両親には次子の希望があるが，同じ病気の子をもう一人養育する自信がなく，不安が強いという．両親と，父方祖母が一緒に受診した．

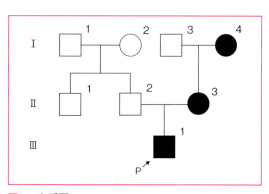

図 1　家系図

Point

❶ 本例の診断のためにまず行うべきことは何か？
❷ 本例の確定診断にはどのような検査が必要か？
❸ 次子の発症リスクをどのように考えるか？

筋強直性ジストロフィーには1型（*DMPK*遺伝子），2型（*ZNF9*遺伝子）があるが先天型を呈するのは1型だけである．筋強直性ジストロフィー1型（DM1）は，*DMPK*（19q13.3）の3'非翻訳領域にあるCTG反復配列の異常伸長が原因となる．常染色体優性遺伝形式をとり，2～14/10万人とまれな疾患だが，筋緊張低下を認める新生児のうち4％がDM1であるという報告もある．DMPK蛋白自体の機能異常や隣接遺伝子の発現低下も病態に関与するが，核内にCUG配列を有するRNAが凝集することがおもな原因と考えられている．これによりトロポニンT，インスリン受容体，筋クロライドチャンネル，ミオチュブリンなどに関連する遺伝子のスプライシング異常が生じることで，進行性の筋症状に加えて，白内障，心筋障害，消化器症状，性腺萎縮などの多彩な筋外症状を呈する[1]．

Point ❶

先天型DM1では多くの場合，両親のいずれか（主に母）が成人型DM1である可能性があり，慎重に家族歴を問診することが重要である．本症例では母が瓶の蓋を開けるのが苦手であることが聴取された．これにより図1のような家系図を示すと考えられた．母親の診断を確実にするためには，診察により叩打および把握ミオトニアを確認することが必要となるが，そのためには母親自身の同意のもと，個別に相談に応じるなど，慎重な対応が求められる．

DM1では世代間で表現促進現象を認める点が特徴的である．CTG配列長が長いほど，早期に発症して重症になる傾向があり，CTG配列長によりその臨床型はある程度推定される[1,2]（表1）[2]．表現促進現象によって，正常範囲から先天型を示す長さまで一気に伸長することは極めてまれであり，本例のような先天型DM1の症例では，親世代において前変異段階ないし軽症型DM1を示す長さまですでに伸長している可能性が高い．親世代が50～100回の反復回数を示す場合，父由来であった方が増幅の程度は大きくなるが[3]，先天型DM1を発症する場合には，母由来であることがほとんどである．このように性差が生じる理由はまだ明らかでない．

軽症型DM1の場合には，白内障のみを示す例やミオトニア症状があっても本人には病識がない場合も多い．両親に対する把握ミオトニアや白内障についての病歴聴取は患児の診断に非常に役立つ反面で，両親のいずれからの遺伝なのかが必然的に判明してしまうため，配慮が必要である．その一方で，

表1　*DMPK*遺伝子のCTG反復回数による病型

反復回数	DM1の病型	疾患リスクの説明
5～35	非罹患者	リスクなし
36～50	前変異段階	次世代の発症リスクあり
51～150	無症候例，軽症型，古典型	無症状でも発症リスクあり 挙児は先天型の可能性がある 次世代の発症リスクあり
150＜	古典型，若年型，先天型	無症状でも発症リスクあり 挙児は先天型の可能性がある

（文献2)より改変）

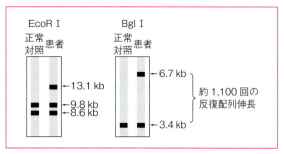

図2　*DMPK*遺伝子相補配列を用いたゲノムDNAサザンブロッティング

無症候のDM1症例において致死性の不整脈を生じることがあるため，軽症型が疑われる場合には医療機関を受診し，循環器系の精査を受けるように勧めることも重要である[1]．

Point ❷

先天型DM1の確定診断は，DNAサザンブロッティングが標準的な方法であり，わが国でも保険診療で行うことができる．ゲノムDNAをEcoR IやBgl Iなどの制限酵素で切断して電気泳動したのち，*DMPK*に対するプローブをハイブリダイゼーションさせて検出し，その分子量からCTG配列長を予測する．本例では約1,100回程度の増幅が認められ，臨床経過とあわせて先天型DM1と診断された（図2）．ただし，反復回数が100回以下の場合にはこの方法では解析ができないため，PCR産物のフラグメント解析が用いられる．

Point ❸

本症例においては，両親のいずれかにおいて，CTG反復回数の伸長が認められると考えられるため，次子においても第1子と同様に先天型DM1を発症するリスクがあると考えられる．ただし，出生前診断により胎児のCTG配列長を調べても，正確に次子の重症度を予測するのは困難である．これは

CTG配列長と表現型がそれほど強く相関していないのと，体細胞モザイクが関与しているためであると考えられている．

一方でDM1母体から先天型DM1の児が出生する率は10%であるが，既に先天型DM1の児を出生した保因者女性の場合には41%と高率になることが報告されている[4]．そのため，胎児が罹患児であることがわかった場合に妊娠中絶も検討する場合には，出生前診断の適応となる．前述したように，反復回数から胎児の重症度を正確に予測することは困難であるが，1,000回以上の反復回数では先天型DM1を発症する確率が高くなる[5]．先天型DM1は着床前診断の適応となる重篤な単一遺伝子病の対象になっているが，厳しい倫理審査が必要など，実施には厳格な条件がある．

本症例における遺伝学的検査実施前のインフォームド・コンセント取得においては，遺伝学的検査によって得られる結果が今後の医学的管理に必要であることを継続的に説明するとともに，得られた結果を正しく理解してもらえるよう丁寧な説明が必要である．診断が確定した場合，その発症原因が父由来か，母由来かが判明することになるため，情報の開示にも慎重な対応が求められる．

まとめ

先天型DM1の診断には，丁寧に家族歴を聴取した上で慎重に遺伝学的検査を実施することが重要であるが，家族の保因者情報などが明らかになってしまう可能性があるため格別の配慮を要する．先天型DM1は再発率が高く，出生前診断や着床前診断も含めた情報提供が必要となる．

 筋強直性ジストロフィー

文献

1) Kamsteeg EJ, Kress W, Catalli C, et al. Best practice guidelines and recommendations on the molecular diagnosis of myotonic dystrophy types 1 and 2. *Eur J Hum Genet* 2012; **20**: 1203-8.
2) Ashizawa T, Sarkar PS. Myotonic dystrophy types 1 and 2. *Handb Clin Neurol* 2011; **101**: 193-237.
3) Pratte A, Prévost C, Puymirat J, Mathieu J. Anticipation in myotonic dystrophy type 1 parents with small CTG expansions. *Am J Med Genet A* 2015; **167A**: 708-14.
4) Koch MC, Grimm T, Harley HG, Harper PS. Genetic risks for children of women with myotonic dystrophy. *Am J Hum Genet* 1991; **48**: 1084-91.
5) Bird TD. Myotonic Dystrophy Type 1. *GeneReviews®* Seattle : University of Washington. Last Update: October 3, 2019. https://www.ncbi.nlm.nih.gov/books/NBK1165/［閲覧日：2018.12.6］

塩浜　直

各論

15 筋力低下と舌の線維束性収縮を認めた 1 歳男児

☐ **症　　例**　1 歳 6 か月男児
☐ **家 族 歴**　両親は健康（父 32 歳，母 32 歳），健康な 8 歳の姉がいる．そのほかに特記すべきことなし（図 1）．
☐ **周産期歴**　在胎 41 週 0 日，自然分娩で仮死なく出生した．出生体重 3,324 g，身長 52.5 cm，頭囲 34.0 cm．周産期に特に異常なし．
☐ **発 達 歴**　頚定 3 か月，寝返り 4 か月，有意語 1 歳 0 か月．
☐ **現 病 歴**　3 か月時に頚定，4 か月で寝返り獲得したが，6 か月頃から寝返りができなくなった．9 か月時に近医受診．理学療法を開始し，経過観察を行っていた．1 歳 6 か月時になっても寝返りや独座などの獲得がみられず，精査目的で受診した．
☐ **身体所見**　身長 77.0 cm（－1.3 SD），体重 8,890 g（－1.4 SD），頭囲 47.9 cm（＋0.1 SD）．背中に支えがあれば座位姿勢の保持が可能（図 2）．顔面筋罹患はなく，周囲に対する反応は良好．奇異呼吸あり，肝脾腫なし．皮膚に異常所見なし．体幹，四肢の筋萎縮，筋緊張低下あり．両側下腿は触診にて非常に柔らかく，仰臥位で frog-leg position を示す．深部腱反射は消失，病的反射や不随意運動はなし．舌の線維束性収縮あり，手指の振戦あり．股関節および膝関節に軽度の伸展制限あり．
☐ **検査結果**　血液一般，生化学検査に特記すべき異常所見なし．頭部 MRI 検査で，脳実質病変はなく，髄鞘化も正常であった．

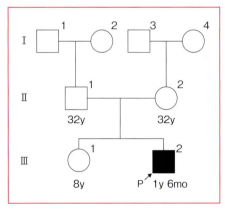

図 1　家系図

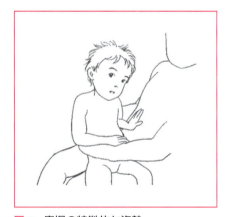

図 2　患児の特徴的な姿勢

Point

❶ 最も考えられる疾患は何か？
❷ 本例の診断のためにまず行うべきことは何か？
❸ 両親は，患児の姉が罹患している可能性があるのか，また次子が罹患するリスクについて心配している．どのような情報を提供すべきか？

Point ①

全身の筋緊張低下，深部腱反射消失から，下位運動ニューロンもしくは骨格筋が主病変と考えられる．さらに脱神経の所見である舌の線維束性収縮，手指の振戦があり，高CK血症を認めず，知的障害を伴わないことから，最も考えられるのは脊髄性筋萎縮症（spinal muscular atrophy；SMA）である．6か月から運動機能の低下が認められ，さらに独座が獲得できていないため，SMA I型に分類される．SMAでは，肋間筋の筋力が弱いが横隔膜は比較的保たれるために，吸気時には胸郭が陥没して腹部が膨隆し，呼気時にはその逆で，胸郭が膨隆し腹部が陥没する呼吸パターンである奇異呼吸が認められる．一般的に I 型は2歳以上生存するためには人工呼吸器管理が必要とされているが，本症例のように頚定を獲得した I b型は，頚定を獲得しない I a型と比較し，有意に呼吸器導入時期が遅い[1]． I b型では，早期のNPPVを導入により，特に呼吸器感染時や全身麻酔離脱時に威力が発揮されることがある．関節は，初期には上下肢共に過伸展となるが，徐々に下肢の股関節，膝関節などから拘縮を呈するようになる．そのため，拘縮予防のリハビリが重要となる．鑑別疾患としてはCharcot-Marie-Tooth病などがあげられる．

Point ②

SMA I型では約95％が5番染色体長腕5q13に存在するSMN1遺伝子の欠失または変異によって発症する．そのため，SMN1遺伝子の欠失解析が診断のためのファーストステップとなる．以前はPCR-restriction fragment length polymorphism（RFLP；制限酵素断片長多型）法による欠失解析が主流であったが，現在は，SMN2遺伝子のコピー数解析が同時に可能なmultiplex ligation probe amplification（MLPA）法が行われることが多い．これまでは，大学の研究室などが解析を担っていたが，SMAの治療が可能となった2017年からは検査会社でMLPA法による解析が可能となった．

日本では2017年9月にすべての型の脊髄性筋萎縮症（SMA）に対して，スピンラザ®髄注（nusinersen sodium）髄腔内投与による治療が保険収載された．本薬剤の効能・効果に関連する使用上の注意には，「遺伝子検査により，SMN1遺伝子の欠失又は変異を有し，SMN2遺伝子のコピー数が1以上であることが確認された患者に投与すること」とある．そのため，nusinersen sodiumの使用にあたっては，SMN1遺伝子の欠失または変異の確認と共に，SMN2コピー数解析結果が必要となる．さらに，SMN1遺伝子が1コピーの症例は，欠失と点変異との複合ヘテロ接合体である可能性を考慮し，塩基配列解析が必要となる．

本症例は，SMN1遺伝子のホモ接合性欠失であり，SMN2遺伝子は2コピーであることが判明した．

Point ③

SMN1遺伝子変異によるSMAは常染色体劣性遺伝形式をとり，同胞における再発率は25％である．SMA患児の同胞では，SMN2遺伝子コピー数および遺伝子欠失の領域が同一であることから，重症度は類似することが多い．本症例の姉はすでに8歳であり，正常な運動発達を獲得しているためSMAは否定的と考えられる．

次子の出生前診断を希望する場合， I 型および II 型の家系については，出生前の遺伝学的検査が容認されているのが現状である．妊娠してからでは時間的な制約が厳しく，妊娠前からの遺伝カウンセリングおよび多型解析による出生前診断の準備をしておくことが必要である．

まとめ

遺伝学的検査は最終手段として実施されることが多かったが，SMAに対する治療が可能となった現在，SMAが疑われる症例については，遺伝学的検査による早期診断が求められる．特にnusinersen sodiumは， I 型において発症13週未満までの治療開始が，イベントフリー生存率（死亡または1日16時間以上の人工呼吸器補助）を有意に改善させるとの報告[2]があり，診断，治療導入の時期を逸しないようにする必要がある．

プラスα

治療が可能となった脊髄性筋萎縮症

Nusinersen sodiumは，SMN2のスプライシングを変えるようにデザインされたアンチセンスオリゴヌクレオチド（ASO）である[2)3]．2018年12月末現在，日本では395例（予定を含む）で治療が行われている（バイオジェン・ジャパン（株）による提供）．同様の機序をもつ低分子医薬品の経口薬[4]の治験も日本で実施中である．さらに2017年11月には，海外で行われたSMA I型15名に対するアデノ随伴ウィルスベクターによる遺伝子治療（AVXS-101）の経過が報告された[5]．この報告では，生後6か月以内のSMA I 型患者15名を対象として，3名が低用量，12名が

高用量のAVXS-101の単回静脈内投与を受けた．生後20か月時点でSMA I 型15例の全員が，人工呼吸器を必要とせずに生存しており，特に高用量での治療を受けた症例で顕著な運動機能の改善が認められた．高用量で治療を受けた12名中，11名で座位が可能となり，2名は独歩が可能となった．AVXS-101は，2018年3月27日に厚生労働省「先駆け審査指定制度」の対象品目に指定され，日本でも治験が計画されており，日米欧において同時承認申請予定となっている．

　迅速な診断に引き続く早期の治療もしくは治験への参加が，呼吸器導入までの期間や，最高到達運動機能などに影響を与えることとなる．そして，"治療"が可能となった現在，リハビリテーションの重要性が再認識されている．Nusinersen sodiumは，日本では2015年から治験が開始された．日本で最も長期に観察できている治療例では，投与開始後約3年が経過した．長期投与により見えてきた問題点の一つは，I 型治療例における独座獲得後の脊柱側弯の進行である．これまで考えられていた自然歴とは異なる経過をとる症例に対して，運動機能の獲得にあわせた積極的なリハビリテーションの介入が望まれる．

脊髄性筋萎縮症

文　献

1) Kaneko K, Arakawa R, Urano M, Aoki R, Saito K. Relationships between long-term observations of motor milestones and genotype analysis results in childhood-onset Japanese spinal muscular atrophy patients. *Brain Dev* 2017; **39**: 763-73.
2) Finkel RS, Mercuri E, Darras BT, et al; ENDEAR Study Group. Nusinersen versus Sham Control in Infantile-Onset Spinal Muscular Atrophy. *N Engl J Med* 2017; **377**: 1723-32.
3) Mercuri E, Darras BT, Chiriboga CA, et al; CHERISH Study Group.. Nusinersen versus Sham Control in Later-Onset Spinal Muscular Atrophy. *N Engl J Med* 2018; **378**: 625-35.
4) Naryshkin NA, Weetall M, Dakka A, et al. Motor neuron disease. SMN2 splicing modifiers improve motor function and longevity in mice with spinal muscular atrophy. *Science* 2014; **345**: 688-93.
5) Mendell JR, Al-Zaidy S, Shell R, et al. Single-Dose Gene-Replacement Therapy for Spinal Muscular Atrophy. *N Engl J Med* 2017; **377**: 1713-22.

荒川玲子／斎藤加代子

各論 16 点頭てんかんで紹介された 4 か月女児

- □症　　例　4 か月女児
- □主　　訴　両上肢のピクツキ
- □家 族 歴　父親 32 歳，母親 27 歳で健康．経妊 1 経産 1．両親の家族に特記事項なし（図 1）．
- □周産期歴　妊娠中の経過に特記すべき事項なし．在胎 40 週 2 日，自然経腟分娩にて出生．身長 48.6 cm，体重 2,960 g．仮死なし．
- □現 病 歴　3 か月検診で頚定なく，筋緊張低下を指摘．経過観察とされた．生後 4 か月より，日中覚醒時に突然両上肢をピクンと屈曲挙上する動作に気づかれるようになる．この動作は次第に頻度が増し，いったん始まると 5 秒程度の間隔で十数回繰り返すようになる．周囲に対する反応も乏しくなってきた印象があり，母親が心配して近医小児科を受診．点頭てんかんの疑いで精査加療目的のため当院紹介入院となる．
- □現　　症　開眼しているがあやし笑いなし．固視はあるが追視は曖昧．四肢体幹の筋緊張は低下しており，仰臥位から引き起こすと頭部は後屈してついてこない．深部腱反射は減弱．病的反射なし．心音整．肝脾腫なし．腹部腫瘤触知せず．右大腿，背部に長径 5〜10 mm の白斑が計 5 個．顔面に皮疹なし．
- □検査結果　脳波上はヒプスアリスミアを認め点頭てんかん（West 症候群）と診断．心臓超音波検査，腹部超音波検査で異常なし．頭部 CT で側脳室周囲の多発性の石灰化像を認めた（図 2）．

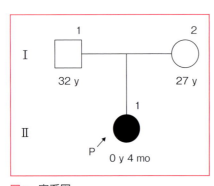

図1　家系図

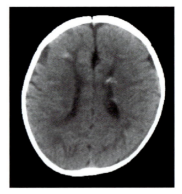

図2　頭部 CT 画像

Point

1. 考えられる疾患は何か？
2. 本症例の長期の経過フォローで留意する点は？
3. 遺伝カウンセリング上の注意点は？

表1　結節性硬化症の診断基準

Ａ．遺伝学的診断基準

TSC1 または *TSC2* 遺伝子の病的変異が正常組織由来の DNA で同定されれば，結節性硬化症の確定診断に十分である．病的変異とは，*TSC1* または *TSC2* 蛋白の機能を明らかに不活化する変異（例えばフレームシフト変異やナンセンス変異），蛋白産生を妨げる変異（大きなゲノム欠失など），あるいは蛋白機能に及ぼす影響が機能解析により確立しているミスセンス変異と定義される．それ以外の機能への影響があまり確実ではない *TSC1* または *TSC2* 遺伝子の変化は，上記の基準を満たさず，結節性硬化症と確定診断するには不十分である．なお，結節性硬化症患者の 10〜25% は通常の遺伝学的検査で変異が同定されないので，正常な検査結果は結節性硬化症を否定するものではなく，また臨床的診断基準を用いることに何らかの影響を与えるものでもないことに留意せよ．

Ｂ．臨床的診断基準

大症状	小症状
1．低色素斑（長径 5 mm 以上の白斑が 3 つ以上） 2．顔面血管線維腫（3 つ以上）または前額や頭皮の線維性局面 3．爪線維腫（2 つ以上） 4．シャグリンパッチ（粒起革様皮） 5．多発性網膜過誤腫 6．皮質形成異常[*1] 7．上衣下結節 8．上衣下巨細胞性星細胞腫 9．心横紋筋腫 10．肺リンパ管平滑筋腫症[*2] 11．腎血管筋脂肪腫（2 つ以上）[*2]	1．金平糖様皮疹 2．歯エナメル小窩（3 つ以上） 3．口腔内線維腫（2 つ以上） 4．網膜無色素斑 5．多発性腎囊胞 6．腎以外の過誤腫 ＜診断のカテゴリー＞ 確定診断（Definite diagnosis）：大症状 2 つ，または大症状 1 つと小症状 2 つ以上 疑い診断（Possible diagnosis）：大症状 1 つ，または小症状 2 つ以上

[*1] 皮質結節または放射状大脳白質神経細胞移動線

[*2] 肺リンパ管平滑筋腫症と腎血管筋脂肪腫の両症状のみで，その他の症状がない場合は，確定診断の基準を満たさない．

（文献 1）より引用改変）

Point ❶

　診断は結節性硬化症（tuberous sclerosis complex：TSC）である．TSC は一般集団 6,000〜1 万人に 1 人認められる比較的頻度の高い常染色体優性遺伝性疾患である．患者の約 2/3 は新生突然変異による孤発例であり，残りの 1/3 は家族発症例とされる．2 つの責任遺伝子が知られており，9q34 に位置する *TSC1* 遺伝子は hamartin 蛋白を，16p13.3 に位置する *TSC2* 遺伝子は tuberin 蛋白をエンコードする．hamartin と tuberin は，細胞内で機能的複合体（TSC complex）を形成して働くため，どちらの遺伝子に変異を生じても類似の症状を呈する．TSC complex のおもな働きは mechanistic target of rapamycin（mTOR）複合体 1（mTORC1）の抑制作用であり，TSC 患者においては *TSC* 遺伝子の機能喪失型変異に伴い mTORC1 を抑制できなくなるために，細胞内の代謝活性，蛋白質合成が亢進し過誤腫（hamartoma）を発生すると考えられている．実際に今日では mTOR 阻害薬が TSC の治療に用いられており，その効果は実証されている．TSC の病変は全身性に現れるが，中枢神経病変（皮質形成異常，上衣下結節，上衣下巨細胞性星細胞腫），皮膚病変（白斑，顔面血管線維腫など），内臓病変（腎血管筋脂肪腫，心横紋筋腫，肺リンパ管平滑筋腫症など）に分けて考えると理解しやすい．TSC には国際的な診断基準が定められており[1]，遺伝学的診断基準と臨床診断基準の二本立てとなっている．*TSC1* または *TSC2* 遺伝子に明らかに病的な変異が証明された場合，または臨床診断基準を満たした場合に TSC と診断される．臨床診断基準には大症状および小症状の項目が設定されており，大症状 2 つ以上もしくは大症状 1 つと小症状 2 つ以上で確定診断となる（表1）[1]．本症例では白斑と上衣下結節（図2）の大症状を 2 つ認めており，TSC と診断される．図3 に本症例の頭部 MRI 像を示す．CT では側脳室周囲の石灰化（上衣下結節）を認めたのみであったが，MRI（FLAIR 像）では多発性の皮質形成異常が存在することがうかがえる．

Point ❷

　TSC の症状は多岐に及ぶが，各症状の出現には年齢依存性があり一度に現れるものではない（図4）[2]．

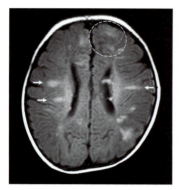

図3 頭部 MRI 画像
図2とほぼ同じレベルのMRI軸位断，FLAIR画像．側脳室周囲の石灰化に加え，左前頭部の皮質結節（破線部）および，多数の白質放射状遊走線（cerebral white matter radial migration lines）を認める．

また，各症状の程度や組み合わせは同一家系内の患者においても大きなばらつきを見せる．症状として最も早期に現れるのは心横紋筋腫であり，胎児エコーで指摘されるケースも多い．心横紋筋腫は生後数か月で自然消退していく場合も多いが，入れ替わりに点頭てんかんや精神運動発達の遅れが問題となりうる．小児神経科医が診療するTSC患者はこの時期のものが多いが，それはTSCという疾患スペクトラムの一部にしかすぎない．前思春期頃より顔面血管線維腫を主体とする皮膚病変が目立つようになり皮膚科を受診する患者も多い．成人期には腎血管筋脂肪腫が問題となり，泌尿器科で管理されることが多くなる．またTSCを特徴づけるのは，組織病変のみならず，精神運動発達遅滞，てんかん，自閉スペクトラム症，注意欠陥・多動性障害，学習障害といった精神神経症状であり，これらは近年 TSC associated neuropsychiatric disorders（TAND）としてまとめられるようになった．このようにTSCの管理は生涯にわたり，様々な診療科で行われる必要があり，その橋渡し（トランジション）や診療連携 TSC board が必要となる．小児科で診療が開始された症例では，成人期の内臓病変の管理がなされていない事例もあり，本症例においてもTSCの自然史に応じた長期のサーベイランス計画が必要となる．各病変の管理指針に関しては国際会議による推奨が公表されている[3]．

Point ❸

TSCの症状の出方には大きな幅があり，ほとんど無症状のため気がつかれていないケースも存在する．本症例では一見両親にTSC症状がなく弧発例に思えるが，本当に両親がTSCではないかどうかはにわかに確定することはできない．また話を難しくしているのはTSC患者の5%程度にモザイク変異が認められることである．モザイク変異の場合，変異をもつ細胞のみから病変が出現するため一般的には軽症化しやすい．このように一見弧発例と思われる小児患者の家系においても，実際には，片親が子どもと同じ変異を保有しながら外観上の症状や自覚症状がなくこれまで未診断のままで経過していたケース，片親が子どもと同じ変異をモザイクで保有しており軽症化したため診断されていなかったケース，両親に遺伝子変異の保有はなく真の突然変異による

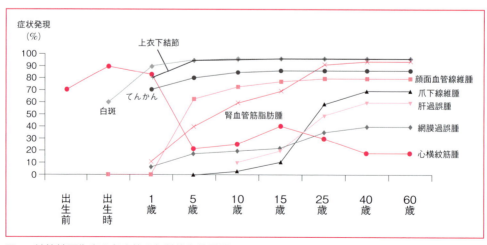

図4 結節性硬化症の各症状の年齢依存性発現
（文献2）より引用改変）

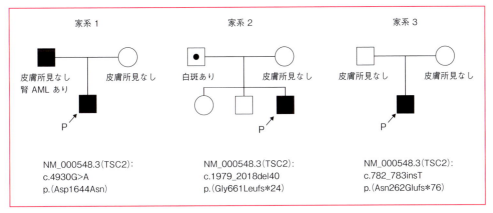

図5 一見弧発例に見える TSC 家系のパターン

いずれも *TSC2* 遺伝子変異を認めた一見弧発例に見える3家系（自験例）．家系1では父親が子ども（患者）と同じ変異をもちながら，皮膚病変，自覚症状がなく診断されていなかった．精査の結果，腎血管筋脂肪腫が検出された．家系2では父親がモザイク変異を保有していた．白斑を認めたが内臓病変は検出されなかった．家系3は新生突然変異による孤発例であった．

表2 日本人症例における *TSC1* 患者と *TSC2* 患者の臨床症状比較

カテゴリー	症状	*TSC1* 変異陽性 (n=19)	*TSC2* 変異陽性 (n=42)	P値：χ²乗検定 (Fisher 直接検定)
平均年齢（標準偏差）		21.1(16.6)	11.7(15.7)	
家族歴		3/19(16%)	3/42(7%)	0.294
中枢神経	てんかん	15/19(79%)	32/42(76%)	0.813
	精神運動発達遅滞	4/18(22%)	19/29(66%)	0.004 (0.009)
	上衣下結節	13/16(81%)	35/40(88%)	0.546
	上衣下巨細胞性星細胞腫	1/18(6%)	3/40(8%)	0.787
	皮質結節	14/17(82%)	34/36(94%)	0.16
	網膜過誤腫	0/11(0%)	9/32(28%)	0.048
皮膚	白斑	13/19(68%)	26/41(63%)	0.705
	顔面血管線維腫	9/19(47%)	16/42(38%)	0.495
内臓	腎血管筋脂肪腫	5/19(26%)	15/35(43%)	0.229
	腎嚢胞	3/18(17%)	11/34(32%)	0.225
	肺リンパ脈管平滑筋腫症	1/12(8%)	3/28(11%)	0.229
	心横紋筋腫	4/14(29%)	21/35(60%)	0.047 (0.09)

（文献4）より引用改変）

ケースが存在する(図5).当センターにおいて一見弧発例と思えた25家系に関し,詳細な遺伝学的検査を行ったところ4家系(16%)で片親に子どもと同じ遺伝子変異が検出された(うち1例はモザイク変異).親が変異を保有する場合には,次子に再発危険率が生じると同時に,変異を保有する親自身のTSC病変のサーベイランスが必要となる.特に小さな子どもでTSCが診断された場合,その親もTSCであった場合には親自身は腎血管筋脂肪腫の好発年齢であることに留意すべきである.親に腎病変が見つかった場合も,今日ではmTOR阻害薬を中心とした治療が可能である.このように子どもでTSCが診断された場合,子どもで遺伝子変異が同定できれば両親の状態を確実に知る一助となる.ただし遺伝子診断における疾患責任変異の検出率は臨床診断基準を満たす症例においても70%程度に留まることには留意する必要がある.

遺伝学的検査のもう一つの意義は,親がTSC患者であり,次子の希望があった場合に*TSC1*変異であるか*TSC2*変異であるかにより,臨床症状の出方に幾分の差があることである.*TSC1*患者も*TSC2*患者も症状の出方には幅があるが,全体としてみた場合には*TSC1*患者において特に中枢神経病変が軽症化しやすい傾向にある(表2)[4].最も強い有意差が出るのは知的発達症(精神運動発達遅滞)であり,頻度,程度ともに*TSC1*患者の方が低い.てんかんの有病率には有意差はないが,重症度に関しては同様に*TSC1*患者の方が軽症化しやすい.このような情報は,TSC患者自身が挙児を希望する際の意思決定に重要となる.なお,遺伝学的検査でTSCの罹患,非罹患の区別はついても重症度の判定が不能であるため,わが国では一般的にはTSCの出生前診断はなされていない.また,患者が女性である場合には妊娠中に性ホルモンの影響により腎血管筋脂肪腫,肺リンパ管平滑筋腫症は増悪することが知られており,事前に十分な処置を施したうえでの計画的な妊娠が望まれる.

まとめ

TSCの症状の現れ方の差(表現度の差異)は大きく,また年齢により問題となる症状も異なる.小児科医が診療するTSCは全体の一部であり重症例に偏る.このイメージを払拭しない限り,一見弧発例に思える家系においても親が患者である可能性を見落とすことになる.TSCの全体像を踏まえたうえで,長期にわたる医学的管理が必要であり,年齢と症状に応じた診療連携が必要となる.遺伝学的検査は家系内の軽症患者を確定する際や,患者自身に挙児希望がある際に有用な情報を与える.

結節性硬化症

文献

1) Northrup H, Krueger DA; International Tuberous Sclerosis Complex Consensus Group. Tuberous Sclerosis Complex Diagnostic Criteria Update: Recommendations of the 2012 International Tuberous Sclerosis Complex Consensus Conference. *Pediatr Neurol* 2013; 49: 243-54.
2) Curatolo P, Bombardieri R, Jozwiak S. Tuberous sclerosis. *Lancet* 2008; 372: 657-68.
3) International Tuberous Sclerosis Complex Consensus Group. Tuberous sclerosis complex surveillance and Management: Recommendations of the 2012 International Tuberous Sclerosis Complex Consensus Conference. *Pediatr Neurol* 2013; 49: 255-65.
4) Niida Y, Wakisaka A, Tsuji T, et al. Mutational analysis of *TSC1* and *TSC2* in Japanese patients with tuberous sclerosis complexrevealed higher incidence of *TSC1* patients than previously reported. *J Hum Genet* 2013; 58: 216-25.

新井田　要

各論 17 家族歴のない多数のカフェ・オ・レ斑を呈する 7 歳女児

- □**症　　例**　7 歳女児
- □**主　　訴**　神経線維腫症 1 型と診断された．
- □**家 族 歴**　健康な両親の第 1 子（図 1）．
- □**周産期歴**　妊娠中に特記すべきことなし．在胎 40 週，自然分娩で出生．
- □**現 病 歴**　これまでの成長・発達ともに順調であった．スイミングスクールに通い始めて水着を着るようになったことを機に，頸にできている少し垂れ下がった皮膚を気にするようになった．将来的な美容面を心配した両親は，治療法がないかどうか近医皮膚科を受診した．皮膚科では，前胸部，背部，大腿背面を中心に，径 5 mm 以上のカフェ・オ・レ斑を全身に十数個，腋窩と鼠径部に雀卵斑様色素斑，そのほかに頸部の蔓状神経線維腫を 2 個認めることから神経線維腫症 1 型が疑われることを指摘され，紹介来院した．紹介元で指摘された所見を確認するとともに，米国国立衛生研究所（National Institute of Health；NIH）診断基準（表 1）[1]）より神経線維腫症 1 型と診断した．

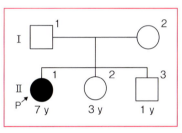

図 1　家系図

表 1　NIH による神経線維腫症 1 型の診断基準

- ・カフェ・オ・レ斑（思春期以前では最大径 5 mm 以上，思春期以降では最大径 15 mm 以上のカフェ・オ・レ斑が 6 個以上）
- ・腋窩および鼠径部の雀卵斑様色素斑
- ・2 個以上の神経線維腫またはびまん性神経線維腫
- ・骨病変（頭蓋骨・顔面骨の欠損，四肢骨の変形，骨折，脊柱・胸郭の変形など）
- ・左右どちらかに 2 個以上の虹彩小結節（Lisch 結節）
- ・脳脊髄腫瘍（視神経膠腫，毛様細胞性星細胞腫，脊髄腫瘍など）
- ・家系内に上記の診断基準を満たす NF1 罹患者がいる

上記の所見のうち 2 つ以上該当すれば診断される．（文献 1）より引用改変）

Point

❶ 初診の時点でどのような検索が必要であると説明すべきか？
❷ 今後のフォローアップについてどのように説明すべきか？
❸ 1 歳の同胞にも大きい色素斑を臀部に 1 個，そのほかに小さいカフェ・オ・レ斑を上腕と下肢に 2 個ずつ認めることから，同じ疾患に罹患しているのではないかと両親が心配している．どのように説明すべきか？

Point ❶

　本症例は，7歳の時点で最大径5 mm以上のカフェ・オ・レ斑が6個以上，および腋窩と鼠径部の雀卵斑様色素斑，2個の蔓状神経線維腫を認めることから，神経線維腫症1型の臨床的診断基準にあてはまる．本症は多彩な症状を呈することから，皮膚科以外に以下のような多診療科への受診が必要であることを説明する．

眼科：眼病変として無害（かつ自覚症状なし）な虹彩過誤腫であるLisch結節とは別に，失明の原因となりうる視神経膠腫の可能性がある．視神経膠腫は，視力低下や眼球突出で発症することが多い．小児期後半もしくは成人期まで症状を呈さないこともある．したがって，本症が疑われた時点で，まず眼科的検索を行うことが必要である．

整形外科：脊椎の異常を伴わない軽症型側弯症は典型的には思春期に発症するのに対し，急速進行性（異形成性）の側弯症はほとんど6歳から10歳の間に発症する．したがって，本症が疑われた時点で，整形外科的検索が必要である．

循環器科：高血圧は，いずれの年齢にも生じうる頻度の高い状態である．多くの例では高血圧は「本態性」であるが，本症に特徴的な血管病変が腎動脈狭窄や大動脈縮窄，あるいはその他の高血圧に関連する血管病変として生じていることもある．腎動脈性のものは小児罹患者の高血圧でしばしば発見される．したがって，本症が診断された時点で，心血管系の検索が必要である．

発達評価：多くのNF1罹患者の知能発達に異常は認められないが，50〜75%に学習障害が認められ，そのうち視覚空間動作障害や注意障害が最も多い．したがって，本症が診断された時点で，発達評価とそれに対する適切な対応が必要である．

神経学的評価：本症が疑われた時点で，神経学的評価を行い，脳腫瘍の徴候がないかどうか確認し，状況に応じて画像検索をする必要がある．

Point ❷

　年齢によって気をつけなければならない症状が異なることに留意し，患児の症状にあわせて，定期的な経過観察や治療を行う必要がある．

　頻度は低いが，より重篤な病変としては蔓状神経線維腫，視神経や脳神経の神経膠腫，悪性末梢神経鞘腫瘍，側弯症，脛骨異形成症や血管病変などがある．そのため，血圧測定のほか，眼，皮膚，骨格，心血管系，神経系に関する診察を少なくとも年1回

行うことが推奨されており，これらに症状がある場合には，専門医に紹介し，コンサルトする必要がある．特に，急速に大きくなる硬いしこりができたときや痛みを相談された場合には，悪性末梢神経鞘腫瘍が疑われるので，すぐに皮膚科専門医を受診してもらう．また，臨床的に脳腫瘍やほかの体内腫瘍が疑われる場合は，MRIなどの画像評価も緊急的に必要になる．

　その他，学習障害がある場合は成人になっても社会的適応に困難さが生じるので，環境整備などへの対応を継続できるようなサポートが必要である．さらに女性の場合，妊娠の経過は正常なことが多いが，一部には神経線維腫の数や大きさが増加したり，高血圧の症状を生じたりする場合がある．高血圧は重大な合併症につながる可能性もあるので，タイミングをみながらこの情報を提供することが必要となる．

Point ❸

　本症は，原因遺伝子*NF1*遺伝子の変異により，遺伝子産物であるニューロフィブロミン（neurofibromin）の機能喪失によって引き起こされる常染色体優性遺伝性疾患である．*NF1*遺伝子の変異発生率（約1/10,000）はヒトの知られている遺伝子の中では最も高く，症例のおよそ半数は新生突然変異による．*NF1*遺伝子変異が何らかの表現型を発現する確率（浸透率penetrance）は，100%と考えられている．そのため両親が現時点で罹患者ではない本症例の場合，新生突然変異によって発症したと考えられるため，患児の同胞の発症リスクは一般人口集団と同じ確率と考えてよいように思われるが，説明の際には次のことに注意する必要がある．

　先に示したとおり，本症の臨床所見は年齢とともに変化する．そのため1歳までにNIH診断基準を満たす症例は約半数程度であるが，8歳までにはほぼ全例がNIH診断基準を満たすといわれている．このように浸透率が年齢に伴って変化する（浸透率の差異）ため，1歳の同胞（Ⅱ-3）が罹患していないのか，それとも現時点ではまだ診断基準を満たしていないだけなのか区別できない．さらに，同じ遺伝子型をもつ人の間で重症度（表現度expressivity）が異なることがあり（表現度の差異 variable expressivity），親はカフェ・オ・レ斑とLisch結節のみであるのに対し，子には悪性腫瘍が発症することもある．そのため，1歳の同胞が罹患しているかどうか断定することができない．

　このような場合，患者家族としては，遺伝子診断

120　————　各　論

により発端者の*NF1*遺伝子変異を明らかにして同胞が同じ変異をもっているかどうかはっきりさせてほしいと思うかもしれない．しかし，発端者の変異を明らかにし，同胞が同じ変異をもつかどうかを調べることにより，将来発症するかどうか知ること（発症前診断）ができたとしても，表現型に差がある場合が多く，重症度まで予測することは困難である．加えて，小児における発症前診断は，予防的な意義がない場合には許されていない．本症の診断は基本的に臨床的な情報だけで十分である．*NF1*遺伝子は巨大で，技術的に解析が煩雑であることも本遺伝子の遺伝学的検査が一般的に行われていない理由の一つといえる．

　上記より，本例の同胞のリスクを説明する際には，以下の2つの可能性を話さなければならない．
①患児の同胞のリスクは両親の状況に左右されることになり，もし片親が罹患しているならば，同胞のリスクは50％となる．その場合は，8歳までに診断基準を満たす症状が出現すると推測され，適切な全身管理が必要となってくる．
②もし両親のいずれもが細心な既往歴聴取や身体診察，眼科的検査のあとでも本症の診断基準を満たさないのであれば，同胞が神経線維腫症1型に罹患している可能性は低いが，生殖細胞モザイクの可能性は否定できないので，一般人口集団のそれよりは確率が高くなる．これらの説明の際には，家族に与える影響もあるので，遺伝カウンセリングの利用も考慮する．

まとめ

　常染色体優性遺伝性疾患の中で最も頻度の高い疾患の一つである神経線維腫症1型について解説した．罹患率はおおよそ3,000出生に1人といわれており，小児神経科医の日常診療でよく遭遇する疾患である．他診療科と連携した臨床的な全身管理はもちろんであるが，浸透率の差異や表現度の多様性により，家族歴がはっきりしない場合もあることを念頭に入れたフォローが必要とされる．

神経線維腫症1型

文　献

1) National Institutes of Health. National Institutes of Health Consensus Development Conference Statement: neurofibromatosis. Bethesda, Md., USA, July 13-15, 1987. *Neurofibromatosis* 1988; **1**: 172-8.

参考文献

- Friedman JM. Neurofibromatosis 1. *GeneReviews*® Seattle: University of Washington. Last Revision: June 6, 2019. https://www.ncbi.nlm.nih.gov/books/NBK1109/［閲覧日：2019.9.27］
- Nussbaum RL, McInnes RR, Willard HF, 著，福嶋義光，監訳．トンプソン＆トンプソン遺伝医学第2版．東京：メディカル・サイエンス・インターナショナル，2017．

福與なおみ

各論 18 精神運動発達の退行を示した姉妹例

□**症　例**　8歳と10歳の姉妹
□**家族歴**　父37歳, 母35歳, 第1子は12歳の男児で健康 (図1).
□**現病歴**　第2子(Ⅲ-2): 新生児期は, 泣くことが少なくよく寝る子で, 体が柔らかく感じられた. 乳児期早期の発達は正常で, 生後8か月時には, 座位にておもちゃで遊ぶようになった. しかし, 1歳を過ぎてもハイハイをせず, つかまり立ちもできなかった. 1歳6か月頃より, おもちゃを持てなくなり,「パパ」「ママ」という発語も聞かれなくなった. 視線は合いにくく, 泣き止まずに困ることが多くなった. 2歳頃より, 息止めをしたり, 手もみ様の反復運動がみられるようになった. 5歳時より, てんかん発作を反復するようになり, 抗てんかん薬の内服治療を受けている.

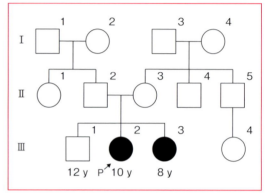

図1　家系図
2人の患者姉妹を除いて, 神経症状を有する方はいなかった.

　第3子(Ⅲ-3): 乳児期までの発達に遅れはなく, 1歳1か月で歩行が可能になった. しかし, 視線は合いにくく, 抱っこを求めることはなかった. 2歳を過ぎた頃から, フォークを使って食べることができなくなり, 手を口元へ持っていく反復運動がみられるようになった. 単語を数語話すが, 会話は成立しなかった. これまでにてんかん発作の既往はない. 両親は, 診断が確定していないことを不安に思い, 遺伝学的検査を含めた精査を希望され, 紹介受診となった.
□**現　症**　第2子(Ⅲ-2): 歩行不能で車イスを利用し, 手もみ様の常同運動がみられた. 頭囲と手足は小さく, 関節拘縮・側弯症を認めた. 相手の目をじっとみつめて凝視することはあるが, 追視ははっきりしなかった. 第3子(Ⅲ-3): 独歩は可能であるが, 足を広く開き体を左右に揺らせながらのぎこちない歩行. 頭囲は正常であった. おもちゃを差し出すと握ることはできるが, それで遊ぶことはしない. じっとみつめる仕草はあるが, 問いかけへの反応は乏しい.
□**経　過**　運動機能と言語機能の退行は, 1歳6か月から2歳の間に始まり急速に進行した. しかし, その後はさらに増悪せず, 神経学的異常は安定している. 2人とも, 特別支援学校へ通い, 日常生活活動には全介助が必要である.

Point
❶ 最も考えられる疾患は何か？
❷ 姉妹間で臨床的重症度に違いがあるのは何故か？
❸ 遺伝学的検査を行う前にどのように説明するか？

Point ❶

　乳児期早期までの発達には明らかな遅れはなく，言語機能・運動機能の退行と手の常同運動，歩行異常が認められる．脳炎・脳症の既往がなく，ミトコンドリア病などの代謝性疾患との鑑別ができれば，Rett症候群と診断される[1]．本症は，おもに女児に発症し，多彩な神経症状が年齢依存性に出現する神経発達障害である．幼児期の急速な退行のあと，神経症状は安定期に入る．頭囲の発育速度は低下することが多いが，小頭症はすべての患者にみられるものではなく，およそ20%の患者では正常範囲内の頭囲を示す．てんかんは，患者のおよそ60%に合併し，多くは3歳から10歳までの間に発症する．X連鎖性遺伝を示し，典型例のおよそ95%の患者で病因遺伝子MECP2に変異が同定される．

　しかし，Rett症候群の診断基準[1]を満たす患者であっても，MECP2に病的変異が同定されないこともある．また，自閉スペクトラム症や知的障害と診断されている患者の中にも，MECP2の病的変異を有していることがあり，MECP2変異による臨床像は多彩である．Rett症候群の診断は，その特徴的な臨床症状に基づいて行われ，遺伝子変異の有無がRett症候群の診断に直結するものではない．

Point ❷

　女性では，2本あるX染色体からの過剰な遺伝子発現を避けるために片方のX染色体は不活化されている．X染色体の不活化は胚発生の初期段階に生じ，どちらのX染色体が不活化されるかは，個々の細胞でランダムに決まっている．例えば，変異MECP2のあるX染色体の不活化が偏って多くなると，もう一方のX染色体からは正常MECP2が発現するので，そのMECP2変異を有する女性は軽症か無症状になる．このように，同一のMECP2変異を有する女性でも，X染色体の不活化パターンによって臨床症状の重症度は変わる．一方，X染色体の不活化に偏りがないにもかかわらず，臨床的重症度に差のある姉妹例も知られている．末梢血で調べた結果が，必ずしも中枢神経系内でのX染色体不活化パターンを反映しているという保証はないが，このような姉妹例を対象として臨床症状の軽症化に寄与する修飾遺伝子の探索が進められている．

Point ❸

　遺伝学的検査を受けるかの判断は，患者家族の自由意志によらなければならない．検査に先立ち，十分な情報提供を行い，原因となる遺伝子変異が同定されなくても，患者の臨床診断には影響しないことを説明して理解を得ておく必要がある．

　MECP2変異によるRett症候群の場合，99%以上は散発例で，発端者のみに変異がみられる突然変異に起因している．家族内で同胞発症することは稀で，その頻度は1%未満である．本例のように，Rett症候群が同胞発症する場合には，精子や卵子の前駆細胞である生殖細胞の病的変異モザイクをもつ親から遺伝している可能性がある．生殖細胞モザイクの可能性は，親の血液を用いた遺伝学的検査では予測することはできず，次子での再発危険率も正確に予測することは困難である．さらに極めて稀であるが，変異MECP2のあるX染色体が選択的に不活化されている母親保因者から遺伝することもある．この場合には，変異が子どもに遺伝する確率は50%となる．

まとめ

　Rett症候群の診断は臨床症状に基づいて行われ，遺伝学的検査の結果が診断に直結するものではない．しかし，病因遺伝子変異が同定されれば臨床診断をより確実なものにし，分子メカニズムに基づいた治療法開発のための大切な情報を提供する可能性がある．

Rett 症候群

文献

1) Neul JL, Kaufmann WE, Glaze DG, et al. Rett syndrome: revised diagnostic criteria and nomenclature. *Ann Neurol* 2010; **68**: 944-50.

髙橋　悟

各論 19 先天性心疾患，成長障害，および発達の遅れを呈する1歳男児

■ **症　　例**　1歳9か月男児
■ **主　　訴**　発達の遅れ
■ **家 族 歴**　健康な両親の第1子（図1）．母は幼少期に心臓の治療歴あり（詳細不明）．
■ **周産期歴**　妊娠中に特記すべきことなし．在胎39週，自然分娩で仮死なく出生した．出生時体重3,360 g，身長52 cm．
■ **既 往 歴**　生直後に停留精巣に気づかれたこと以外は特に異常を指摘されず．哺乳困難あり，生後6か月時に体重増加不良を主訴に近医小児科を受診した．このときに心房中隔欠損症と診断され小児循環器科で経過観察中．
■ **現 病 歴**　頸定5か月，独歩1歳6か月．喃語が出始めたのが12か月時で，1歳9か月になっても有意語がないため当科に紹介された．
■ **現　　症**　身長77 cm，体重9.3 kgと3パーセンタイル未満の成長障害を認める．前額部突出，眼間開離，高口蓋，耳介低位，耳介後方回転，翼状頸を伴う短頸などの顔貌の特徴あり．

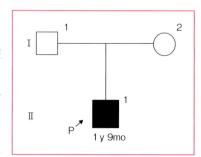

図1　家系図

Point

❶ 診断の確定をどのように進めるか？
❷ 今後のフォローアップについてどのように説明すべきか？
❸ 本症例の遺伝カウンセリングのポイントは何か？

Point ❶

　先天性心奇形，低身長，発達の遅れはそれぞれ多彩な要因によるが，これらの症状に加えて特徴的な顔貌を伴う場合は，先天奇形症候群を疑う．先天奇形症候群を疑う場合は，まずG-band法で染色体異常の有無を検索する．本症例では，染色体は正常男性型であった．哺乳不良の既往と低身長，発達の遅れからPrader-Willi症候群も鑑別にあがる．責任領域を含むプローブを用いたFISH法では欠失がなかった．広い胸郭と停留精巣の合併があることから，Noonan症候群の臨床診断基準にあてはまった（表1）[1]．RAS/MAPKシグナル伝達経路に存在する遺伝子の変異解析を行ったところ，*PTPN11*に病的変異が同定され診断が確定した．本症例の顔貌にも特徴はあるが，年齢とともに変化することと類似した顔貌を示すほかの疾患もあることから，顔貌の特徴から本症候群を診断するには，臨床奇形診断学に習熟した専門医による判定が必要となる．

Point ❷

　Noonan症候群の根本的治療法はない．症状は多

表1　Noonan 症候群の診断基準

a　臨床診断

症状	A＝主症状	B＝副次的症状
1.　顔貌	典型的な顔貌	本症候群を示唆する顔貌
2.　心臓	肺動脈弁狭窄，閉塞性肥大型心筋症および/または Noonan 症候群に特徴的な心電図所見	左記以外の心疾患
3.　身長	3 パーセンタイル未満	10 パーセンタイル未満
4.　胸郭	鳩胸/漏斗胸	広い胸郭
5.　家族歴	第 1 度親近者に確実な Noonan 症候群の患者あり	第 1 度親近者に Noonan 症候群が疑われる患者あり
6.　その他	次のすべてを満たす（女性は 2 つ）：精神遅滞，停留精巣，リンパ管形成異常	精神遅滞，停留精巣，リンパ管形成異常のうち 1 つ

〈診断のカテゴリー〉
1) 1A と，2A〜6A のうち 1 項目以上を満たす場合
2) 1A と，2B〜6B のうち 2 項目以上を満たす場合
3) 1B と，2A〜6A のうち 2 項目以上を満たす場合
4) 1B と，2B〜6B のうち 3 項目以上を満たす場合

b　遺伝子診断

1) 以下のいずれかの遺伝子に Noonan 症候群の病因と考えられる遺伝子変異が認められた場合には，a の臨床診断における判定基準にかかわらず，Noonan 症候群と診断する．
   PTPN11，SOS1，RAF1，NRAS
2) 以下のいずれかの遺伝子に Noonan 症候群の病因と考えられる遺伝子変異が認められた場合には，a の臨床診断における判定基準を考慮し，総合的に判断した上で Noonan 症候群あるいは Noonan 様症候群と診断する．
   KRAS，SHOC2，CBL，BRAF

文献 1)より改変

彩で，また年齢によって気をつけなければならない症状が異なることに留意し，患児の症状にあわせて，定期的な経過観察や治療を行う必要があることを説明する．

Noonan 症候群の健康管理と治療

低身長：出生時の身長は正常なことが多いが，その後の成長率が低いことが多い．成長ホルモン分泌不全による低身長を認める場合には，成長ホルモンを補う治療が保険に適用される．

心疾患：50〜80％ に先天性心疾患を認める．代表的な先天性心疾患は肺動脈狭窄，肥大型心筋症である．その他に心房中隔欠損症，心室中隔欠損症，Fallot 四徴症などの先天性心疾患を有することもある．思春期以降に肥大型心筋症を発症することもあるので，定期的な受診が望ましい．

発達の遅れ：発達の遅れは約 3 分の 1 に認める．定期的な発達評価を行い，適宜必要な支援を考慮する．

眼科：斜視，近視や遠視などの屈折異常，弱視や眼振などの症状を認めることがあるので，一度は眼科受診をすることが望ましい．

耳鼻科：聴力障害（多くの場合は滲出性中耳炎によ

る二次性の聴力低下）を認めることがあるので，定期的な耳鼻科受診が望ましい．

腎・泌尿器：腎・泌尿器系の奇形を合併することがあるので，一度は腎・泌尿器系の精査（超音波検査）を行うことが望ましい．停留精巣に関しては手術を必要とすることもあるので，定期的な受診が必要である．

凝固異常：プロトロンビン時間（PT），活性化部分トロンボプラスチン時間（APTT），出血時間，血小板数の定期的なチェックの実施が望ましい．特に手術前には必ず実施する．

リンパ管異常：手足の浮腫や乳び胸水，腹水，陰囊や外陰部のリンパ管腫を有する場合は，一般的な治療で対応する．

血液腫瘍：若年性骨髄単球性白血病（JMML）や急性リンパ球性白血病（ALL）の発症頻度が一般集団より高いとされているので注意する．

甲状腺：甲状腺機能異常を認めることがあるので，思春期以降は甲状腺ホルモンに関連する血液検査を定期的に検査することが望ましい．

歯科：不正咬合，歯芽異常などを合併することがあ

るので，定期的な歯科検診の実施が望ましい．

Point ❸

　Noonan 症候群は，細胞増殖，分化，生存に関与する細胞内シグナルである RAS/mitogen-activated protein kinase（MAPK）シグナル伝達経路に存在する遺伝子の生殖細胞変異（germline mutation）により，成長・発達障害，先天性心疾患，肥大型心筋症，様々な程度の精神発達遅滞，特徴的な顔貌を示す常染色体優性遺伝性疾患である．Costello 症候群や cardio-facio-cutaneus（CFC）症候群も RAS/MAPK シグナル伝達経路に存在する遺伝子変異により生じることから，Noonan 症候群，Costello 症候群，CFC 症候群は全てまとめて RASopathies とよばれる．

　Noonan 症候群または RASopathies の原因遺伝子として *PTPN11*，*SOS1*，*RAF1*，*RIT1*，*KRAS*，*NRAS*，*SHOC2*，*CBL* 等が近年同定されている．そのため，遺伝学的検査による確定診断が可能となっている．ただし，臨床的に RASopathies と診断された中で遺伝子変異が同定されるのは約 60% である．

　本症候群の遺伝カウンセリングのポイントは 2 つある．一つは，子どもが RASopathies と診断されたことを機にその親が初めて診断されることもあることである．本症の顔貌の特徴は成人期には軽微になることが知られており，先天性心疾患や停留精巣の治療歴から診断に至ることもある．本症例の場合，母にも先天性心疾患の治療歴があることから，母親も同症の可能性は否定できない．成人になっても心臓の検診のほか甲状腺機能のフォローなどの医学管理が必要とされる点から，母親の遺伝学的解析も考慮される．もう一つは，患児本人への診断の説明をどのタイミングですべきか，という点である．というのも，本症の場合，男性における不妊のリスク，女性における分娩時の血液凝固不全に対する対応が必要であるため，本人が疾患について理解しておくことが求められるからである．患者本人の理解度にあわせ，適切なタイミングでの遺伝カウンセリングが考慮される．

まとめ

　小児神経科医が診療する中で，よく遭遇する「発達の遅れ」を主訴とした症例を提示した．発達の遅れは様々な要因があるが，詳細な問診と身体診察が診断のきっかけとなる．多彩だが一つひとつの症状が非特異的な臓器別の症状である場合，異なる診療科で別々にフォローされることが多い．そのような状況では，原疾患が見過ごされることがありがちである．RASopathies は日本では 1 万人に 1 人の発生頻度といわれている希少疾患であるが，それぞれの症状に対する対応や管理指針がある点で，診断する意義は大きい．

RASopathies

文　献

1) van der Burgt I. Noonan syndrome. *Orphanet J Rare Dis* 2007; **2**: 4.

参考文献

- 松原洋一, 緒方勤, 黒沢健司, ら. 分子診断に基づくヌーナン症候群の診断・治療ガイドライン作成と新規病院遺伝子の探索. 平成 23 年度-平成 24 年度総合研究報告書：厚生労働科学研究費補助金難治性疾患等克服研究事業（難治性疾患克服研究事業）．2011．
- Gene reviews Japan. http://grj.umin.jp/［閲覧日：2019.9.27］

福與なおみ

各論

20 頭囲拡大と発達の遅れを示した4歳女児

□ **症　例**　4歳女児

□ **家 族 歴**　32歳の父親と28歳の母親の第1子（図1）．父親は＋4 SDの頭囲拡大を認めるが発達の遅れはなく，その他の症状に気づかれていない．父方祖母は乳がんのために45歳で死亡している．頭囲は大きかったとのことである．

□ **周産期歴**　妊娠中の経過には特記すべきことなし．在胎39週4日，自然経腟分娩にて出生．出生時体重は3,200 g，身長51 cm，頭囲34 cm（＋0.6 SD）．Apgarスコアは9/9．

□ **発 達 歴**　頚定4か月，座位9か月，独歩1歳6か月，有意語の出現は1歳8か月，4歳での発達指数は70．

□ **現 病 歴**　全般的な発達の遅れがあり，経過観察を受けていた．一般採血では問題なし．染色体検査は正常女性核型．Sotos症候群のFISH法は陰性であった．頭部MRIでは異常を指摘されていない．出生時から頭囲拡大が認められ，増大傾向があり，大学病院の神経外来を紹介受診となった．

□ **身体症状**　身長103 cm（＋0.2 SD），頭囲56 cm（＋4 SD）．前後径の長い長頭，前額突出，水平な眉毛，平坦な鼻根部を認めた．神経学的には腱反射は正常であり，特別な所見は認めない．胸腹部は問題なし．四肢に問題なし．

□ **両親の理解**　前医では，「頭囲拡大と発達の遅れがあり，Sotos症候群も疑われるが，FISH法が正常であったので確定はできない．遺伝病である可能性があり，はっきりさせるためには遺伝子診断が必要である」と説明を受けていた．次子の希望もあり，可能であれば遺伝子診断を含めて検査をしてほしいと希望された．

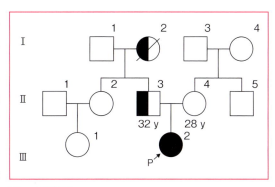

図1　家系図

◐：大頭，◑：発達遅滞

Point

❶ 頭囲拡大と発達遅滞の鑑別診断は何か？
❷ 遺伝学的検査をどのように進めるか？
❸ 本例の遺伝カウンセリングのポイントは何か？

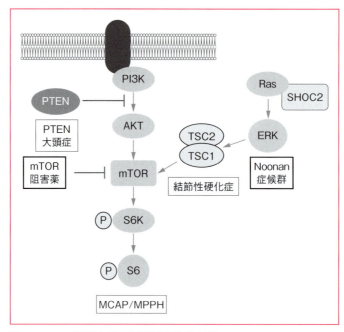

図2 mTOR経路とそれに影響する蛋白群

受容体からの信号が伝達され，細胞増殖を促す．経路の機能が亢進すると巨脳症となる．PTENは経路を抑制する蛋白であり，PTENのハプロ不全はmTOR経路の脱抑制を引き起こす．結節性硬化症の原因遺伝子産物TSC1とTSC2は複合体を形成し抑制的に作用する．機能低下するとmTORを介して細胞増殖を促すため，mTOR阻害薬が有効である．Noonan症候群の原因であるRas-MAPK経路もmTOR経路を亢進させる．

Point ❶

　発達遅滞の診察で，頭囲拡大の合併はしばしば経験する．+2 SDを超える頭囲拡大の原因としては，脳室やくも膜下腔の拡大による水頭症と，脳実質の容量が増加する大頭症に分けると考えやすい．大頭症の中で脳実質の容量増加が著しい場合は巨脳症とよばれるが，明確な定義はない．また水頭症と大頭症とが合併することもある．大頭症は過成長に伴うものと，それ以外に分けると考えやすい．過成長に伴う疾患の代表がSotos症候群である．過成長を伴わない疾患は多く，顔貌特徴や合併症により診断を進める．Sotos症候群と後述するmechanistic target of rapamycin（mTOR）経路が関連する疾患では，顔貌特徴が異なる．例えば，PTEN変異では前後経の長い長頭，前額突出，水平の眉毛，平坦な鼻根部を示す．Sotos症候群では大頭に加えて，眼瞼裂斜下，眼間開離があり，顔貌は異なる．そのため，ていねいな診察が重要である．その他，血管腫や四肢異常の有無に注意する．また，ムコ多糖症などの代謝異常は治療法があるので，見逃さないように注意する．

Point ❷

　遺伝学的検査は臨床的な鑑別診断に沿って実施する．Sotos症候群のFISH法は保険適用で実施できる．しかし，FISH法で診断されるのは欠失型だけであり，Sotos症候群の半数程度に過ぎない[1]．欠失型Sotos症候群は非欠失型より重症で心臓や腎泌尿科的合併症が多く，過成長を伴わないことが多い．非欠失型Sotos症候群は*NSD1*の遺伝子解析が必要になる．過成長を伴わない大頭症の原因としては，mTOR経路の遺伝子異常が多い．mTOR経路は主要な細胞増殖経路であり，腫瘍での役割が知られていた（図2）．近年，mTOR経路の生殖細胞変異が遺伝性巨脳症の主要な原因であることが解明された[2]．臨床的には多指症を伴うmegalencephaly polymicrogyria polydactyly hydrocephalus（MPPH）や血管腫を伴うmegalencephaly capillary malformation syndrome（MCAP）などが知られていた．しかし，原因遺伝子が同定されたことで，多指症や血管腫のない例も多く，症状は重なっていることが示された．具体的な遺伝子としては，*PIK3R2*，*PIK3CA*，*AKT3*，*MTOR*，*PTEN*などの変異が同定されている．遺伝子の種類

により症状に特徴があるが，大頭症と発達遅滞は共通の症候である．これらの遺伝子変異はモザイクで起こると，片側巨脳症や限局性皮質形成異常の原因となる[3]．したがって，これらはmTOR関連疾患という疾患スペクトラムとして捉えることができる．このように互いに症状が重なっているので，遺伝子診断は次世代シーケンサーを用いた複数の候補遺伝子を含むパネル解析が必要である．片側巨脳症や限局性皮質形成異常のモザイク性疾患は解析には罹患臓器である脳の検体を用いることが必要である．

mTORは種々の受容体からシグナルを受けて，細胞増殖を促す．結節性硬化症の原因遺伝子産物TSC複合体は機能低下することで，そして，Noonan症候群関連疾患のRas-MAPK経路もmTORを亢進させる（図2）．また，がん抑制遺伝子PTENはmTOR経路を抑制する．mTORの活性は下流の蛋白（S6など）のリン酸化の測定で確認できる[2]．mTOR阻害薬（シロリムスもしくはエベロリムス）はがんや結節性硬化症の治療薬として認可されている．原理的には遺伝性巨脳症や片側巨脳症への効果が予想され，今後の臨床研究が期待される．

本例においてはPTENのナンセンス変異をヘテロ接合性に同定した．

Point ❸

大頭症の多くは常染色体優性遺伝である．重症例はde novo変異であり，軽症例は両親のいずれかが同じ変異をもつ．発端者の小児例の診断をきっかけに，両親のいずれかの疾患が見つかる場合も多い．mTOR経路の遺伝子異常ではPIK3R2，PIK3CA，AKT3，MTORは機能亢進型の変異であり，これらが原因では重症の場合が多く，多くはde novo変異である．これに対して，mTOR経路を抑制するPTENの変異例はハプロ不全が原因である．PTEN変異例は大脳皮質形成障害の合併がなく，発達の遅れは軽度である．そのため，両親のいずれかが同じ変異をもつことがある．今回の症例もこのパターンである．父親が大頭症であり，父方祖母は大頭症と早発乳がんを発症している．同じ変異を有する可能性が高い．PTEN変異は成人ではCowden症候群などの家族性腫瘍症候群の原因であり[4]，腫瘍発生のリスクが高い．そのため，本人のみならず父親にも腫瘍発生のモニタリングが望まれる．

まとめ

大頭症の原因としてmTOR経路の遺伝子変異が明らかになり，遺伝子診断の対象となってきている．しかし，複数の遺伝子の解析が必要であり，また，家族性腫瘍症候群の原因遺伝子も含まれている．そのため，遺伝子診断の実施には十分な遺伝カウンセリングが望まれる．

PTEN過誤腫症候群

文献

1) Kurotaki N, Harada N, Shimokawa O, et al. Fifty microdeletions among 112 cases of Sotos syndrome: low copy repeats possibly mediate the common deletion. *Hum Mutat* 2003; **22**: 378-87.
2) Negishi Y, Miya F, Hattori A, et al. A combination of genetic and biochemical analyses for the diagnosis of PI3K-AKT-mTOR pathway-associated megalencephaly. *BMC Med Genet* 2017; **18**: 4.
3) Mirzaa GM, Poduri A. Megalencephaly and hemimegalencephaly: breakthroughs in molecular etiology. *Am J Med Genet C Semin Med Genet* 2014; **166C**: 156-72.
4) Eng C. PTEN Hamartoma Tumor Syndrome. In: *GeneReviews®* Seattle: University of Washington. Last Update: June 2, 2016. https://www.ncbi.nlm.nih.gov/books/NBK1488/ ［閲覧日：2019.10.1］

齋藤伸治

各論 21

知的障害を呈した15歳男児

□**症　　例**　15歳男児
□**家 族 歴**　家系図参照(図1)[1].
□**現 病 歴**　妊娠経過に異常を認めない．在胎40週，体重3,100 g，頭囲34 cm，正常経腟分娩で仮死なく出生．3歳の時に言語発達の遅れを認め，染色体検査を含めた精査を受けたが特に異常を認めず，原因不明の重度知的障害および自閉スペクトラム症と診断された．小・中学は支援学校に通学していた．15歳時，医療機関を受診時に，特徴的顔貌(長い顔貌)，巨大精巣を認め，臨床的に脆弱X症候群(fragile X syndrome；FXS)が疑われた．

□**検査所見**　G-band法，マイクロアレイ染色体検査では異常所見を認めなかった．

□**両親への説明**　特徴的な臨床所見からFXSが疑われ，遺伝学的検査により確定診断ができることがご家族に提示された．

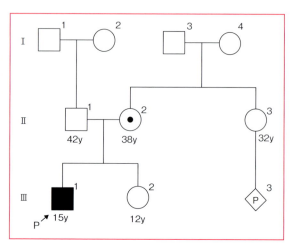

図1　家系図
(文献1)より引用改変)

Point

❶ 本人(Ⅲ-1)の遺伝学的診断の進め方と意義は何か？
❷ 母親(Ⅱ-2)の保因者診断の意義は何か？
❸ 発端者の妹(Ⅲ-2)と母親の妹(Ⅱ-3)における遺伝子診断の意義は何か？

　知的障害は，一般人口の2〜3%と頻度が高く，またその原因は遺伝要因と環境要因からなる極めて多様な病態である．脆弱X症候群(FXS)は，欧米においては男性の約7,000人に1人，女性では約11,000人に1人と報告され，知的障害の男性患者の約3%，女性患者の約1%であり，特に知的障害や自閉スペクトラム症を呈する男性患者に対しては，第一に鑑別すべき疾患である．日本においては男性の10,000人に1人と推定され，未診断例が多いと考えられている．

　FXSはトリプレットリピート病の一つであり，責任遺伝子 *FMR1* はX染色体(Xq27.3)に局在し，エクソン1の5'側の非翻訳領域(untranslated region；UTR)内に3塩基(CGG)繰り返し配列をもつ(図2)[1]．

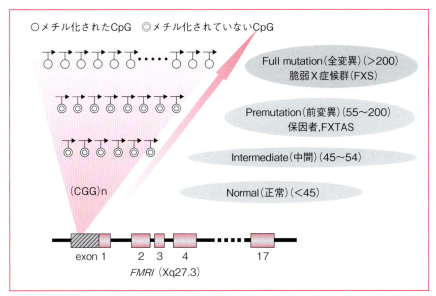

図2 *FMR1* 遺伝子のエクソン1の5'側非翻訳領域のCGG繰り返し配列の伸長
（文献1）より引用改変）

この繰返し回数は健常者では通常45未満（normal：正常）であり，201回以上の全変異（full mutation）をもつアリルでは，プロモーター領域のCpGがメチル化し，*FMR1*遺伝子の転写抑制により，FMR1蛋白量が低下することにより発症する．繰り返し回数が45〜54回，55〜200回のアレルはそれぞれ，中間型変異（intermediate），前変異（premutation）とよばれる[2]．

前変異のアリルをもつ場合FMR1は発症しないが，伸長したRNAの機能獲得により，中年期に企図振戦，失調性歩行，Parkinson様症状を発症する脆弱X関連振戦・失調症候群（fragile X-associated tremor/ataxia syndrome；FXTAS）や40歳前に閉経するFMR1関連早発卵巣機能不全症（fragile X-associated primary ovarian insufficiency；FXPOI）を発症する．FXSの男性患者の母親は通常，一方のアリルが前変異あるいは全変異をもち，子孫に受け継がれるときに繰り返し配列が伸長する（表現促進現象：anticipation）．*FMR1*遺伝子検査は保険収載されている．

FXSおよびFXTAS，FXPOIは指定難病に，FXSは小児慢性特定疾病にも登録されており，その確定診断には遺伝学的検査が必要である．

Point ❶

発症した患者の正確な診断は最優先事項であり，社会的資源の活用，新しい治療法の臨床研究や治験への参加を考慮すれば，発端者（Ⅲ-1）に対する遺伝学的検査を進めることは，意義がある．ただし，結果により，本人や家族に対する影響を事前に十分検討（すなわち，遺伝カウンセリング）する必要がある．「現時点で治療法がないのに，今更診断してもしょうがない」という考えもあるかもしれないが，重度の知的障害の原因が「妊娠中の環境，自分の育て方の問題に違いない」と考えていた母親にとっては，正確な診断により救済される可能性がある．

Point ❷

非発症者に対する遺伝学的検査は，その意義を十分検討してから行うべきである．患児の母親（Ⅱ-2）に対する遺伝学的検査は保因者診断とFXTASやFXPOIの発症前診断の二つの意味がある．一方でX連鎖性遺伝では，保因者の可能性が高い母親のみに負担がかからないよう，十分配慮する必要がある．

Point ❸

未成年同胞（Ⅲ-2）に関しては，保因者診断，あるいは発症前診断に該当するため，現時点で臨床的な意義がなければ，遺伝学的検査の実施は成年まで待つべきである．

母親の同胞（Ⅱ-3）は祖母（Ⅰ-4）が保因者であれば母親（Ⅱ-2）と同様に保因者である可能性があるが，そのことを伝えるべきかどうかは難しい問題である．医学的意義，親戚間の関係など様々な背景を考慮したうえでの対応が望まれる．

以上，FXSはX連鎖性疾患であるが，常染色体優性遺伝性疾患のようにふるまい，発症者の診断の際

には，発症前診断，保因者診断など様々な遺伝的問題を同時に検討していかなければならないことを念頭に置きたい．たとえ発端者の遺伝学的検査を実施しなくとも，臨床的にFXSを鑑別にあげた段階で多くの問題が発生していることに改めて気がつくべきであり，早い段階からの遺伝子診療部門との連携が必要である．

脆弱X症候群

文献

1) 難波栄二. 稀少難病の遺伝学的診断と小児神経領域の診療について. 脳と発達 2018; **50**: 183-8.
2) Saul RA, Tarleton JC. *FMR1*-Related Disorders. *GeneReviews®*. Seattle: University of Washington. Last Revision: April 26, 2012.
https://www.ncbi.nlm.nih.gov/books/NBK1384/［閲覧日：2019.10.1］

和田敬仁

各論

22 X連鎖性知的障害症候群の兄弟例

□ **症　　例**　5歳男児
□ **家 族 歴**　症例は兄（9歳，男児，Ⅲ-2）の臨床症状に酷似している（図1）．
□ **現 病 歴**　妊娠経過に異常を認めない．在胎40週，体重3,000 g，頭囲33 cm，正常経腟分娩で仮死なく出生．生後から筋緊張低下，哺乳力低下，体重増加不良を認め，乳児期に経管栄養を必要とした．消化器系の異常として流涎過多，胃食道逆流症，頑固な便秘，腹部膨満を認めた．独特の姿勢や行動として，手を口の中に入れて嘔吐を誘発する，手を上に向けて首を絞める，視線を合わせようとしない，といった特徴を認めた．独立歩行の獲得，有意語の獲得なく，重度の精神運動発達遅滞を呈し，診断目的で，小児専門病院を受診した．
□ **身体症状**　顔貌は特異的で，内眼角贅皮，眼間乖離，鞍鼻，鼻根部平低，上向きの鼻孔，耳介低位，歯列不正，歯間が広い，三角口，下顎の突出を認めた．外性器異常（小陰茎，小精巣）を認めた．
□ **検査所見**　新鮮末梢血液の brilliant cresyl blue（BCB）染色でゴルフボール状に染色される顆粒で充満した赤血球を約0.5%の赤血球に認めた（図2）．染色体検査（G-band法），マイクロアレイ染色体検査では異常所見を認めていない．
□ **両親への説明**　男性兄弟2人が発症していることから，X連鎖性知的障害症候群の一つが疑われた．母親が保因者である可能性を説明したところ，母親は保因者診断を受けることを希望した．
　検査の結果，発端者に遺伝子変異が認められ，母親においては0.1%の頻度で変異が存在しており，体細胞モザイクであることが確認された（図3）．

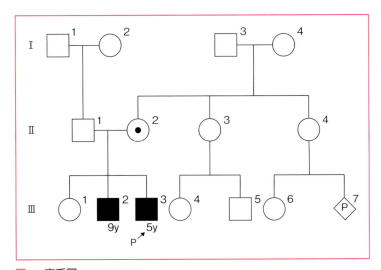

図1　家系図
Ⅲ-2およびⅢ-3は男性罹患患者，Ⅱ-2は変異の保因者であることを示す．Ⅲ-7は胎児であるが，Ⅱ-4が妊娠中であり，まだ性別が不明であることを示している．

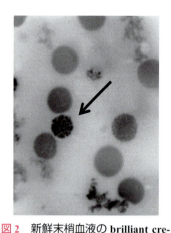

図2 新鮮末梢血液の brilliant cresyl blue 染色による塗抹標本
矢印はゴルフボール状に染色された異常赤血球（HbH）．

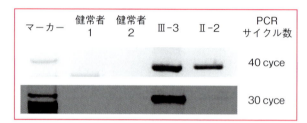

図3 ゲノム DNA を用いた PCR 産物
変異をもつアレルのみ増幅するように設計されている．II-2 で PCR 30 サイクルではバンドを認めないが，40 サイクルではバンドを認める．

Point

❶ 末梢血液の所見から，この症例の診断として何を最も疑うか？
❷ 母親の保因者診断は必要か？
❸ 母親の保因者診断の結果から，この家系に有益な情報はあるか？

Point ❶

家族歴（男性同胞が複数罹患している）と特徴的な臨床症状からX連鎖性知的障害症候群の一つであるX連鎖αサラセミア・知的障害症候群（MIM#301040：X-linked α-thalassemia/mental intellectual disability syndrome；ATR-X syndrome），が疑われる[1]．X染色体に局在する遺伝子を責任遺伝子とするX連鎖知的障害は，男性知的障害患者の20〜25%の原因と推定されている．現在までに100以上の責任遺伝子が同定され，その22%は遺伝子の転写に関わる因子をコードしている[2]．ATR-X症候群の責任遺伝子 ATRX もこのうちのクロマチンリモデリング因子をコードし，エピジェネティクスの調節に関わっていると考えられている．男性同胞発症による重度知的障害症例ではX連鎖性疾患も鑑別にあげ，簡便な末梢血液のBCB染色によりATR-X症候群の診断に至ることができる（注意：患者の2割では異常は見つからない）．確定診断には遺伝学的検査が必要である．現時点で自費診療となるが，検査会社で遺伝学的検査が可能である．

Point ❷

X連鎖性疾患が男性同胞発症した場合，母親は保因者診断を受けなくても，必然的に保因者（obligate carrier）であると考えられる．そのためこの場合の保因者診断は，その意義をよく検討したうえで行うべきである．罹患男性の女性同胞（III-1）は，保因者リスクが最大で50%となり，一般的には，成人を迎えてから，本人の意思により保因者診断を行うかどうかを検討するのが原則である．

Point ❸

II-2 は obligate carrier であるが，検査の結果，遺伝子変異をもつ細胞を低頻度にもつ体細胞かつ生殖細胞系列のモザイク（gonosomal mosaicism）であることが明らかになった[3]．もし，第1子で診断がついた段階で母親の保因者診断を行っていた場合，通常の方法（PCRサイクル30回）で診断していれば，母親は「保因者ではない」と誤診されていた可能性がある．また，末梢血液での低頻度モザイクは，性腺

での低頻度を意味しておらず，遺伝的なリスクが低いとはいえないことに注意が必要である．通常，末梢血液を用いた検査で母親の保因者状態が否定されたにもかかわらず，第2子が罹患することで，母親の体細胞（あるいは生殖細胞）モザイクに気づかれる場合がほとんどである．例えば，同じX連鎖性疾患であるDuchenne型筋ジストロフィーにおいては，孤発例と考えられる発端者の母親の14～20%に性腺モザイクが認められると推測されており，遺伝カウンセリングにおいては十分注意する必要がある[4]．

一方で，今回，この母親が体細胞モザイク変異をもつことが判明したことにより，その母親（I-4）および同胞（II-3，II-4）が保因者であることが否定された．体細胞モザイク変異は，受精卵からの発生段階の初期に，分割された細胞の一部に突然生じたと考えられるためである．特に，妊娠中のII-4にとって，この情報は有用であり，リスクのある可能性を告げることによる不要な心配を回避することができた．

■まとめ

今後，次世代シーケンスによる診断が増加するにしたがい，体細胞モザイクが明らかになるケースが増えてくることが予想される．まず診断をつけることは重要であるが，特に遺伝子解析を進める場合，その結果の意義や解釈，家系内の家族に与える影響をよく理解したうえで進めていく必要があり，認定遺伝カウンセラー®あるいは，臨床遺伝専門医とともに外来診療を進めることが望まれる．

ATR-X症候群

■文献

1) 和田敬仁，中村美保子，松下友子，ら．X-linked α-thalassemia/mentalretardation syndrome(ATR-X)の3症例．脳と発達 1998; **30**: 283-9.
2) Lubs HA, Stevenson RE, Schwartz CE. Fragile X and X-linked intellectual disability: four decades of discovery. *Am J Hum Genet* 2012; **90**: 579-90.
3) Shimbo H, Ninomiya S, Kurosawa K, Wada T. A case report of two brothers with ATR-X syndrome due to low maternal frequency of somatic mosaicism for an intragenic deletion in the ATRX. *J Hum Genet* 2014; **59**: 408-10.
4) Ian D. Young. Introduction to risk calculation in genetic counseling. 3rd ed. New York: Oxford University press, 2006.

〈和田敬仁〉

各論 23 軽度発達遅滞を示す姉妹例

□**症　　例**　5歳女児

□**家 族 歴**　血縁関係のない健康な両親の下に生まれた．現在1歳半の妹（Ⅲ-2）も発達が遅れているが，非特異的な所見のみ（図1）．

□**周産期歴**　在胎39週，通常分娩にて出生した．出生体重2,250 g．

□**発 達 歴**　乳児期早期から遅れが認められ，頚定が5か月，寝返り6か月，独歩は20か月で獲得した．

□**既 往 歴**　全体的に3パーセンタイル未満の成長障害および小頭症が認められており，成長ホルモン療法が施行されている．頭蓋骨早期癒合症のため，脳外科的に手術が行われた．

□**身体所見**　外表的に目立った所見は認められないが，発達指数は66で軽度発達遅滞を認める．

□**遺伝学的検査**　発達遅滞の原因が未診断のままであり，姉妹発症例ということで何らかの遺伝的な背景が疑われたため，次世代シーケンスによる網羅的なゲノム解析を行った．明らかな疾患関連遺伝子変異は認められなかったが，次世代シーケンスデータを用いてeXome Hidden Marcov Model（XHMM）によるcopy number variation（CNV）解析を行ったところ，ヘテロ接合性の染色体微細欠失を疑わせる所見が認められた（図2）．マイクロアレイ染色体検査で確認したところ，*MED13L*遺伝子内の微細欠失を同定した．切断端をPCRで確認するとともに，妹を解析したところ，同じ変異をもつことが明らかになった．

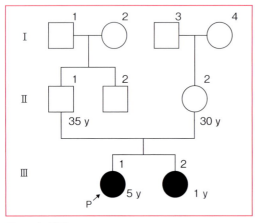

図1　家系図
健康な両親の娘2人に軽度の発達遅滞が認められた．

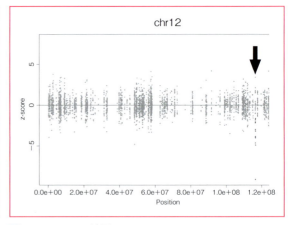

図2　XHMMの結果
12番染色体の*MED13L*遺伝子領域に欠失を示唆する所見が認められた．

Point
❶ 姉妹で同じ変異が認められた原因をどう考えるか？
❷ 低頻度モザイク，あるいは性腺モザイクはどの程度の頻度で認められるものと考えられるか？
❸ このようなモザイク変異に対してどのように対応すべきか？

Point ①

　本症例においては，同胞発症していることを考えると，一般的には常染色体劣性遺伝性疾患が鑑別にあげられる．もちろん男児であればX連鎖劣性遺伝形式もあり得るが，この症例は女児なので，X連鎖劣性遺伝形式はあてはまらない．可能性としては母系遺伝によるミトコンドリア病なら説明がつくかも知れないが，実際には，姉妹ともに *MED13L* のヘテロ欠失を示した．この場合，姉妹ともに全く同じ変異が de novo で生じることは考えられないため，親世代から常染色体優性遺伝形式で受け継いだものとしか考えられない．しかしながら，両親ともに症状はなく，これでは説明がつかない．

　実際，解析してみると，母親は低頻度のモザイクで同じ変異をもっていた[1]（図3）．解析に供した血液サンプルでは低頻度であったが，同胞間で反復して認められているため，性腺組織においてはもっと高い頻度で変異をもっている可能性が示唆される．

Point ②

　本症例のような低頻度モザイクは，実際にはそれほど珍しいものではないことが示されてきている．最もよく知られているのは骨系統疾患である．この疾患では，患者の5人に1人は両親のモザイク変異を受け継いでおり，同胞間での反復発症はまれではない．著者の研究室においては，親世代におけるモザイク変異を患者1,000人に1人程度は検出しており，その変異を示す遺伝子や染色体微細構造異常も様々である．

Point ③

　一般的に発端者において，ヘテロ変異で発症する重篤な疾患であることが診断された場合，健康な両親が変異をもっている可能性は低いと判断し，両親検索まで行わない場合が多いと考えられる．もし両親検索を行っても，末梢血で変異が認められなければ，de novo と考え，次子における再発の可能性はほ

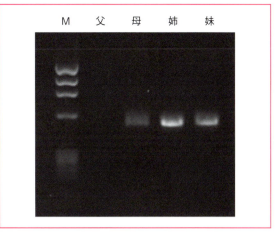

図3　long PCR の結果
父以外の母，姉，妹に増幅が認められた．母親における増幅効率は，姉妹に比して低く，低頻度モザイクが示唆された．

とんどないと結論づけることになろう．ただ，どんな場合でも性腺モザイクの可能性は否定できない．したがって，たとえ両親に変異がなく，de novo と考えられたとしても，性腺モザイクの可能性を否定できないからには，再発リスクが全くないとはいえない，ということを結果説明時に申し添えておくことが肝要である．

 低頻度モザイク変異

文献

1) Yamamoto T, Shimojima K, Ondo Y, Shimakawa S, Okamoto N. MED13L haploinsufficiency syndrome: A de novo frameshift and recurrent intragenic deletions due to parental mosaicism. *Am J Med Genet A* 2017; **173**: 1264-9.

山本俊至

各論 24

中等度知的障害，てんかん，低身長および特徴的な顔貌を認めた 7 歳男児

□ **症　例**　7 歳男児
□ **主　訴**　知的障害，てんかん，低身長．
□ **家族歴**　血族婚のない健康な両親の第 1 子（Ⅲ-2），健康な妹（Ⅲ-3）が 1 人，家系内に同症なし（図 1）．
□ **発達歴**　頸定 6 か月，座位 9 か月，つかまり立ち 1 歳 2 か月，独歩 1 歳 8 か月歳，有意語 2 歳頃．
□ **現病歴**　4 か月検診時に頸定がみられず，1 か月後再診となったが首が座っていなかったため，総合病院小児科紹介となった．運動発達の

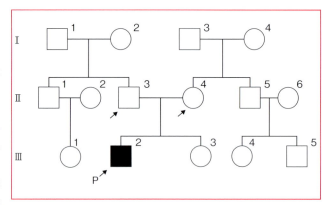

図 1　家系図
家系内に神経筋疾患なし．

遅れ，筋緊張低下を認め小柄な体格であった．当初，筋疾患や Prader-Willi 症候群が疑われ，一般血液検査，G-band 法，FISH 法（SNRPN）を行ったが異常を認めなかった．リハビリテーションを開始し定期受診していた．1 歳を過ぎても有意語の出現がなく，言語発達の遅れにも気づかれた．1 歳時から単純型熱性けいれんが 3 回あり，3 歳時から無熱性けいれんが数回あり，てんかんの診断で，抗てんかん薬による治療を開始し単剤でコントロールされている．小学校入学前（6 歳時）に行った知能検査では知能指数 45 の中等度知的障害（intellectual disability；ID）を認めた．今回，ID の原因検索を希望され両親とともに大学病院を紹介され受診した．
□ **現　症**　身長－2.1 SD，頭囲－1.0 SD，肥満を認めない，神経学的異常や筋緊張低下なし．顔貌は眼間解離，顔面正中部平坦を認めたが，その他身体所見に特徴を認めなかった．
□ **検　査**　一般血液，生化学検査，尿検査に異常なし，頭部 MRI 異常所見なし，心エコー，腹部エコー異常所見なし．
□ **経　過**　中等度知的障害，てんかん，低身長および特徴的な顔貌を認め遺伝性疾患が疑われたが，特定の疾患や症候群に一致しなかった．担当医より網羅的遺伝子解析（TruSight One Sequencing Panel；TSO，Illumina 社）が提案された．遺伝カウンセリングの後，研究参加同意を得て患者および両親の採血を行い，トリオ（患者，両親）で解析を行った．
□ **結　果**　患者の症状と関係する病的バリアントを認めなかった．

Point
❶ なぜ網羅的遺伝子解析（TSO）を行ったが診断がつかなかったのか？
❷ より詳しい全エクソーム解析（whole exome sequencing；WES）を行うと診断がつくのか？
❸ TSO および WES の限界を補完する解析法や試みは？

Point ❶

TSO は OMIM（https://www.omim.org/），HGMD（http://www.hgmd.cf.ac.uk/ac/index.php）等に基づき，ヒト遺伝性疾患関連既知遺伝子4813個のエクソン領域をターゲットに設計された市販のパネルであり，疾患関連遺伝子を効率よく解析することが可能である．TSO は基本的な試薬はキットに含まれており，卓上型次世代シーケンサー MiSeq（Illumina 社）でシーケンスが可能で，解析ソフトウェアも提供されており，小規模な研究室やバイオインフォマティクスの専門知識がなくても解析が可能である．過去の報告によると TSO を使用した ID および関連疾患の遺伝要因判明率は 25～34% である[1]．

今回，診断がつかなかった，つまり病的バリアントが検出されなかった理由は以下の可能性が考えられる．

①バリアントが検出されたが解釈が困難

検出されたバリアントの解釈は ACMG ガイドラインを参照にすることが多いが，解釈困難な場合（variant of unknown significance：VUS）がある[2]．遺伝子機能解析結果や疾患関連変異データベース（HGMD や ClinVar）の充実により解釈が変わる場合がある．

②通常の解析で検出できないバリアントが原因である

ショートリードの次世代シーケンサー解析では塩基置換，小さな欠失・挿入の検出は可能であるが，大きな欠失・重複（エクソン単位，遺伝子単位，copy number variations：CNVs）やタンデムリピート延長の検出は困難である．大きな欠失・重複の検出にはマイクロアレイ染色体検査や CNVs を検出するソフトウェア（eXome Hidden Markov Model：XHMM 等）の併用が有用である[1]．FMR1 遺伝子のタンデム（CGG）リピートの延長により発症する脆弱 X 症候群は，欧米で男性の ID の原因として頻度が高いことが報告されている．ID を伴う男性においては別の方法で FMR1 遺伝子のリピート数解析（PCR 法，保険収載 3880 点，BML で受託）スクリーニングが推奨される[3]．

③まだ疾患との関連が不明な遺伝子にバリアントが検出された

4813 遺伝子には，現時点で疾患の原因として明らかでない候補遺伝子も含まれているので解釈に注意が必要である．今後，同じ遺伝子にバリアントをもつ症例報告や遺伝子機能解析が進むことにより，解釈が変わる可能性がある．

④イントロンや調節領域にバリアントが存在[3]

TSO はエクソン領域およびスプライス部位をターゲットとして設計されているため，イントロンや調節領域にあるバリアントは基本的に検出できない．病的バリアントの 9～30% は RNA 発現やプロセシングにかかわっていて，蛋白をコードする領域外に存在するという報告がある[3]．

⑤原因遺伝子が TSO に含まれていない

ID に関係する遺伝子は 700 以上報告されており，新たな原因遺伝子も年々増えている[4]．TSO は 2013 年に販売開始されており，その時点でのヒト遺伝性疾患関連既知遺伝子より抽出されているため，ここ数年の間に新たに発見された原因遺伝子は含まれていないため検出できなかった可能性がある．

⑥カバレッジ深度が低い部分にバリアントが存在

TSO ではターゲットの 95% 以上の領域において 20× 以上のカバレッジ深度が得られるよう設計されているが，カバレッジ深度が低い領域が存在する．カバレッジ深度が低い領域にあるバリアントは，解析の絞込みの段階でフィルターをパスせず，バリアントとして検出されない可能性がある．

Point ❷

WES は全遺伝子（約2万遺伝子）のエクソン領域およびスプライス部位をターゲットにしているため，診断がつくことが期待されるが，現時点では ID および関連疾患の全エクソーム解析の陽性率は 25～41% と報告されている[1][4]．

ポイント 1 にあげた⑤を除き，WES にも TSO と同様の限界があるため，その影響を考慮する必要がある．

Point ❸

①全ゲノム解析（whole genome sequencing：WGS）は

コード領域および非コード領域両方をターゲットとしているため，ポイント 1 であげた②，④の検出が可能である．しかし，WES に比べて費用が高額であることや，約 300 万以上の膨大なバリアントが検出されることからデータ解析に課題が残る．WGS により WES 陰性 ID 患者の 26% で原因が判明したという報告がある[3]．

②データ再解析

解析パイプラインの改良や新たな ID 原因遺伝子の発見（文献，データシェアリング含む）など情報の蓄積により，陽性率が向上しており再解析の重要性が報告されている．初回 WES 解析時に陰性であった患者の再解析で 5.6～15% に原因が判明したと報

告されている[5].

まとめ

IDは全人口の約1%の頻度と推定される小児科診療で診る機会の多い病態である.その原因は大きく環境要因(周産期異常,感染症等)と遺伝要因(染色体異常症,単一遺伝子疾患,多因子遺伝疾患)に分けられる[4].中等度〜重度ID(Down症候群除く)では,G-band法で3〜6.5%,マイクロアレイ染色体検査で15〜23%(G-band法で判明する異常を含む)において原因が判明すると報告されている(図2).次世代シーケンサーの登場により,単一遺伝子によるIDの原因遺伝子の解明が進んでおり,現在700以上の原因遺伝子(常染色体優性,常染色体劣性,X連鎖性)が報告されている.WESは施設やトリオ又はシングルの解析かにより異なるが,24〜41%の判明率が報告されており,全検査を累計すると中等度〜重度IDの遺伝要因は55〜70%で判明すると報告されている[4].

現時点ではID患者における陽性率はTSO 30%前後,WES〜40%と決して高くないため,検査前にご家族に検査の陽性率および限界について十分説明する必要がある.また,結果が陰性の際も再解析により原因が判明することがあるため,引き続き患者のフォローアップが重要であると考えられる.

原因不明の知的障害

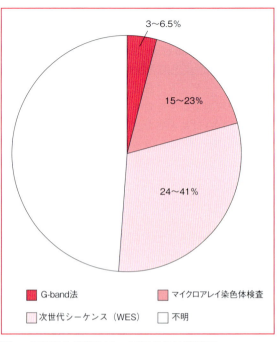

図2 網羅的な解析によって得られる診断率

文献

1) Yamamoto T, Imaizumi T, Yamamoto-Shimojima K, et al. Genomic backgrounds of Japanese patients with undiagnosed neurodevelopmental disorders. *Brain Dev* 2019; **41**: 776-82.
2) Richards S, Aziz N, Bale S, et al. Standards and guidelines for the interpretation of sequence variants: a joint consensus recommendation of the American College of Medical Genetics and Genomics and the Association for Molecular Pathology. *Genet Med* 2015; **17**: 405-24.
3) Gonorazky HD, Naumenko S, Ramani AK, et al. Expanding the Boundaries of RNA Sequencing as a Diagnostic Tool for Rare Mendelian Disease. Am J Hum Genet 2019; **104**: 466-83.
4) Vissers LE, Gilissen C, Veltman JA. Genetic studies in intellectual disability and related disorders. *Nat Rev Genet* 2016; **17**: 9-18.
5) Nambot S, Thevenon J, Kuentz P, et al. Clinical whole-exome sequencing for the diagnosis of rare disorders with congenital anomalies and/or intellectual disability: substantial interest of prospective annual reanalysis. *Genet Med* 2018; **20**: 645-54.

髙野亭子

各論 25

頭痛，視力障害を呈した15歳女子

□**症　　例**　15歳女子

□**家 族 歴**　43歳の母親（Ⅱ-2）に両側難聴の既往がある（図1）．

□**既 往 歴**　小学校入学時，特に症状はなかったが，心電図検査でWolf-Parkinson-White（WPW）症候群と診断された．10〜14歳の間，下垂体性小人症の診断で成長ホルモン治療を受けた．14歳の時，感音性難聴と診断された．

□**出 生 歴**　妊娠中の経過に異常なく，正常経腟分娩で出生．

□**現 病 歴**　第1病日，右半側の頭痛が出現．第4病日，目が見えにくくなってきたため眼科を受診したが，眼科的な異常は指摘されなかった．第5病日，症状が持続するため某医療センター小児科を受診した．

□**身体所見**　受診時，身長149 cm（3〜10パーセンタイル），44 kg（10〜25パーセンタイル）と体格はやや小柄であった．軽度の意識障害（JCS Ⅰ）を認めた．自力歩行は可能であったが，全身の筋力低下を認めた．ベッドサイドで視野を診察したところ，左同名半盲が疑われた．右眼瞼は軽度下垂していた．

□**検査所見**　末梢血液で乳酸22.3 mg/d*l*，ピルビン酸1.39 mg/d*l* と上昇しており，L/P比＞10であった．頭部CT検査で右後頭葉を中心に血管支配領域に一致しない梗塞様所見を認めた．

さらにmagnetic resonance spectroscopy（MRS）で同部位の乳酸ピークの上昇を認めた．頭蓋内圧の上昇はなく，髄液中の乳酸値は28.4 mg/d*l* と上昇していた．

これらを総合的に勘案して，ミトコンドリア病（mitochondrial myopathy, encephalopathy, lactic acidosis, and stroke-like episodes；MELAS［MIM #540000］）が疑われた．

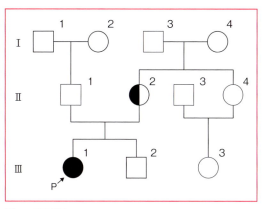

図1　家系図
◐：難聴，◑：WPW症候群，成長障害，頭痛

Point

❶ もっと早くミトコンドリア病を疑うことはできなかったか？
❷ ミトコンドリア病の原因はミトコンドリアDNAの変異か？
❸ ミトコンドリア病は必ず母系遺伝するのか？
❹ ミトコンドリアDNA変異は必ず母親から遺伝するのか？

本症例の特徴的な臨床所見から，ミトコンドリア病（特に MELAS）の診断が疑われる．日本におけるMELAS の診断基準は，『ミトコンドリア病診療マニュアル 2017』（診断と治療社）[1]を参照されたい．MELAS は 1990 年に後藤雄一らの日本人研究者によっては初めてその原因が明らかにされた[2]．MELAS 症例の 80％でミトコンドリア DNA のA3243G 変異を認める．この変異は mitochondrial transfer RNA for leucine(UUR)(tRNA^{Leu} 遺伝子：*MTTL1*)変異であり，MELAS は，tRNA をコードする遺伝子変異（注；蛋白をコードしていない遺伝子の変異）を原因とすることが明らかにされた最初のヒトの疾患でもある．ここでは，ミトコンドリア病における遺伝学的検査，および遺伝カウンセリングにおいて注意すべき点を取り上げる．

Point ❶

家族歴の重要性(図1)．本症例は脳梗塞様発作の発症前に，WPW 症候群，小人症，難聴の診断を受けていた．後から診断することは容易であるが，母親の両側難聴（注；難聴の原因は多彩であり，ミトコンドリア異常と断定はできない）も考慮すると，全身性疾患としてのミトコンドリア病を考慮して，もう少し丁寧に病歴をとっていれば，早期に診断に結びついていた可能性がある．家族歴の聴取は診療の基本であり，標準的な家系図記載方法[3]も習得して欲しい（総論 5-3 参照）．

Point ❷

MELAS を生じるミトコンドリア遺伝子変異は 50 種類以上報告されている．*MTTL1* 遺伝子の A3243G 変異が 80％，T3271C 変異が 10％で *MTTL1* 以外の tRNA の点変異は非常にまれである．一方，核内 DNA の mitochondrial DNA polymerase-γ(*POLG*)遺伝子変異でも脳卒中様発作類似の病変を生じることが報告され，まれではあるが，ミトコンドリア DNA 変異のみが MELAS の原因遺伝子とは限らない[4]．

Point ❸

精子と卵が受精する際，精子のもつミトコンドリア DNA は積極的に排除されるため，基本的にミトコンドリア DNA はすべて母親由来である．MELAS で認めるミトコンドリア DNA の点変異が原因の場合，通常，この変異は母親由来（母系遺伝）と考えるが，突然変異が約 1,000 人に 1 人の割合で生じるため母親の遺伝学的検査を行うことが望ましい[5]．

Point ❹

リスクのある家族に何を伝えるべきか．MELAS を発症した発端者(Ⅲ-1)が A3243G 変異をもっていたとすると，Ⅰ-4，Ⅱ-2，4，Ⅲ-2，3 はすべて同じ変異をもっている可能性が考えられる．ただ，核内DNA とは異なり，細胞内におけるミトコンドリア変異の割合は様々であり，組織ごとに異なる閾値効果を示す．母親(Ⅱ-2)は，ごく一部のミトコンドリアにのみ変異をもっているだけかもしれないが，卵形成時のボトルネック効果により，第 1 子(Ⅲ-1)には高い割合の変異ミトコンドリアを受け渡したかもしれない．このような状態をヘテロプラスミーと呼ぶが，この現象のため，ほかの兄弟がミトコンドリア変異をもつことがわかったとしても，MELAS を発症するかどうか，どのような症状を呈するかを予測することは不可能である．診断をつけることは重要であるが，特に遺伝学的検査を行う場合，ミトコンドリア DNA による疾患の発症予測の難しさなどを正しく理解し，その結果の意義や解釈が曖昧かつ不確定であること，結果が明らかになることが親族にも波及するかもしれないことをよく理解したうえで進めていく必要があり，臨床遺伝専門医や認定遺伝カウンセラー®と連携して慎重に診断を進めることが望まれる[6]．

MELAS

文　献

1) ミトコンドリア学会，編．ミトコンドリア病診療マニュアル 2017．東京：診断と治療社，2016
2) Goto Y, Nonaka I, Horai S. A mutation in the tRNA(Leu)(UUR) gene associated with the MELAS subgroup of mitochondrial encephalomyopathies. *Nature* 1990; **348**: 651-3.
3) Bennett RL, French KS, Resta RG, Doyle DL. Standardized human pedigree nomenclature: update and assessment of the recommendations of the National Society of Genetic Counselors. *J Genet Couns* 2008; **17**: 424-33.
4) Deschauer M, Tennant S, Rokicka A, et al. MELAS associated with mutations in the POLG1 gene. *Neurology* 2007; **68**: 1741-2.
5) Elliott HR, Samuels DC, Eden JA, Relton CL, Chinnery PF. Pathogenic mitochondrial DNA mutations are common in the general population. *Am J Hum Genet* 2008; **83**: 254-60.
6) 国立精神・神経医療研究センター病院遺伝カウンセリング室．ミトコンドリア病ハンドブック．Web: http://www.nanbyou.or.jp/upload_files/mt_handbook.pdf［閲覧日：2019.5.1］

和田敬仁

各論

26 眼振と頭痛を訴える 13 歳男児

- □症　　例　13 歳男児
- □主　　訴　眼振，頭痛
- □既 往 歴　幼少期から複数回の骨折歴（おもに長管骨）．数年前から後頭部優位の頭痛がある．
- □家 族 歴　本症例（Ⅲ-1），父 46 歳（Ⅱ-2），母 45 歳（Ⅱ-3），10 歳の妹（Ⅲ-2）がいる（図 1）．母と祖母（Ⅰ-4）に複数回の骨折の既往がある．祖母は本児や母と同様に「眼球の白目の部分が青かった」といい，50 歳時に急性くも膜下出血で亡くなっている．家系内にほかの神経疾患はない．
- □周産期歴　妊娠中に特記すべきことなし．在胎 40 週，2,800 g で仮死なく出生した．
- □現 病 歴　精神発達は問題なし．独歩は 2 歳時．半年前から注視誘発眼振が認められるようになり受診した．頭痛も悪化傾向にあり，最近はくしゃみをすると頭痛が悪化するという．歩行時に軽いふらつきを認める．
- □身体所見　身長 140 cm（−2 SD），体重 27 kg（−2 SD），頭囲 48 cm（＋1 SD）と小柄．独歩は可能だが走ることは困難．両眼球の強膜が青色を呈している（視診上，母Ⅱ-3 にも認められた）．歯牙に明らかな形成不全はない．四肢は細く，両上肢の前腕と大腿骨に骨折後の変形治癒による軽度弯曲を認める．眼振は注視誘発性で，方向交代性水平性眼振であった．指鼻試験で明らかな異常は認めない．運動，感覚ともに明らかな四肢麻痺はないが，上腕二頭筋，両膝蓋腱およびアキレス腱の深部腱反射は亢進していた．骨単純写像では，四肢長幹骨，骨皮質の透過性亢進を認める．脊柱の単純写で胸椎が右に凸の Cobb 角 35°，腰椎が左に凸 25° を呈している．頭部 MRI 検査でテント下の所見が認められた（図 2）．

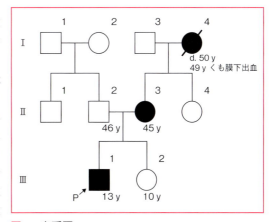

図 1　家系図

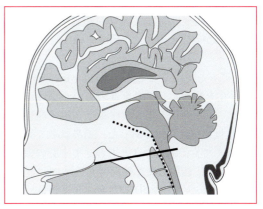

図 2　頭蓋陥入症の一例
歯状突起が Chanberline（———）を越えており，Clavio-axia 角（----）が 150° 未満になっている．

Point

❶ 最も考えられる原疾患は何か？

❷ 眼振やふらつきの原因はどのように考えるか？

❸ 両親は本疾患の遺伝性について心配している．本例における遺伝学的検査の意義や限界について，どのように考えられるか？

Point ❶

特発性若年性骨粗鬆症，低ホスファターゼ症，多発性線維性骨異形成症，Ehlers-Danlos症候群，被虐待児症候群などが鑑別疾患としてあげられるが，骨折の既往，青色強膜，常染色体優性遺伝形式（autosomal dominant trait；AD）の家系図，骨単純写所見より骨形成不全症（osteogenesis imperfecta；OI）が最も考えられる．

OIは骨の形成過程に先天的な異常があるため，通常の生活では問題とならない軽微な負荷によって骨折を生じてしまう．"骨折をしやすい"ということでCa不足やビタミンD不足が原因と誤解されることがあるが，基本的にCa代謝に異常はない．OIの90%はCOL1A1，COL1A2の遺伝子変異による．ナンセンス変異やスプライス変異はハプロ不全，アミノ酸が置換するミスセンス変異は優性阻害効果をもたらすと考えられるが，いずれも数多くの変異が報告されている．OIの本質はこのⅠ型コラーゲンの量的，質的な異常であり，全身性の結合織疾患といえる．そのため骨折以外にも種々の合併症を起こしうる可能性があり，患者の病型に則したOIの自然歴や合併症を熟知した医師がかかわることが望ましい．

Point ❷

OIを基礎に有していることからbasilar invagination（BI）の存在を想起し，検索を進めていかなければならない[2]．呈示症例の場合，眼振は注視誘発性で，方向交代性水平性眼振であった．指鼻試験で異常がみられなくても，ふらつきとあわせて小脳の機能障害が疑われる．四肢の深部腱反射亢進はBIに起因する上位運動ニューロンの圧迫障害による錐体路障害の可能性がある．くしゃみによる一時的な頭蓋内圧亢進によって頭痛が悪化することも含め，呈示症例ではすべての症状がBIで起こりうるものである．BIは歯状突起が大孔（McRae線あるいはChamberlain線）を超えて頭蓋に侵入している状態であり，

OIいずれの病型においても生じうる合併症である[3]．BIに関連して，OIは一般的に扁平頭蓋（platybasia，Clavio-axial角が150°未満）の原因となり，二次的にBIを起こして脳幹，小脳，脊髄の圧迫症状を引き起こす可能性がある．頻度はOI全体の8〜25%に合併するといわれているが，重症OIになれば合併症も重度の傾向にある．呈示症例のように眼振やふらつきなどの小脳症状，脊髄の圧迫による錐体路症状などをきたしうる．さらには嚥下障害や無呼吸，四肢麻痺，突然死の可能性もある．症状が疑われる場合は，可及的速やかに頭部CTやMRIにてBIの評価を要する．BIは外科的対応が検討されるために脳神経外科へのコンサルテーションが必要になるが，手術は比較的大規模で困難をきたすことも少なくない．治療法の詳細は本項の本題外になるので後述の文献を参照されたい[2]．

Point ❸

両親はなぜ遺伝性を気にしているのか．中学生になった本人はどのように感じ，考えているのだろうか．すぐに遺伝学的検査が必要とは考えずに，まず傾聴して来談の理由をよく考えることが重要である．詳細な病歴と家系図聴取から本当にOIか，OIならSillence分類で何型に相当するかを検討する．家系図聴取から遺伝形式も類推する．そうすることによって，両親の質問が将来的に結婚後の挙児への遺伝や，妹の罹患の可能性，あるいは母の家系への遺伝性など，多くの質問に答えることができるだろう．OIであると診断した場合は，軽症型であっても種々の合併症の可能性を考慮する必要性が生じる（プラスαを参照）．OIは基本的に精神発達に問題なく，たとえ重症であっても成人になって社会生活を営んでいる方は少なくない．現時点で問題になっているBIの可能性への対応とともに，児が将来的にどのような進路を希望しているかなども踏まえつつ，今後生じうる注意すべき合併症について家族，状況

をみて本人へもお伝えしておくことが必要であろう．遺伝子型が判明することによって呈示家系の有している OI の特性，予後予測が可能になることを考えれば遺伝学的診断は有用性があるだろう．ただし，同一家系内で同じ遺伝子変異を有していても重症度が異なる場合があるので注意を要する．遺伝学的検査が検討される場合は家族が考える基本的な判断材料として以上のような情報提供を行い，相談を重ねて決定してもらうことが望ましい．

　出生前診断については遺伝子変異が明確になっている場合に，妊婦の羊水あるいは絨毛検査で可能になる．健常な夫婦に，妊婦健診の超音波検査で偶発的に胎児期から OI が見つかる例もある．胎児ヘリカル CT，MRI などの画像検査，遺伝学的検査と合わせることによって胎児期の診断精度は向上している．しかしながら上述したように OI の症状は多彩であり，種々の病型とその自然歴，最新の治療法とその限界を熟知した医師による必要かつ十分な遺伝カウンセリングを要することはいうまでもない．

まとめ

OI は，疑えばその臨床診断は比較的容易である．易骨折性が主症状であることから小児神経科医は無関係な疾患のようであるが，本項で触れたように OI の合併症は神経症状を含め多岐にわたる．主治医は OI の臨床病型とその自然歴を把握しておく必要がある．表現型は一生のうちで数回以下の骨折経験で病識がない例から，乳児期早期の致死例まで幅広い．OI は遺伝的多様性の高い疾患であるとともに，その多くは AD もしくは常染色体劣性遺伝形式のいずれかのパターンをとる．診断と予後・合併症把握

のためという意味では，遺伝子変異の特定にも限界があるものの検討する意味はあるだろう．そのためにも遺伝カウンセリングでは，正確でかつ十分な情報提供とともに，本人を含め家族の希望や背景を勘案したケースバイケースの対応が求められる．

プラスα

骨形成不全症における神経合併症

①眼症状　緑内障，白内障をはじめ，近視，遠視，乱視，OI の眼合併症は頻度が少なくなく多岐にわたるため，定期的な眼科診察が勧められている．円錐角膜や角膜混濁などの報告もある．角膜は菲薄化し手術に難渋することが予想され，外科的対応時には注意を要する．青色強膜はよく知られているが，強膜が菲薄化し脈絡膜が透見されるために生じる[1]．外傷による強膜破裂も報告されている．強膜は濃い青，灰色と表現されることがあり，また，年齢とともに色調は変化することがある．ただしこの青色強膜は，OI 以外にも Ehlers-Danlos 症候群や，小児でも生理的にみられることがあり，単に強膜が青みがかっているからといって OI とは限らない．

②難聴，めまい　難聴は OI でよくみられる症状である[1]．年齢とともに進行する．伝音性と感音性がみられるが前者による難聴は OI の Sillence の分類（表1）による 1 型，若年性にみられることが多い．小児期に難聴がなくても，40 歳以降から顕著化することがある．

③頭蓋陥入症，扁平頭蓋による脳神経障害　嚥下障害，無呼吸などの脳幹症状，眼振，失調，めまいなどの小脳症状，脊髄の圧迫による錐体路症状，頭蓋内圧亢進による頭痛，脳室拡大，水頭症などの原因

表1　Sillence の分類

分類	重症度	遺伝形式	骨変形	青色強膜	難聴	歯牙形成不全
Ⅰa Ⅰb	軽症	AD	−〜+	+	−〜+	− +
Ⅱ	重症 （周産期致死型）	AR	++	+	+	+
Ⅲ	極めて 重症	AR	++ 進行性	+	+	+
Ⅳa Ⅳb	軽〜中等症	AD	+	−〜+	−〜+	− +
Ⅴ	中〜重度	AD	仮骨過形成	−〜灰色	（+の報告もあり）	

AD：autosomal dominant trait（常染色体優性遺伝形式），AR：autosomal recessive trait（常染色体劣性遺伝形式）

となる[1]．少しでも症状が疑われた場合には頭部単純写，MRIやCTによる評価を要する．無症状であっても，一度は頭部骨単純写（側面像）によるスクリーニングを行っておくことが望ましい．

④**脊髄，脊柱の障害** OIは側弯症を合併する．進行性の側弯症，骨密度が低いことに起因する椎体骨の圧迫骨折などによる激しい背部痛がみられることがある．また思春期には側弯の進行が加速，著明に悪化することがあるので注意を要する．

⑤**骨折後変形治癒による末梢神経障害** 骨折後の変形治癒（肘関節周囲の尺骨神経圧迫など）が生じる可能性がある．重症型のOIでは骨折に関係なく骨変形が進行する．これは骨格筋の収縮力が長管骨の強度を上回るためによる．

⑥**脳血管障害** 本児の祖母のように高齢に至らなくても，くも膜下出血を起こす例が報告されている[4]．コラーゲン分子が関与している血管脆弱性や関節の弛緩性が原因である可能性がある．関連して硬膜外血腫，硬膜下血腫，脳血管動脈瘤の報告，心血管系に対してバルサルバ洞の拡大，僧帽弁閉鎖不全症や大動脈弁閉鎖不全症を起こしうる[5]．

⑦**筋力低下** OI患者の筋萎縮，筋力低下については多くの報告がある．Gower's徴候が認められ筋疾患を疑われ筋生検が施行される例もある．子宮筋や心筋に関連した諸症状を呈することもある．アキレス腱・前十字靱帯断裂，肩関節損傷も報告されている[1]．

⑧**OIの心理社会的影響** OIは易骨折性を示すことから，学校生活や日常生活で様々な制限を受ける．自験例では，前医より骨折の既往がないにもかかわらず強膜が青いことからOIだろうと診断されたために，学校側から種々の運動制限を受け困惑されているご家族がいた．OIに限らないが「病名がひとり歩きする」こともあるので，OIの診断に至った場合には，本人，保護者とともに学校側にも十分な説明を行うことが望ましいであろう．過度な生活上の制限，骨折への強い恐怖心からくる行動の問題，友人との様々な違いを痛感することからくるidentityの問題，長期の入院生活による学校生活への適応問題など様々な心理社会的影響が起こりうる．主治医は児の心理発達面にも留意する必要がある．

 骨形成不全症

文献

1) Shapiro JR, Byers PH, Glorieux FH, et al. *Osteogenesis imperfecta: a translational approach to brittle bone disease*. London UK, Massachusetts and California CA USA: Academic Press, Elsevier, 2014.
2) 坂本博昭．頭蓋底陥入症．第4版EBMに基づく脳神経疾患の基本指針．東京：メディカルビュー社，2016: 284-5.
3) Ghosh PS, Taute CT, Ghosh D. Teaching NeuroImages: platybasia and basilar invagination in osteogenesis imperfecta. *Neurology* 2011; **77**: e108.
4) Hirohata T, Miyawaki S, Mizutani A, et al. Subarachonoid hemorrhage secondary to a ruptured middle cerebral aneurysm in a patient with osteogenesis imperfecta: a case report. *BMC Neurol* 2014; **14**: 150.
5) Sasaki AD, Kulkarni A, Rutka J, et al. Neurosurgical implications of osteogenesis imperfecta in children: report of 4 cases. *J Neurosurg Pediatr* 2008; **1**: 229-36.

瀬戸俊之

各論
27 先天性心疾患に精神運動発達の遅れを伴った6か月女児

□ **症　例**　6か月女児

□ **家族歴**　35歳の父親と34歳の母親の第2子(図1)．経妊3経産1，第1子は3歳男児で健康．2回の自然流産歴がある．家系内には先天性心疾患や発達遅滞の家族歴はない．母方祖母に2回の流産歴がある．

□ **周産期歴**　妊娠中の経過には特記すべきことなし．在胎40週1日，自然経腟分娩にて出生．出生時体重は2,900 g，Apgarスコアは8/9．

□ **現病歴**　出生後から多呼吸が続くため，NICUに入院となった．超音波検査にて径7 mmの大きな心室中隔欠損を認めた．心不全の改善がみられなかったために，日齢14で肺動脈絞扼術を受け，その後呼吸障害は改善した．入院時の診察で特徴的な顔貌が認められていた．生後4か月でも頚定がみられず，発達の遅れが明らかになったため，染色体検査が実施された．その結果，過剰マーカー染色体が同定された．原因かどうかの判断が難しかったために，大学病院の神経外来を紹介受診となった．

□ **身体症状**　6か月時に受診した．落ち窪んだ眼窩，内眼角贅皮，耳介変形，高口蓋，小さな下顎を特徴とする顔貌を認めた．呼吸障害は消失しており，胸骨左縁に3/VIの収縮期雑音を聴取した．肝脾腫はない．神経学的には筋緊張は低下していたが，腱反射は正常であった．視線は合いづらく，頚定は不完全であった．

□ **検査結果**　紹介状に添付された染色体検査の結果は47,XX,＋marと記載され，由来不明の過剰染色体を認めた(図2)．

□ **両親の理解**　前医では，先天性心疾患と顔貌特徴，発達の遅れから染色体異常の可能性があることを説明され，検査を受けた．検査の結果，過剰染色体が同定され，原因である可能性があるが，由来不明であるため確定的なことはわからない，はっきりさせるためには研究的な検査が必要であると説明を受けていた．研究的な検査としてはマイクロアレイ染色体検査が最近できるようになったと聞いており，可能であれば行ってほしいと希望された．

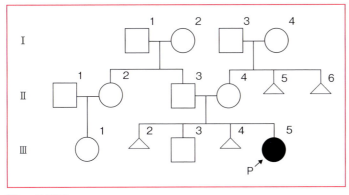

図1　家系図
発端者女児(Ⅲ-5)には健康な兄(Ⅲ-3)がいる．母に2回の流産歴がある．母方祖母にも2回の流産歴がある．

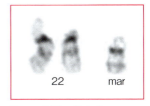

図2　患児の染色体G-band法の結果(22番染色体と過剰マーカー染色体のみを表示)

過剰マーカー染色体(mar)は22番染色体よりも小さく，由来が不明である．

Point
❶ 由来不明の過剰染色体が同定された時に，次に何を行うべきか？
❷ マイクロアレイ染色体検査は自費診療で実施可能であり，1回数万円ほどで実施できる．両親に検査を勧めるべきか？
❸ 本例の遺伝カウンセリングのポイントは何か？

Point❶

由来不明過剰染色体が同定された時には，両親の染色体検査を行うことが必要である．過剰染色体は転座派生染色体である可能性がある．両親のどちらかに均衡型転座が存在する場合，3：1分離の結果派生染色体が生じ，部分トリソミーとしての染色体異常となる（次頁プラスα，図4参照）．両親のどちらかに転座が同定されることで，過剰染色体の由来が決定され，正確な診断を得ることができる．さらに，次子の再発危険率の情報が得られる．

両親の染色体検査を行った結果，母に均衡型転座 46,XX,t(11;22)(q23.3;q11.2) が同定された（図3）．その結果，症例の染色体核型は 47,XX,+der(22)t(11;22)(q23.3;q11.2)mat と決定された．この過剰染色体による症候群は Emanuel 症候群として知られている[1]．患児の症状は Emanuel 症候群とよく一致していた．

Emanuel 症候群の児ではほとんどの場合両親のいずれかが転座保因者である．Emanuel 症候群でみられる t(11;22) は転座切断点に共通の配列を有しているために，最も頻度の高い転座である．転座部分を同定する PCR 法も開発されており，迅速な同定が可能であり，出生前診断に応用することもできる[2]．

t(11;22) 以外でも，過剰染色体を認めた場合は両親の検査が必要である．たとえば，最も頻度の高い過剰染色体の一つである idic(15) は，切断点の部位により症状が異なる[3]．過剰な領域が大きい場合は知的障害やてんかんを示し，この場合は両親が idic(15) をもつことはない．一方，領域が狭い場合は必ずしも症状を示さず，この場合は両親のいずれかから伝達される場合がある．このように，両親のいずれかが同じ過剰染色体をもっている場合は，症状とは関係がない可能性を示すことができる．G-band 法で染色体をみるだけでは切断点を知ることは困難であり，両親の解析の意義は大きい．

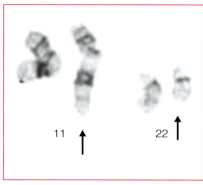

図3 母の G-band 法の結果（11番染色体と22番染色体のみを表示）

→で示した染色体が派生（転座）染色体．均衡型転座 t(11;22)(q23.3;q11.2) であり，最も小さな派生22番染色体が患児の過剰染色体に相当する．

Point❷

新しい染色体解析技術であるマイクロアレイ染色体検査を行うことで，染色体コピー数の変化する領域を同定することができる[4]．今回のような過剰染色体に対して，マイクロアレイ染色体検査を行うことはとても有用である．ご両親の検査をしなくても，11q23.3 より遠位と 22q11.2 から近位の部分がトリソミーとなっていることを明らかにすることができる．切断部分も明確に同定されるため，Emanuel 症候群と診断をすることが可能である．しかし，次子の再発危険率をカウンセリングするためには，やはり両親の解析が必要になる．

Point❸

本例でのポイントは表現型正常な転座保因者からの3：1分離による過剰染色体に由来する先天異常のカウンセリングである．正確な染色体のトリソミー領域を特定することは，患児の自然歴を知るために重要である．一方，均衡型転座は表現型に影響することなく，家族間で伝達している可能性がある．そのため，患児の診断をすることにより，両親や親戚

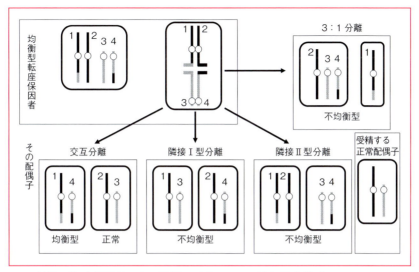

図4 均衡型転座保因者からの配偶子形成における染色体分離パターン
外木秀文先生(天使病院小児科)作図を改変.

への影響が発生する．染色体検査は患児だけではなく，家族の遺伝情報を明らかにする場合があることを知っておきたい．

　本例では，母および母方祖母の繰り返す流産歴から均衡型転座の存在を疑うことがポイントの一つになる．繰り返す自然流産の既往のある母親から先天異常を有する児が生まれた場合は，両親のいずれかが均衡型転座保因者である可能性を考慮する．遺伝学的検査では最初に検査を行う時の遺伝カウンセリングが最も重要である．染色体検査を提出する時に，必ず家族歴をしっかりと取る．染色体は家族で共有されていることを理解し，十分な遺伝カウンセリングを行ってから実施することで，結果の説明をスムーズに行うことが可能になる．

まとめ

　染色体検査で過剰染色体が同定された場合は，両親の検索が必要である．患者の染色体検査を実施するにあたっては，表現型が正常な両親に染色体異常が見つかる可能性を常に念頭において，最初から説明することが重要である．

プラスα

均衡型転座保因者から生まれる染色体異常のメカニズム

　均衡型染色体転座は通常表現型に影響を与えない．しかし，減数分裂において様々な染色体異常の原因となる．減数分裂では相同染色体同士が対合する．この時に，転座染色体と正常な相同染色体が四価染色体を形成する(組み換えが起こる)．四価染色体が分離する際に，種々の分離パターンが起こる(図4)．交互分離以外では結果としての配偶子の染色体は不均衡となる．これらの不均衡な配偶子が受精したときの多くは流産となる．Emanuel症候群の原因となるt(11;22)転座保因者の配偶子形成過程においては，3：1分離により過剰染色体(マーカー染色体)を持つ配偶子が形成され，正常核型の配偶子と受精した場合にEmanuel症候群を発症するが，それ以外の不均衡では流産に至る．

 Emanuel症候群

文献

1) Carter MT, St Pierre SA, Zackai EH, Emanuel BS, Boycott KM. Phenotypic delineation of Emanuel syndrome(supernumerary derivative 22 syndrome): Clinical features of 63 individuals. *Am J Med Genet A* 2009; **149A**: 1712-21.
2) Kurahashi H, Shaikh TH, Zackai EH, et al. Tightly clustered 11q23 and 22q11 breakpoints permit PCR-based detection of the recurrent constitutional t(11;22). *Am J Hum Genet* 2000; **67**: 763-8.
3) Battaglia A. The inv dup(15)or idic(15)syndrome(Tetrasomy 15q). *Orphanet J Rare Dis* 2008; **3**: 30.
4) 山本俊至．臨床遺伝に関わる人のためのマイクロアレイ染色体検査．東京：診断と治療社，2012.

齋藤伸治

各論 28 発達遅滞と伊藤白斑を呈する 2 歳男児

□ **症　　例**　2 歳 1 か月男児
□ **主　　訴**　発達遅滞
□ **家　族　歴**　血族婚のない健康な両親の第 2 子（図1）．家系内に同症なし．
□ **周産期歴**　妊娠経過に異常なし．在胎 39 週，娩出が遷延し吸引分娩にて出生．新生児仮死あり．生下時体重 4,000 g．
□ **現　病　歴**　乳児期早期より体が柔らかく哺乳に時間がかかり，哺乳後によく嘔吐した．1 か月健診で眼振を指摘されたが，原因がはっきりしなかった．6 か月時に未頚定，筋緊張低下を指摘され，近医で精査となった．皮膚の伊藤白斑，頭部 MRI 検査で脳室拡大と脳梁欠損，聴力検査で感音性難聴を指摘され，末梢血による染色体分析を受けたが正常男性核型であった．2 歳時にけいれん発作が出現し，脳波で右中心部に棘波を認めた．原疾患精査のため，紹介受診となった．
□ **発　達　歴**　頚定 8 か月，寝返り 10 か月，独座 12 か月，ずり這い 2 歳，独歩未，あやし笑い 3 か月，有意語未．
□ **身体所見**　身長 82.3 cm，体重 10.925 kg，頭囲 48.5 cm とやや小柄である．皮膚割線に沿った色素沈着と白斑がマーブル状に隣接しており，伊藤白斑と考えられた．顔貌は特徴的で，前頭部突出，疎な側頭部頭髪，疎な眉毛，眼間開離，長い人中，短頚が認められた（図2）．外斜視，右側停留精巣も認められた．

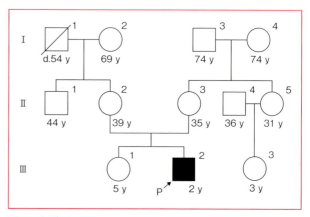

図1　家系図

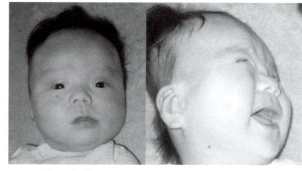

図2　患児の顔貌

症例の記載は架空のものであり，写真は実際の患者さんご家族のご厚意によりご提供いただいた．

Point

❶ 疑われる診断名と，本症の特徴は何か？
❷ 診断確定のために，行うべき検査は何か？
❸ 両親は，次子や同胞の子での再発を心配しているが，どのような情報を提供すべきか？

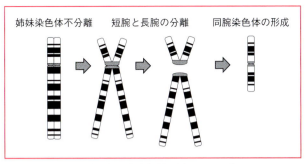

図3　12番染色体短腕同腕染色体発生メカニズム

Point ❶

　発達遅滞，筋緊張低下，けいれん，眼症状などに加え，疎な頭髪・眉毛といった特徴的顔貌や皮膚の所見などから，Pallister-Killian症候群が疑われる[1]．Pallister-Killian症候群患者の顔貌の特徴は，前額が目立ち，瞼裂斜上，斜視，大きな頬，上向きの鼻孔，長い人中，薄くてキューピッドの弓状の上口唇，小顎などがあげられる．また，皮膚所見としてBlaschko線に沿った色素脱失を示す伊藤白斑も特徴的である．これら外表所見から鑑別にあげることができる．

　本症候群の原因は，12番染色体短腕が同腕染色体（isochromosome）を形成してテトラソミー状態となったものが，マーカー染色体として過剰に存在するために生じる．12番染色体短腕の同腕染色体の発生起源は，配偶子形成における減数分裂にあり，12番染色体不分離が生じ，その後セントロメアの近傍で本来垂直に分離するべきところ，水平に分離することにより同腕染色体が生じる（図3）．染色体不分離が原因となることから，母由来であることが多い．同腕染色体は細胞分裂に伴って脱落しやすく，テトラソミー細胞と正常細胞のモザイクとなる．皮膚のBlaschko線に沿った色素脱失は，染色体モザイクによるものと理解される．

　本症の発生頻度は2万人に1人とされている．

Point ❷

　前述したように本症候群の原因は，12番染色体短腕の同腕染色体による部分テトラソミーであり，このことを確認することで診断確定できる．ただ，isochromosome 12pによるマーカー染色体は細胞分裂とともに脱落し，正常核型細胞とのモザイク状態で存在する．出生直後より，成長とともにマーカー染色体の比率は急激に減少するが，モザイク比率は組織によっても異なり，皮膚線維芽細胞や骨髄細胞では50〜100％と比較的高頻度であるが，末梢血リンパ球では0〜10％と低頻度であると考えられている．特に，通常のG-band法やFISH法では，標本における分裂像の比率を高くする目的で，phytohem-agglutinin（PHA）を添加した培養液で数日間リンパ球を培養し，リンパ球におけるDNA合成を盛んにさせる，いわゆるリンパ球の幼若化反応を経ており，この過程でマーカー染色体をもたない細胞の方が速く増殖するため，モザイク頻度が著しく低下すると考えられている．そのため，通常のG-band法やFISH法では，何度検査を行ってもisochromosome 12pが検出できない．本症候群の診断確定のためには，特別な工夫が必要となるが，末梢血による通常の染色体検査で異常が検出されなくても，本症候群を否定する根拠とはならない．

　細胞遺伝学的検査方法としては，標本作成においてPHA添加による培養を行わない方法が推奨される．皮膚線維芽細胞や骨髄細胞を用いる場合，PHA添加による培養を行わずに標本作成可能であるが，検体採取に侵襲性があり実施しにくい．そのため，頬粘膜塗抹標本を用いた方法が実用的である（図4）．頬粘膜細胞の採取は，清潔な綿棒で頬粘膜を擦過することにより可能で，ただちにプレパラートに塗抹して標本を作成できる．頬粘膜塗抹標本では染色体分裂像を得るのは困難であるが，間期核細胞によるFISH法で，12番染色体短腕に位置するシグナルを過剰に示す細胞の存在を明らかにすることで診断可能である．

　最近では，マイクロアレイ染色体検査によって診断される症例が増えている．マイクロアレイ染色体検査でも末梢血を用いるが，使用する検体は培養過程を経ておらず，末梢血からそのまま抽出したゲノムDNAを用いるため，モザイク状態であっても検出が可能である．

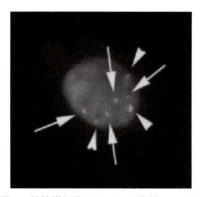

図4 頬粘膜細胞を用いた間期核FISH法の一例

→は12番染色体短腕(12p13)上のシグナル．
▶は12番染色体セントロメア(12cen)上のシグナル．1つの間期核に12番染色体短腕シグナルが4つ認められるが，セントロメアは3つであり，12番染色体短腕の同腕染色体が過剰に存在することが示されている．
(埼玉県立小児医療センター〈現 静岡県立こども病院〉 清水健司先生よりご提供)

Point ❸

Pallister-Killian症候群のこれまでの報告はすべて孤発例であり，家系内再発の報告はない．したがって，次子(発端者の同胞)における再発の可能性は非常に低いと考えられる．しかし，両親の一方が同腕12番染色体の低頻度モザイク保因者である可能性は否定できないため，理論的には再発する可能性が否定できない．したがって，次子再発率は経験的には非常に低いと推測されるが，理論的には再発の可能性はゼロではないと説明せざるを得ない．もし両親が強く希望すれば，次子での出生前診断(絨毛細胞・羊水細胞によるG-band法またはFISH法分析など)を行うことも技術的には可能であることを情報提供すべきであろう．

プラスα

Pallister-Killian症候群の臨床特徴[2]

成長：出生時は過成長も，生後は成長障害を呈する．
発達・神経：乳児期より筋緊張低下あり．発達については，重度から最重度の知的障害を呈することが多い．約半数でけいれんの合併がある．
頭蓋・顔面：前額突出，内側が疎な眉毛，眼瞼下垂，眼間開離，幅広い鼻梁，長い人中，薄いキューピッドの弓型の上口唇，大きい口，口蓋裂，口蓋垂裂，耳介低位，耳朶突出，短頸．
皮膚：Blaschko線に沿った色素異常，疎な頭髪(特に側頭部)．
体幹：横隔膜ヘルニア，先天性心疾患(心房中隔欠損症，心室中隔欠損症，心筋症)，胃食道逆流現象．
四肢・骨格：多指趾症，関節拘縮，股関節脱臼．
感覚器：難聴，斜視，眼振，近視．

 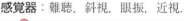
Pallister-Killian症候群

文献

1) 阿部達生，藤田弘子，編．新 染色体異常アトラス第二版．東京：南江堂，2004：240.
2) Izumi K, Krantz ID. Pallister-Killian syndrome. *Am J Med Genet C Semin Med Genet* 2014; **166C**: 406-13.

松尾真理

各論

29 てんかん性脳症により発達退行を示した7歳女児

□ **症　　例**　7歳女児
□ **家 族 歴**　健康な両親の第2子，父と兄に単純型熱性けいれんの既往あり(図1A)．
□ **既 往 歴**　40週，2,900 g，Apgarスコア9/10と仮死なく出生した．1歳6か月時に単純型熱性けいれんがあった．
□ **発 達 歴**　始歩11か月，始語13か月でその後も発達の遅れはなかった．
□ **現 病 歴**　4歳6か月より覚醒時に両側眼球を一側偏位させ，ふらふらとする1〜2分のエピソードが出現し，その後も2か月に一度繰り返した．5歳時に深夜の睡眠時に突然起き上がり，周囲を見回し，うなりながら両下肢をばたばたと動かす発作を起こした．その後，覚醒時にも突然動作停止し，一点を凝視して，周囲を見回すような動作をし，その後声を発しながらうろうろ歩きまわり，母親がいると，「怖い」と言ってしがみついてくる5〜6分の自動症発作を起こした．近医で施行された脳波検査で前頭部にてんかん波を指摘されたが，頭部MRIでは明らかな異常所見はなかった．前頭葉てんかんの診断でcarbamazepine，次いでvalproate(VPA)を処方されたが，発作は週に数回起こるようになり，6歳時に紹介された．
□ **身体所見**　体格は年齢相当．外表奇形，母斑等は認めず，胸腹部に異常所見はなかった．神経学的所見にも異常を認めなかった．
□ **検査結果**　髄液検査も含め，脳波検査以外の各種検査に異常所見を認めなかった．田中Binet知能検査では境界領域(IQ=77)であった．脳波検査では，覚醒時で両側後頭部優位の広汎性5〜6 Hz θ波と覚醒時，睡眠時に両側前頭部優位の3〜3.5 Hz棘徐波複合群発を認めた(図2A)．長時間ビデオ・脳波検査にて睡眠時発作が記録され，両側前頭・側頭部起始の発作発射を認めた(図2B)．発作間欠期のSPECT検査で両側前頭領域に限局性の受容体低集積を認めた．G-band法による染色体検査を行ったところ，75%の細胞で環状20番染色体が認められた(図1B)．
□ **経　　過**　VPAの増量に加え，lamotrigine(LTG)，さらにtopiramate(TPM)の追加を行ったが，てんかん発作はまだ週単位に認められ，徐々に脳波所見の悪化と発達退行を示している．

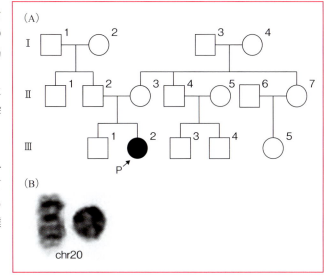

図1　患者の情報
(A)家系図．(B)染色体検査の結果，環状20番染色体を認めた．

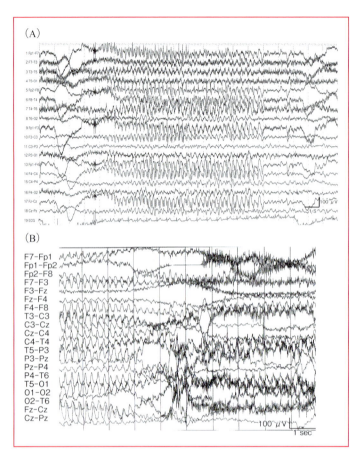

図2 脳波所見

(A)覚醒時脳波；両側前頭部の3～3.5 Hz棘徐波複合群発11秒続いたが臨床発作は伴わない．(B)睡眠中の発作時脳波；両側前頭・側頭部優位の広汎性3.5 Hz棘徐波複合が律動性に1分ほど続き，急に低振幅化して漸増性β発射に変化し臨床発作が始まった．

Point

❶ 診断名と本症の特徴は？
❷ 本症の診断における留意点は？
❸ 染色体検査を行うにあたっての注意点は？

Point ❶

環状20番染色体(リング20)がモザイクで認められており，環状20番染色体症候群と診断される．環状20番染色体症候群は，特徴的な臨床経過と脳波異常を認めるてんかん症候群[1]であり，2015年に指定難病の一つに指定された(http://www.nanbyou.or.jp/entry/4577)．薬剤治療抵抗性のてんかん発作を主症状とし，小児期に発症することが多い．外表上の特徴的所見はなく，乳児期の発達に遅れは認められないため，てんかん発症以前に診断することは難しい

とされている．報告例は150例未満であり，発症率，罹患率についてのデータはない．

本症候群は，てんかんの特徴的臨床経過と脳波所見および，てんかん発症後から顕在化する様々な程度の発達退行と知的障害，行動障害から疑われる．てんかんの好発年齢は幼児期から小児期(平均6歳)で，複雑部分発作(恐怖感を伴う自動症発作等)，非対称性の強直発作，過運動発作などが主体で脳波所見より潜因性前頭葉てんかんと診断される．10歳頃より本症に特徴とされる非けいれん性てんかん重積

状態(nonconvulsive status epilepticus；NCSE)が顕在化するとされる．これは数十分続く動揺性の意識障害や認知障害，反応性の低下や動作緩慢を伴い，発作の起始，終了が不明瞭とされる．脳波所見の大きな特徴として発作間欠期に両側前頭部優位の律動性高振幅徐波，棘徐波複合が長時間連続(～60分)して出現する[2]．NCSE発作時には，長時間持続する両側性の律動性高振幅徐波発射がみられ，周波数が変動し，小棘波や棘徐波が混在する．

治療はてんかん発作に対する抗てんかん薬治療が主体であるが発作抑制は困難とされる．抗てんかん薬はVPA，LTG，ethosuximide，TPM等が試みられるが，極めて難治である．薬物治療のほかには食事療法(ケトン食)，てんかん外科治療，迷走神経刺激術が試みられているが効果は限定的である．発作予後は不良で難治に経過し，てんかん発症年齢が低いほど知的退行が顕著で精神行動障害を併存しやすいとされる[3]．稀にはてんかん発作重積により，重度脳障害や致死的経過をとることもある[4]．

Point ❷

環状20番染色体症候群は上記のような特徴的臨床経過と脳波所見から疑い，染色体検査(G-band法)で環状20番染色体を確認することで診断される．ほぼ全ての症例は長腕・短腕両端のサブテロメア領域の欠失等を伴わないため，マイクロアレイ染色体検査やFISH法では診断できないことに注意すべきである．環状20番染色体は，全細胞で認められる場合もあれば，本児のように正常20番染色体を示す細胞と環状20番染色体を示す細胞が混在するモザイク状態で認められる場合がある．モザイク率は0.5～100％と様々である．染色体の欠失を伴わないにもかかわらず中枢神経症状が生じるメカニズムは完全には明らかになっていないが，20番染色体が環状になっていることが，細胞分裂や遺伝子発現に影響を及ぼしていると考えられている．20番染色体の環状構造とテロメアに関連があるとの報告もある[5]．

Point ❸

環状20番染色体症候群のモザイク率は様々であるが，一般的な染色体検査(G-band法)では10～30細胞程度しか核型解析しないため，低頻度モザイクは見逃される可能性がある．臨床症状から本症候群を強く疑う場合は核型分析数を増やして解析するよう，特別に指示する必要がある．

また環状染色体の大部分は新生突然変異によるが，環状20番染色体の親子例も稀に報告があるため，発端者で認められた場合，両親の一方から遺伝している可能性は否定できない．ただし，症状のない家族の検索は倫理的な問題も絡むため，臨床遺伝専門医とともに遺伝カウンセリングによって慎重に進めていくべきである．

まとめ

本症例はてんかんの特徴的臨床経過とてんかん発症後から顕在化した発達退行により疑われ，染色体検査で確定診断された．てんかんの鑑別の一つに本症候群をあげ，染色体検査を提出することが重要であるが，本症候群の低頻度モザイクの存在を知らずに検索を進めると確定診断にいたらない可能性がある．本症候群の特徴を理解したうえで遺伝学的検査を進めることが重要である．

環状20番染色体症候群

文献

1) Inoue Y, Fujiwara T, Matsuda K, Kubota H, Tanaka M, Yagi K, et al. Ring chromosome 20 and nonconvulsive status epilepticus. A new epileptic syndrome. *Brain* 1997; **120**: 939-53.
2) Freire de Moura M, Flores-Guevara R, Gueguen B, Biraben A, Renault F. Long-term EEG in patients with the ring chromosome 20 epilepsy syndrome. *Epilepsia* 2016; **57**: e94-6.
3) Vignoli A, Bisulli F, Darra F, Mastrangelo M, Barba C, Giordano L, et al. Epilepsy in ring chromosome 20 syndrome. *Epilepsy Res* 2016; **128**: 83-93.
4) Hirano Y, Oguni H, Nagata S. Refractory and severe status epilepticus in a patient with ring chromosome 20 syndrome. *Brain Dev* 2016; **38**: 746-9.
5) Conlin LK, Kramer W, Hutchinson AL, et al. Molecular analysis of ring chromosome 20 syndrome reveals two distinct groups of patients. *J Med Genet* 2011; **48**: 1-9.

竹下暁子／小国弘量

各論 30

難治てんかん性脳症，小頭症，脳形成障害，重度発達遅滞を呈し，Wilms 腫瘍を合併した 5 か月男児

□**症　例**　5 か月男児

□**主　訴**　てんかん発作

□**家族歴**　父方祖父（I-1）に腎臓の悪性腫瘍．母方祖父（I-3）に腎疾患（詳細不明）．両親健康．第 1 子（図 1）．

□**周産期歴**　在胎 40 週 5 日，自然分娩で出生．出生時，身長 46.8 cm（−1.0 SD），体重 2,595 g（−1.5 SD），頭囲 31 cm（−1.6 SD）．

□**現病歴**　出生後すぐは順調であった．生後 2 か月頃より，顔色不良や口唇色不良になるエピソードが出現した．前医入院後も，顔色不良の発作が続き，phenobarbital の投与が開始された．その後も，同様の発作や四肢を硬直する発作も出現し 5 か月時に転院した．

□**現　症**　初診時は身体所見では小頭ぎみである以外は異常なく顔貌異常なし．胸腹部では肝脾腫なし．その他の異常なし．神経学的には追視，固視はあり．全体に低緊張で頸定は不良であった．顔色不良，四肢に力を入れる spasms 発作が頻発していた．

□**検　査**　血液一般，生化学で異常なし．血漿アミノ酸分析，尿有機酸分析では疾患の原因となる異常所見なし．G-band 法は 46,XY であった．脳波でヒプスアリスミアの所見あり．脳 MRI では，脳全体の萎縮所見と Dandy-Walker variant の所見がみられた（図 2）．

□**経　過**　てんかん発作は各種抗てんかん薬や ACTH 療法でも改善せず，ケトン食療法でやや改善が見られた．発達はほとんど停滞したままで重度発達遅滞があった．1 歳 10 か月時に発熱あり，右腎臓に腫瘍が発見され摘出術を受けた．病理所見では Wilms 腫瘍であった．また，眼窩内にも腫瘍が発見された．

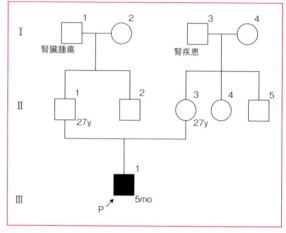

図 1　家系図

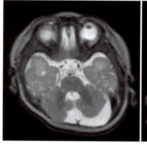 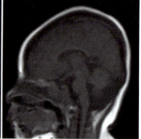

図 2　MRI 画像（5 か月時）

（左）T2 強調画像水平断，（右）T1 強調画像矢状断．小脳半球と虫部の萎縮，小脳虫部の上方偏位，第 4 脳室の拡大，後小脳腔の拡大がみられる．

Point

❶ 最も疑われる診断は何か？
❷ 疾患の診断のために追加すべき検査と注意点は何か？
❸ 疾患原因の遺伝学的検査をするときの注意点と遺伝カウンセリングの際の注意点は何か？

Point ❶

　乳児期早期発症の難治てんかん，小頭症，重度発達遅滞があり，頭部画像検査でDandy-Walker variantの所見，脳波でヒプスアリスミアをきたしていることより，このような所見をきたす乳児期発症のてんかん性脳症を鑑別する．West症候群をきたす先天代謝異常症はアミノ酸代謝異常症，有機酸代謝異常症のほかにミトコンドリア異常症，ライソゾーム病などがあげられるので身体所見や検査所見よりこれらの疾患の所見の有無に注意するが，実際にてんかん性脳症の原因として先天代謝異常症は比較的少なく，Dandy-Walker malformationを示す代謝異常症はかなりまれである．乳児期発症のてんかん性脳症については近年の遺伝学的検査の進歩により数多くの原因遺伝子が同定されてきており，最近はてんかん性脳症に関する遺伝子の突然変異が原因として多いことがわかってきた．しかし，今回の所見だけからは特定のてんかん性脳症の原因遺伝子を推定することは難しい．

　本症例では，経過中にWilms腫瘍を併発していることや眼窩内にも腫瘍がみられることから，難治てんかん，発達遅滞をきたし悪性腫瘍を合併しやすい疾患を考えるべきである．難治てんかん，小頭症，重度精神運動発達遅滞，Dandy-Walker variant，Wilms腫瘍の合併からは，本例では染色分体早期解離（premature chromatid separation；PCS）症候群，またの名を多彩異数性モザイク（mosaic variegated aneuploidy；MVA）症候群が最も疑われる[1]．本例で見られた眼窩内腫瘍はその後横紋筋肉腫と診断された．

Point ❷

　PCS/MVA症候群を診断するためには，まず染色体検査でPCS所見の有無を検討することが重要であるので，染色体検査の再検を行うべきである．ただし，PCSの頻度は染色体検査の処理方法で変化するため[2]，検査施設に依頼する際はPCSを確実に検査できる施設に依頼し，さらにPCS/MVA症候群を

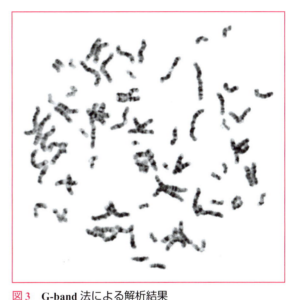

図3　G-band法による解析結果
大部分の姉妹染色分体が解離する現象（PCS）を認める．

疑っていることを依頼書に記載する必要がある．PCS細胞は遺伝子変異をもたない人では2%以下であり，PCS/MVA症候群では50%以上みられる．本例では1歳10か月時の染色体再検査でPCS細胞は200細胞中119細胞（59.5%）にみられ（図3），また，47,XY,+18などMVAの所見もあり，PCS/MVA症候群と診断した．

Point ❸

　PCS/MVA症候群の原因遺伝子は細胞周期の分裂期チェックポイント蛋白BubR1をコードする*BUB1B*遺伝子であり，BubR1の活性が50%以上低下していることが疾患の原因である[3]．PCS/MVA症候群は常染色体劣性遺伝性疾患であるが，BubR1活性が全くなくなるようなnull変異同士の組み合わせの場合，重要な蛋白であるため生存できないと考えられる．これまで諸外国で報告されている変異の多くはnull変異とある程度BubR1活性が残存する変異の複合ヘテロ接合性変異である．日本人の場合，

これまで BUB1B の null 変異が片側アリルにしか見つからないことが多く，もう片側のアリルには患者で共通のハプロタイプが認められ，その後の研究で BUB1B 遺伝子の転写開始点上流 44 kb に存在する一塩基置換（ss804270619）が病的変異であることが判明した[4]．したがって PCS/MVA 症候群を疑って遺伝学的検査をする場合，BUB1B 遺伝子のコーディング領域の解析に加えて一塩基置換（ss804270619）の検索が必要である．PCS/MVA 症候群を疑わず West 症候群などのてんかん性脳症や脳形成障害を疑って全エクソーム解析やターゲットシーケンスを行った場合には BUB1B 変異は同定されない可能性がある．

また，MVA 症候群のもう一つの原因として CEP57 遺伝子の機能喪失変異が報告されている[5]．CEP57 変異による MVA 症候群では，成長障害，小頭症，軽度知的障害，先天性心疾患，短肢症などの症状をきたすが，Dandy-Walker malformation や小児がんの合併はみられず，臨床症状は若干異なると考えられている．BubR1 は細胞周期の分裂期に関与するだけでなく，間期では一次繊毛形成の機能を担っているため，BubR1 の機能低下は繊毛病（ciliopathy）もきたし，そのため Dandy-Walker malformation や多発性腎嚢胞を呈すると考えられている[6]．

遺伝カウンセリングにあたっては，臨床症状や染色体分析の結果から PCS/MVA 症候群と診断した場合，常染色体劣性遺伝形式としてカウンセリングしてよいと考えられる．ヘテロ保因者である両親も染色体検査では PCS 細胞がみられるので，染色体検査を行う場合は解釈に注意する必要がある．

プラスα

BUB1B 変異による PCS/MVA 症候群の臨床特徴
成長：子宮内発育遅延，成長障害，小頭症
身体所見：時に白内障，小眼球症，口蓋裂，男児の外性器異常
発達・神経：重度知的障害，低緊張，難治性てんかんやけいれん，West 症候群
中枢神経所見：Dandy-Walker malformation，小頭症，脳萎縮など
悪性腫瘍：Wilms 腫瘍，横紋筋肉腫，急性白血病など
その他：多発性腎嚢胞

まとめ

本項では染色体不安定性をきたす cancer prone 病として PCS/MVA 症候群を解説した．本症は発達遅滞や難治てんかんなど神経症状をきたすが，小児神経学領域ではあまりなじみがなく，初期の染色体検査で異常所見が見つからないことや経過中に悪性腫瘍を合併することから，染色体不安定性をきたす疾患についても知っておくことが大切である．また，Dandy-Walker malformation などをみた場合は ciliopathy をきたす疾患も念頭に鑑別する必要がある．

PCS/MVA 症候群

文献

1) García-Castillo H, Vásquez-Velásquez AI, Rivera H, Barros-Núñez P. Clinical and genetic heterogeneity in patients with mosaic variegated aneuploidy: delineation of clinical subtypes. *Am J Med Genet A* 2008; **146A**: 1687-95.
2) 日本人類遺伝学会 臨床細胞遺伝学認定士制度．染色体異常をみつけたら．http://cytogen.jp/index/pdf/08-b.pdf [閲覧日：2019.4.30]
3) Hanks S, Coleman K, Reid S, et al. Constitutional aneuploidy and cancer predisposition caused by biallelic mutations in *BUB1B*. *Nat Genet* 2004; **36**: 1159-61.
4) Ochiai H, Miyamoto T, Kanai A, et al. TALEN-mediated single-base-pair editing identification of an intergenic mutation upstream of *BUB1B* as causative of PCS（MVA）syndrome. *Proc Natl Acad Sci U S A* 2014; **111**: 1461-6.
5) Snape K, Hanks S, Ruark E, et al. Mutations in *CEP57* cause mosaic variegated aneuploidy syndrome. *Nat Genet* 2011; **43**: 527-9.
6) Miyamoto T, Porazinski S, Wang H, et al. Insufficiency of BUBR1, a mitotic spindle checkpoint regulator, causes impaired ciliogenesis in vertebrates. *Hum Mol Genet* 2011; **20**: 2058-70.

遠山 潤

各論 31 多発奇形・成長障害・発達の遅れを示し，染色体均衡転座を示した1歳女児

□**症　　例**　1歳女児
□**家 族 歴**　家系内に神経筋疾患なし．健康な両親の第1子（図1）
□**周産期歴**　在胎40週0日，骨盤位で出生した．出生体重は2,740gと正常範囲内であった．羊水混濁なし．Apgarスコア4点であったが，酸素吸入で軽快した．出生直後より，特徴的な顔貌と，後頭部の皮膚のたるみが認められることから，何らかの染色体異常による可能性を指摘されていた．
□**現 病 歴**　頚定は4か月で獲得したが，その後の発達が遅れていた．生後6か月時から全般性間代発作が出現するようになり，受診した．抗けいれん剤を投与するも発作は難治で，しばしば重積状態となって救急受診した．
□**現　　症**　1歳時の身長は−5.0 SD，体重−4.0 SDと，著しい成長障害が認められた．広い前頭部，幅広く鼻梁までつながって見える眉，両眼開離，内眼角贅皮，鼻根部扁平，深い鼻唇溝，短い人中，小顎，耳介低位などの特徴的な顔貌が認められた．運動発達は，寝返りは可能であったが，座位は未獲得で遅れていた．神経学的所見として筋緊張低下を認めた．
□**検査結果**　血液一般，生化検査では異常は認めなかった．頭部MRI検査では構造異常などの所見は認められなかった．脳波検査では，側後頭部に棘徐波複合，多棘徐波複合を認めた．耳鼻科にて難聴（95 dB）を，眼科にて緑内障を指摘された．

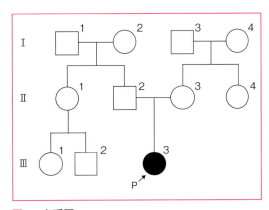

図1　家系図
発端者（Ⅲ-3）以外に家系内に神経筋疾患なし．

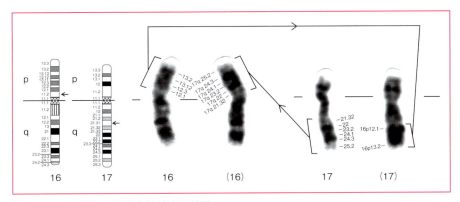

図2　G-band法による染色体検査の結果
均衡転座を示した16番と17番のみ表示．

□ 経　過　先天的な要因による基礎疾患の存在を疑い，G-band 法による染色体検査を行ったところ，均衡転座が認められ，核型は 46,XX,t(16;17)(p11.2;q21.31) であった（図2）．この均衡転座が親由来か，de novo によるものかが診断にとって重要であると考え，検査の意義を丁寧に説明したうえで両親の染色体検査を行った．その結果，両親はいずれも転座を示さず de novo によることが明らかになった．この結果を受け，さらにマイクロアレイ染色体検査を行い，arr［GRCh37］4p16.3(1-2,010,761)×1 という結果を得た（図3）．患者と両親に対して 4 番染色体短腕サブテロメア FISH を行ったところ，患者で欠失を認めたが，両親には欠失は認められなかった．

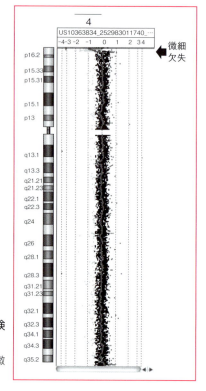

図3　マイクロアレイ染色体検査の結果
4 番染色体のみ表示．短腕末端に微細欠失を認める．

Point

❶ 一連の遺伝学的検査の意義と結果をどのように解釈すべきか？
❷ 最終的な診断は？
❸ 一連の遺伝学的検査を行う上で注意すべき点は？

Point ❶

　多発奇形・成長障害・発達の遅れなどの症状や特徴的顔貌・難聴・緑内障など，多彩な症状の組み合わせから，染色体異常などの何らかの先天的な要因が基礎疾患として考えられた．そこで G-band 法による染色体検査を行ったが，認められた所見は 16 番染色体短腕と 17 番染色体長腕間の均衡転座であり，ただちに診断に結びつく所見ではなかった．親由来の均衡転座であれば，直接疾患と関連するものではないと考えられる．ただ，両親の染色体検査によって de novo による転座であることが明らかになった．de novo の場合，切断端の微細欠失によるゲノムコピー数変化が臨床症状と関連している可能性が考えられた．そのため，微細欠失を高感度で検出できるマイクロアレイ染色体検査[1]を実施したが，得られた結果は転座点の微細欠失を示すものではなく，全く別の 4 番染色体短腕末端の微細欠失を示す所見であった．arr［GRCh37］4p16.3(1-2,010,761)×1 という記載は国際規約による記載法によるものであり，4 番染色体短腕 16.3 領域の異常を示し，テロメアから 2.0 Mb までの 1 コピーの loss を意味している[2]．欠失範囲は G-band 法による染色体検査での検出限界である 10-Mb を大きく下回っていたため，検出できなかったと考えられた．サブテロメア FISH で患者の欠失を確認したが，両親には欠失が認められず，4 番染色体短腕末端の de novo 欠失が確定した．

Point ❷

患児の顔貌はいわゆる古代ギリシャ戦士のヘルメットにも似た所見を示しており、著しい成長障害や発達の遅れ、頻繁に生じるけいれん重積などから、4番染色体短腕欠失による Wolf-Hirschhorn 症候群（MIM#194190：4p-症候群と同義）として矛盾しない[3]。Wolf-Hirschhorn 症候群は5万出生に1人と非常にまれな染色体サブテロメア欠失症候群である。4番染色体末端からほぼ2 Mbの4p16.3領域が責任領域（WHSCR）として理解されている。この領域に位置する WHSC1 と LETM1 が責任遺伝子として注目されている[4,5]。しばしば合併する先天性心疾患や腎機能障害の程度が生命予後に影響する。乳児期後半からてんかん発作を発症することが多い。てんかん発作はしばしば重積し、救急受診を要することが多い[6]。

一方、16番染色体と17番染色体の間での転座切断端には微細欠失は認められなかったものの、それぞれの染色体の切断端に何らかの遺伝子が位置しており、転座点にある遺伝子の断裂が症状と関連している可能性は否定できない。マイクロアレイ染色体検査では、ゲノムコピー数の変化のない転座点を同定することはできないため、遺伝子の断裂を証明するにはDNAの塩基配列レベルでの切断端を決定する必要があり、近傍の数多くのDNAプローブを用いたFISH法で一つずつ転座の有無を調べて決定するしか方法がない。ただし、切断端に位置しているたった一つの遺伝子を同定するために切断端を決定する解析は、極めて特徴的な遺伝子のクローニング目的で行われるものであり、一般診療レベルで求められる範囲を大きく逸脱している。この症例の場合、おもな症状は Wolf-Hirschhorn 症候群で矛盾なく説明できるため、t(16;17)均衡転座が臨床症状に与える影響は極めて少ないものと考えられる。

Point ❸

本症例ではG-band法で最初に認められた転座が疾患関連変異と考えられ、両親解析まで行ったが、最終的には患者のおもな症状はG-band法では見逃されていた Wolf-Hirschhorn 症候群によるものと考えられた。t(16;17)均衡転座は本症候群に伴って偶然生じたものと考えられる。過去には「病因は一元的に考えるべきである」という考え方から、このような複数の病態が想定されることはなかった。しかし、マイクロアレイ染色体検査が普及し、これまで知られていなかった微細変異が正確に診断されるようになると、本症例のように、まれな変異が同時多発的に生じるということは決してまれではないということが明らかになった[7]。3か所以上の構造異常が同時に生じることもある。

マイクロアレイ染色体検査は、G-band法に比べ解像度、再現性とも格段に優れている[1]。欧米においては、顔貌異常、成長障害、知的障害、けいれんなど多彩な症候をもち、隣接遺伝子症候群が疑われる際は、マイクロアレイ染色体検査が第一選択の検査方法として推奨されている。ただし、日本においては保険システムの違いから、ほとんど普及していない状況であり、研究、あるいは保険外で行われている状況である[2]。

まとめ

染色体G-band法は網羅的なゲノム解析の一種であり、検査によって予想もしない結果が得られることがある。当初考えられた結果が覆ることもあるため、総合的に判断し、慎重に進める必要がある。

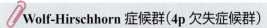
Wolf-Hirschhorn 症候群（4p 欠失症候群）

文献

1) Matsumoto A, Mizuno M, Hamada N, et al. LIN7A depletion disrupts cerebral cortex development, contributing to intellectual disability in 12q21-deletion syndrome. *PLoS One* 2014; **9**: e92695.
2) 山本俊至. 臨床遺伝に関わる人のためのマイクロアレイ染色体検査. 東京：診断と治療社，2012.
3) 山本俊至，前垣義弘．Wolf-Hirschhorn 症候群．稲澤譲治，時田芳男，羽田 明，編．アレイCGH診断活用ガイドブック―知っておきたい染色体微細構造異常症―．東京：医薬ジャーナル社，2008:138-40.
4) Shimizu K, Wakui K, Kosho T, et al. Microarray and FISH-based genotype-phenotype analysis of 22 Japanese patients with Wolf-Hirschhorn syndrome. *Am J Med Genet A* 2014； **164A**: 597-609.
5) Yamamoto-Shimojima K, Kouwaki M, Kawashima Y, et al. Natural histories of patients with Wolf-Hirschhorn syndrome derived from variable chromosomal abnormalities. *Congenit Anom*（*Kyoto*）2019; **59**: 169-73.
6) Migita O, Udagawa N, Yamamoto H. Wolf-Hirschhorn syndrome and epilepsy: an overview. *J Pediatr Epi* 2015; **4**: 41-6.
7) Shimojima K, Páez MT, Kurosawa K, Yamamoto T. Proximal interstitial 1p36 deletion syndrome: the most proximal 3.5-Mb microdeletion identified on a dysmorphic and mentally retarded patient with inv(3)(p14.1q26.2). *Brain Dev* 2009; **31**: 629-33.

松本　歩／山形崇倫

各論 32

アレイ CGH 法で複数の変化が検出された発達遅滞を示す 1 歳女児

□**症　　例**　1 歳女児
□**主　　訴**　発達遅滞の精査目的（先天異常症候群の疑い）
□**家 族 歴**　第 1 子で同胞はない．父 22 歳，母 25 歳でいずれも健康上の訴えはない．父方伯父（Ⅱ-3）が詳細は不明であるが脳性麻痺と診断されている．父方伯母の子（Ⅲ-1）は発達遅滞があったが，生後 8 か月時に RS ウイルスによる肺炎のため死亡した（図 1）．
□**現 病 歴**　在胎 40 週，2,760 g で仮死なく出生したが，初期嘔吐と新生児低血糖（一過性高インスリン血症）を認め前医 NICU へ入院した．鼻梁低形成，動脈管開存，左腎盂尿管拡張を認めた．生後 1 か月時に動脈管開存症の症候化のため結紮術を施行した．生後 1 か月時の頭部 MRI 検査で脳梁菲薄化と血管周囲腔拡大を指摘されている．染色体検査が行われたが G-band 法では 46,XX であった．頚定 7 か月，寝返り 8 か月，手支持座位 11 か月，腹臥位回旋 13 か月，ずり這い 18 か月と，次第に発達遅滞が明らかとなったため，1 歳 8 か月時に精査目的で当院を紹介され受診した．
□**現　　症**　前額部突出，深い眼窩，低い鼻梁，長い人中，薄い上口唇などの特徴的顔貌が認められた．歯牙形成異常はなく，肝脾腫はなかった．座位での二つ折れ姿勢，股関節過開排を示し，筋量・筋緊張・筋力は近位筋・遠位筋ともに軽度低下と判断した．深部腱反射は上下肢ともやや亢進していた．軽度の右突側弯，左手掌単一屈曲線を認めた．
□**検　　査**　原因診断のためアレイ CGH 法（マイクロアレイ染色体検査の 1 種）を行ったところ，対照ゲノムに対して病的な可能性のある 2 領域のゲノムコピー数変化（copy number variation；CNV）が検出された（表 1，図 2）．

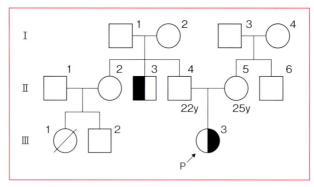

図 1　家系図
　■：脳性麻痺，●：発達遅滞

表1 アレイCGH法で検出された欠失/重複領域

欠失/重複領域	5q35.2q35.3	17p12p11.2
塩基番号	175,559,343-177,422,760	14,111,772-15,442,066
領域の大きさ	1.86 M bp	1.33 M bp
プローブ数	82	77
平均 Log_2Ratio	−0.71	0.56
備考	Sotos症候群責任領域	Charcot-Marie-Tooth病IA責任領域

使用マイクロアレイ：SurePrint G3 CGH＋SNP180K（Agilent Technologies）
解析ソフトウェア：Cytogenomics software（Agilent Technologies）
解析条件：Default Analysis Method-CGH＋SNP v2
対照ゲノム：Agilent Euro Female（Agilent Technologies）

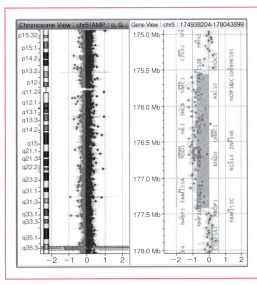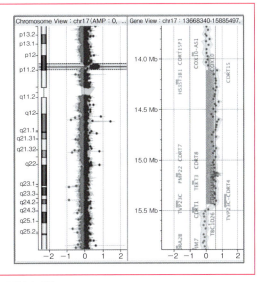

図2 アレイCGH法の結果（左：5番染色体，右：17番染色体）
Sotos症候群責任遺伝子 *NSD1* 領域の欠失（左）とCMT1A責任遺伝子 *PMP22* 領域の重複（右）が認められる．

Point

❶ アレイCGH法の結果をどう説明するか？
❷ 両親が遺伝について心配しているが，どう説明するか？
❸ 父方に脳性麻痺，乳児期死亡の家族歴があるが，本児の病態との関係は考えられるか？

Point ❶

アレイCGH法の結果では，Sotos症候群[1])とCharcot-Marie-Tooth病ⅠA（CMT1A）[2)3)]の責任領域2か所のcopy number variation（CNV）が示され，それぞれ1コピーと3コピーになっていると考えられた．これらの所見はFISH法により，ヘテロ欠失と重複であることを確認した（図3）．解析結果を受け，本児の臨床症状を再検討したところ，全てSotos症候群と

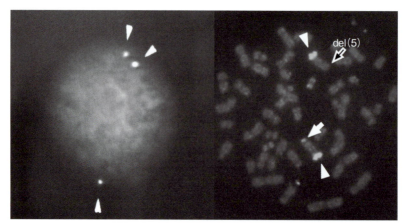

図3　FISH法による確認
左(間期核FISH)：nuc ish dup(17)(p11.2p11.2)(PMP22++) PMP22遺伝子の信号(△)を3つ認める．右(分裂期核FISH)：ish del(5)(q35q35)(NSD1−) NSD1遺伝子の信号(白↑)を1つ認める．5番染色体上に本来認めるはずのNSD1遺伝子のシグナルが検出されない(黒↑)．5p15.2(△)は5番染色体上の対照用プローブ．

して矛盾しない[1]ため，遺伝学的検査の結果と併せSotos症候群と診断した．

一方，PMP22遺伝子領域を含むCMT1A責任領域の重複はCMT1Aの原因となるが，本児は深部腱反射亢進傾向を示しており，現時点ではCMT1Aとしての臨床症状は確認されない．今後の症状の推移に注意する必要があるが，このように，網羅的解析では本来の検査目的とは基本的に関係がない所見が検出されることがあり，二次的所見と呼ぶ[4]．アレイCGH法においては大規模調査中のPMP22遺伝子領域のCNVが散見され[5)6]，2013年にBooneらが，9,005名のアレイCGHデータから既知の常染色体優性あるいはX連鎖性遺伝性疾患の原因となる40遺伝子についてCNVの有無を検討し，0.92%にあたる83名でCNVを同定し，病原性変化としてDMD遺伝子の部分欠失が最多で11名，PMP22遺伝子の重複は2名であったと報告している[7]．これらの結果は，時に発症前診断を意味する場合があり，発端者に予期せぬ診断をもたらしたり，家系内のほかの構成員にも思わぬ副次的な影響を与えたりすることがあるため，二次的所見が発見される可能性があることをあらかじめ説明しておく必要がある．実際に結果を開示する場合には，必要に応じて臨床遺伝専門医と連携するなど慎重に対応する必要がある．

Point ❷

両親が漠然と「遺伝について心配である」と訴えることはしばしば経験するが，実際に両親が何について心配しているかを明確にしておくことが重要である．例えば，自身が保因者である可能性や，次子での再発率，同胞がいる場合の発症リスク，次世代への伝達リスクなど，不安に思っている内容は様々であり，そこが明らかになって初めて，適切な情報提供が可能となる．

本例の場合，Sotos症候群責任領域である5q35微細欠失については浸透率の高い常染色体優性遺伝形式を示し，両親に症状がないことからde novoでの発症と考えられる．まれな性腺モザイクの可能性は排除できないが，両親が非罹患の場合の同胞再発率は1%未満と報告されており[1]，次子における再発の可能性は非常に低いといえる．Sotos症候群は，表現型には幅があるものの，ほぼ類型化された症候群として確立しており，診断がついたことで今後の健康管理上有益な情報となるであろう．

一方，CMT1Aの診断については微妙な問題をはらんでいる．両親は20歳台で無症状であり，直系血族にも罹患の疑わしい家族歴はないが，PMP22遺伝子重複があっても極めて症状が緩徐な例や無症状/未発症の例もみられる[2)3)]ため，両親のいずれかがPMP22遺伝子重複をもっている可能性は完全には否定できない．両親のいずれかがPMP22遺伝子重複をもっていた場合，次子への伝達率は50%である．現在無症状の両親がPMP22遺伝子領域の重複保因者かどうかはFISH法で確認することができるが，本例では両親は検査を希望されなかった．PMP22遺伝子重複をもつ保因者では，vincristineなどの神経毒性のある薬剤が投与された場合，末梢神

経障害が強く生じることがある．そのため，無症状であっても PMP22 遺伝子の重複の有無を知っておくことで，副作用を回避できるメリットがある．今回の場合，発症前診断につながる可能性もあるが，検査を行った場合と，行わなかった場合と，それぞれのメリットやデメリットについてきちんと説明し，両親が適切な選択を行えるよう情報提供する必要がある．

Point ❸

上述の通り，Sotos 症候群に関しては de novo と考えられ，父方の脳性麻痺や乳児期死亡などの家族歴は基本的に関係がない．CMT1A に関しては父および父方祖父母のいずれかがともに未発症者である可能性は完全には否定できない．その場合，父方伯父の臨床経過によっては，早期発症の CMT1A をいずれかの時点で脳性麻痺と診断されている可能性はないとはいえない．一方，父方伯母の娘の乳児期死亡については CMT1A の表現型としては考えにくい．

Sotos 症候群および Charcot-Marie-Tooth 病 IA

文献

1) Tatton-Brown K, Cole TRP, Rahman N. Sotos Syndrome. *GeneReviews®* Seattle: University of Washington. Last Update: August 1, 2019.
   https://www.ncbi.nlm.nih.gov/books/NBK1479/［閲覧日：2019.10.24］

2) Bird TD. Charcot-Marie-Tooth Neuropathy Type 1. *GeneReviews®* Seattle: University of Washington. Last Revision: January 24, 2019.
   https://www.ncbi.nlm.nih.gov/books/NBK1358/［閲覧日：2019.10.24］

3) van Paassen BW, van der Kooi AJ, van Spaendonck-Zwarts KY, Verhamme C, Baas F, de Visser M. PMP22 related neuropathies: Charcot-Marie-Tooth disease type 1A and Hereditary Neuropathy with liability to Pressure Palsies. *Orphanet J Rare Dis* 2014; **9**: 38.

4) American College of Medical Genetics and Genomics. Incidental findings in clinical genomics: a clarification. *Genet Med* 2013; **15**: 664-6.

5) Itsara A, Cooper GM, Baker C, et al. Population analysis of large copy number variants and hotspots of human genetic disease. *Am J Hum Genet* 2009; **84**: 148-61.

6) Cooper GM, Coe BP, Girirajan S, et al. A copy number variation morbidity map of developmental delay. *Nat Genet* 2011; **43**: 838-46.

7) Boone PM, Soens ZT, Campbell IM, et al. Incidental copy-number variants identified by routine genome testing in a clinical population. *Genet Med* 2013; **15**: 45-54.

粟屋智就

各論 33 複数の細胞遺伝学的検査の併用により診断が確定したマーカー染色体を有する成長障害と軽度知的障害を示す4歳男児

- □ **症　例**　4歳男児
- □ **主　訴**　成長障害
- □ **家族歴**　父28歳，母29歳で健康．母に流産の既往なし．第1子（図1）．
- □ **周産期歴**　妊娠中に特記すべきことなし．妊娠38週，自然分娩で出生．出生時，身長47.5 cm（−0.7 SD），体重2,475 g（−1.0 SD），頭囲30.0 cm（−2.5 SD）と小頭症あり．
- □ **現病歴**　出生後からの成長障害と軽度の知的障害を近医で指摘された．原因検索として行われたG-band法では47,XY,＋mar[17]/46,XY[13]であり由来不明のマーカー染色体（プラスα参照）を正常男性核型とのモザイクで検出された．精査のため当院を紹介され受診した．
- □ **現　症**　身長91.2 cm（−2.3 SD），体重11.7 kg（−2.0 SD），頭囲45.3 cm（−3.1 SD）と成長障害を認め，面長な顔，眼窩周囲膨満，眼瞼裂短縮，長く突出した鼻尖および鼻柱，平坦な人中，小さな上口唇などの特徴的顔貌を認めた．
- □ **検　査**　田中ビネー知能検査ではIQ＝77と境界領域であった．マーカー染色体の由来を検索するためにSKY法を行ったが由来は同定できなかった．さらにマイクロアレイ染色体検査の一種であるアレイCGH法を行ったところ，病的意義をもつ可能性のあるコピー数変化（copy number variation；CNV）が2つの領域で検出された（表1）．そのため，マーカー染色体の由来と本例における責任変異がどちらであるのか，さらに検討が必要になった．

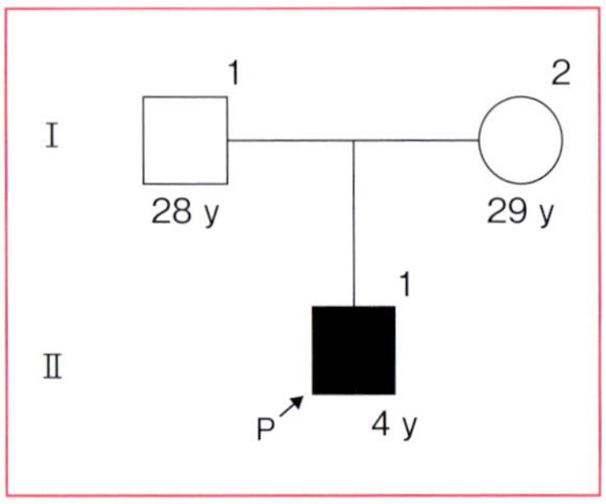

図1　家系図

表1　アレイCGH法で検出されたコピー数変化（CNV）

CNV領域	5q35.2q35.3	17q11.1q11.2
gain/loss	gain	gain
塩基番号(hg19)	175,559,343-177,383,832	25,278,114-26,646,831
領域の大きさ	1.82 Mbp	1.37 Mbp
プローブ数	81	72
平均 Log_2Ratio	0.51	0.32
備考	Sotos症候群責任領域	既知の疾患との関連の報告なし

使用マイクロアレイ：SurePrint G3 CGH＋SNP Microarray Kit 4×180K（ISCA）（Agilent Technologies），解析ソフトウェア：CytoGenomics（Agilent Technologies）

Point
❶ アレイCGH法の結果をどのように解釈するか？
❷ マーカー染色体の由来を確かめるには？
❸ アレイCGH法をはじめとする網羅的遺伝学的解析の解釈で注意を要する点にはどのようなものがあるか？

Point ➊

検出された2か所のCNVは，患児の病態に関与しているだろうか？ 5q35領域の重複は小頭症と特徴的な顔貌，成長障害，軽度知的障害・学習障害を起こすことが知られている[1]．同領域に含まれる*NSD1*のハプロ不全で生じるSotos症候群と身長や頭囲については対照的なため，"reversed Sotos症候群"と称されることもあった[2]．この重複は本患児の症状をよく説明している．一方，17番染色体長腕の重複は健常人のデータベース上まれなものの，既知の疾患責任領域としての報告はない．総合すると本症例の病態の中心は5q35.2q35.3重複であると考えられる．

Point ➋

マーカー染色体の由来はアレイCGH法で検出された2か所の重複のいずれかなのであろうか？ 通常，G-band法や高精度分染法で同定できないマーカー染色体の由来を検索するためにSKY法が行われる．しかし提示したように本症例ではマーカー染色体が小さく由来を同定できなかった．アレイCGH法により候補が同定されたため，この2か所にターゲットを絞って検索することが可能になった．それぞれに特異的なプローブを用いてFISH法を行い，17番染色体由来であることが判明した（not shown）．

ただ，上述の方法を行わずとも，本症例ではアレイCGH法のデータを詳しく観察することでもG-band法の結果とあわせてマーカー染色体の由来を推定することができる．平均Log_2Ratio（**表1**）は検出されたCNVの変化量を定量化したものである．正常の2コピーであれば0，1コピー欠失では−1，3コピーでは約0.58となる．5q35.2q35.3重複では0.51とほぼ3コピー相当である一方，17q11.1q11.2重複では0.32とやや低い値（2.5コピー相当）となっている．これは正常細胞と3コピー細胞との半々のモザイクであることを示唆している．G-band法でマーカー染色体がモザイクとなっていることから，2つの重複のうち17q11.1q11.2重複がマーカー染色体の由来であると推察できる．

ただしモザイク率は検査手法や細胞によって変化することがある．G-band法のように細胞培養が必要な手法では，細胞分裂の際に過剰染色体が脱落することがある．一方アレイCGH法には培養過程はない．また唾液由来と末梢血リンパ球由来の細胞では過剰染色体の脱落率が異なることがある．これらの違いによりモザイク率が変化することがあるため，解釈には注意を要する．

Point ➌

アレイCGH法やエクソーム解析をはじめとする網羅的遺伝学的検査が普及し，米国ではアレイCGH法は先天異常症候群の原因検索においてG-band法よりも優先される検査として位置づけられている[3]．保険適用とならないわが国でも研究ベースで利用する機会が多くなっている．これらの網羅的遺伝学的検査は患児の症状から仮説を置く必要性が相対的に低く，事前に鑑別診断としてあがらなかった疾患責任遺伝子変異・コピー数変化が同定されることもしばしばである．

このように網羅的遺伝学的検査は強力な候補変異検出能力を示す一方で，いくつかの注意すべき点もある．第一にアレイCGH法やショートリード型次世代シーケンサーなど現時点の網羅的な検査の多くは染色体の構造変化（特に転座や逆位）を捉えることは難しい．本症例ではマーカー染色体の由来はアレイCGH法では判明せず，最終的にFISH法によって17番染色体であることを確認したが，そもそもG-band法を行わず，アレイCGH法の結果だけでは重複を示すCNV領域がマーカー染色体として存在していることは明らかにできない．網羅的な検査とFISH法などの細胞遺伝学的検査を上手に組み合わせて行うことで，患児の染色体構造異常およびそれによる病態を理解できる．もう一つ注意すべき点として，網羅的な検査では通常多数の所見が検出されることがあげられる．健常人のデータベースなどを参照して絞り込みを行うが，それでも本症例のように複数の候補が残ることは多い．当然その所見には病態と無関係な所見や，時には偶発的な所見が含まれている．患児の臨床症状を正確に把握し，どの所見が表現型を最も説明できるのか，あるいはいずれの所見も病態と無関係なのか，慎重に判断する必要がある．

どの検査所見に病的意義があると判断するかという問題は網羅的遺伝学的検査に限ったものではない．本症例でも細胞遺伝学的検査で目立つ所見であったマーカー染色体は，実際には病態への寄与が低いと考えられた．検査実施者と検査所見の意義について議論するなどして検査結果の意義の理解を深めることが重要である．

プラスα

マーカー染色体, marker chromosome (mar)

定義・分類：小さくその由来の同定が難しい染色体．通常の染色体セットに追加されているため過剰マーカー染色体(small supernumerary *marker chromosome*；sSMC)とも呼ばれる．マーカー染色体上の遺伝子のコピー数が増加することになる．しばしば体細胞分裂時に脱落して，モザイクとして検出される．さらには年齢を経るに従いモザイク率が低下して，検出しづらくなる場合もある．マーカー染色体全体の約70％は端部着糸型染色体由来(13番，14番，15番，21番，22番)である．約10％ではリング状になっており，その場合は環状染色体とよぶ．環状染色体では特にモザイクとなることが多い．

頻度：新生児で1/2,500程度．

臨床的意義：マーカー染色体上に存在する遺伝子に依存する．両親の染色体分析から遺伝性を判断するのも参考となるが，一般にde novo例であっても約70％では表現型異常が見られないとされる．一方で両端にサテライトをもち対称形の15番染色体逆位重複染色体inv dup(15)や，t(11;22)(q23;q11)保因者から出生する22番転座派生染色体によるEmanuel症候群のように特定のマーカー染色体が特定の症候群を呈することもある．

5q35 微細重複症候群

文献

1) Novara F, Stanzial F, Rossi E, et al. Defining the phenotype associated with microduplication reciprocal to Sotos syndrome microdeletion. *Am J Med Genet A* 2014; **164A**: 2084-90.
2) Dikow N, Maas B, Gaspar H, et al. The phenotypic spectrum of duplication 5q35.2-q35.3 encompassing NSD1: is it really a reversed Sotos syndrome? *Am J Med Genet A* 2013; **161A**: 2158-66.
3) Miller DT, Adam MP, Aradhya S, et al. Consensus statement: chromosomal microarray is a first-tier clinical diagnostic test for individuals with developmental disabilities or congenital anomalies. *Am J Hum Genet* 2010; **86**: 749-64.

菊池敦生／小林朋子

各論 34

X染色体を含む転座による3：1分離で生じた過剰マーカー染色体を示す重度発達遅滞の1歳男児

□ **症　　例**　1歳男児

□ **家 族 歴**　血縁関係のない健康な両親の下に生まれた第1子（Ⅲ-5，図1）．母親はこれまで2度化学流産の既往がある．母親の弟（Ⅱ-7）夫婦は何度も不妊治療を受けるも挙児は得られていない．

□ **周産期歴**　胎児期後期に発育不全が指摘され，染色体異常症が疑われた．前医にて，羊水染色体検査と両親の染色体検査がG-band法で施行された．羊水検査の染色体核型は47,XY,＋marであった．別途行われた母親（Ⅱ-6）の染色体検査で構造異常が同定されているらしい．母親の弟にも，母親と同じ構造異常が認められているとのことである．正期産児で出生し，出生時の体重は1,391 gであった．

□ **現 病 歴**　生直後より成長障害，発達遅滞のほか，呼吸障害，停留精巣，鼠径ヘルニア，四肢拘縮等が認められた．

□ **遺伝学的検査**　予後を明らかにするうえで，切断点情報等が必要であったため，児のマイクロアレイ染色体検査を実施したところ，14番染色体とX染色体の部分重複であり，arr［GRCh37］14q11.2（20,253,739-24,035,987）×3,Xq28（153,177,776-154,908,471）×2であった（図2）．X染色体重複領域には，*MECP2*遺伝子が含まれていた．

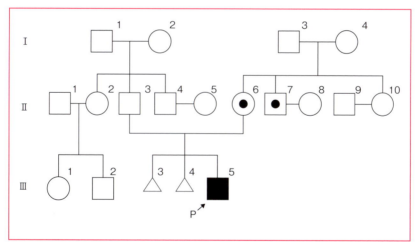

図1　家系図
母親の弟（Ⅱ-7）は既婚であるが子どもはいない．

Point

❶ 羊水による染色体核型解析とマイクロアレイ染色体検査の結果からどのような染色体構造異常となっていると考えられるか？
❷ その構造異常はどういったメカニズムで生じたと考えられるか？
❸ 母方の弟（Ⅱ-7）夫婦の不妊症をどのように考えるか？

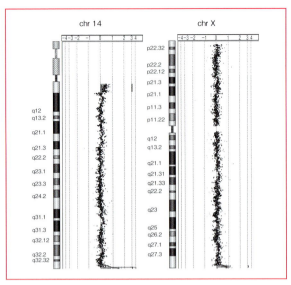

図2 マイクロアレイ染色体検査の結果
14番染色体長腕セントロメア近傍とX染色体長腕末端の部分重複が認められる．14番染色体長腕末端のコピー数変化はしばしば認められるbenign CNVである．

Point ❶

　羊水穿刺を行って採取した胎児由来細胞をもとに行った染色体検査では，47,XY,+marであり，正常な男性核型に，いわゆる過剰マーカー染色体が1個加わったパターンであった．マーカー染色体というのは，一般的に20番染色体よりも小さく，通常の分染法だけでは由来不明染色体のことをいう．由来を同定するために行ったマイクロアレイ染色体検査で，14番染色体長腕セントロメア近傍と，X染色体長腕サブテロメア領域のコピー数増加が認められた．そのためマーカー染色体は，長腕セントロメア近傍より遠位部分が欠失した14番染色体に，X染色体長腕サブテロメア領域が転座した構造を呈していると考えられる．過剰マーカー染色体にXq28に位置する *MECP2* が含まれているため，*MECP2* 重複症候群の症状が生じてくると予測された[1]．

Point ❷

　母親は均衡転座保因者と考えられる．母親の一方の14番染色体は転座部分を含む派生染色体となっており，本児のマーカー染色体そのものと考えられる．X染色体の一方の長腕末端には，14番染色体長腕末端が転座している（図3A）．したがって，本児には，それぞれ正常な14番染色体とX染色体に加え，派生14番染色体が伝わり，マーカー染色体を過剰にもつパターンを示したと考えられる．このような染色体分離パターンを3:1分離という（図3B）．

Point ❸

　母親の卵子形成における減数分裂においては交互分離，隣接1型分離，隣接2型分離，3:1分離が生じる可能性が考えられ[2]，計14通りの配偶子形成が理論上起こりえる（図4）．これらの配偶子は，父親の精子と受精するが，精子には14番染色体が1本と，性染色体としてX染色体あるいはY染色体のどちらかが含まれる．X染色体が絡むため，Turner症候群，Klinefelter症候群等の可能性や，X染色体あるいはY染色体のパターンによってはX-nullisomyの組み合わせも生じる可能性があり，生存が困難なパターンも予測され，それらの多くは致死的と考えられる（図4）．したがって母親の過去の2回の化学流産では，致死的なパターンの染色体異常が生じていたことと考えられる．母親の弟にも転座があったということなので，母方祖母（Ⅰ-4）もまた転座保因

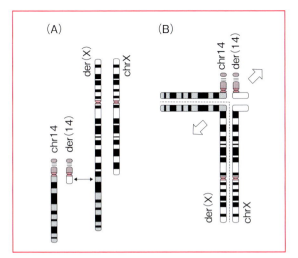

図3 予測される染色体構造異常
(A)母親に認められる均衡転座のメカニズム．(B)本児で生じた3：1分離のpachytene図

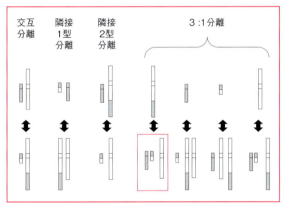

図4 母親の配偶子で形成される可能性のある染色体核型パターン

14通りのパターンが考えられる．このうち交互分離以外のほとんどが致死性のため流産に至ると考えられる．本児で認められた核型は，四角で囲んだ3：1分離によって生じたと考えられる．

者であったと考えられる．母親は3人兄弟であり，母方祖母に反復流産があったという情報はなく，女性が保因者の場合には健康な生児を得ることは可能であると考えられる．その一方，母親の弟においては，男性なので1本しかないX染色体に転座があるため，より影響を受けやすい可能性がある．そのため母親の弟夫婦における不妊には，この転座が大きく関わっている可能性が高いと考えられる．

現在反復流産の場合，体外受精卵細胞の一部を採取して染色体検査を行ういわゆる着床前診断を行うことが認められている．流産を避けるには，そのような方法もあることも知っておきたい．

まとめ

過剰マーカー染色体の中には，症状と関連しているとはいえないようなタイプも認められる．ただ，本症例のように，親世代における転座が関係する可能性もあるため，診断を行う場合には，慎重に進める必要がある．

染色体不均衡転座による過剰マーカー染色体

文献

1) Yamamoto T, Shimojima K, Shimada S, et al. Clinical impacts of genomic copy number gains at Xq28. *Hum Genome Var* 2014; **1**: 14001.
2) Nussbaum RL, McInnes RR, Willard HF, 著，福嶋義光，監訳．トンプソン＆トンプソン遺伝医学第2版．東京：メディカル・サイエンス・インターナショナル，2017．

山本俊至

各論 35

反復流産の既往のある母親から生まれた染色体不均衡転座を示す1歳男児

□ **症　　例**　1歳男児

□ **家 族 歴**　父親42歳，母親35歳（図1）．8年前に結婚した．母親はこれまでに2回，自然流産の既往があるが，なかなか子どもを授からないので不妊治療を行うことを考えていた矢先に自然妊娠した．

□ **周産期歴**　在胎38週，2,624 gにて出生した．出生直後呼吸が浅く，一時的に酸素吸入を要した．吸綴も弱く，十分な哺乳量を確保できないため経管栄養が導入されてから退院し，現在に至るまで経管栄養を要している．

□ **発 達 歴**　乳児期早期から粗大運動発達の遅れが認められ，現在座位が可能であるが，移動や立位保持はできていない．

□ **身体所見**　体重6.3 kg，身長70 cmと−2.7 SDの成長障害を認める．頭囲は43 cmで小頭症である．前頭部突出，眼間解離，眼裂斜下，鼻根部平坦，小顎症，耳介低位などの顔貌の特徴を認める．

□ **遺伝学的検査**　何らかの染色体異常を疑い染色体G-band法を行ったが明らかな異常は認められなかった．そこでマイクロアレイ染色体検査を行ったところ不均衡転座が疑われる所見が認められ（図2），FISH法により21番染色体長腕末端に17番染色体長腕末端が不均衡転座していることが明らかになった．両親の保因者検査を行ったところ，母親が均衡転座保因者であることが明らかになった．

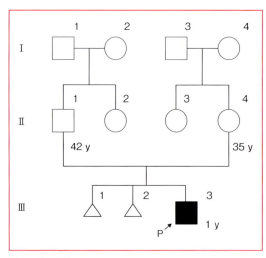

図1　家系図
健康な両親の第1子に発達の遅れが認められた．

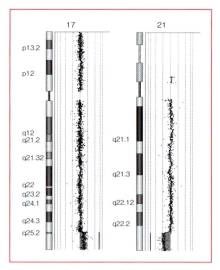

図2　マイクロアレイ染色体検査の結果
所見のあった17番染色体と21番染色体のみ抜粋．17番染色体長腕末端のコピー増加と21番染色体長腕末端のコピー減少が認められる．

Point

❶ 反復流産の原因をどう考えるか？
❷ 出生前診断の可能性を説明したが，中絶したくないので，ほかに方法がないか質問された．
❸ 21 番染色体の転座ということと年齢も高齢妊娠になるので，通常型の Down 症候群（21 トリソミー）もスクリーニング検査をしてほしいという希望があったが，どう対応すべきか？

Point ❶

　染色体均衡転座保因者においては，本項で示したように染色体不均衡転座を示す子どもをもつことがある．本児は 17 番染色体長腕末端のコピー増加と 21 番染色体長腕末端のコピー減少が認められ，実際には 17 番染色体長腕末端が，21 番染色体長腕末端に不均衡転座していた．患者は，21 番染色体長腕部分モノソミーの症状と，その部位に転座した 17 番染色体長腕の部分トリソミーの症状を示す．母親は 17 番染色体長腕と 21 番染色体長腕が入れ替わった均衡転座を示しているので，逆パターンの派生 17 番染色体を示す場合もあり得る（図3）．その場合は 17 番染色体長腕の欠失による症状と 21 番染色体長腕の重複による症状（Down 症候群の一部）を示すことになる．もちろん正常核型を示す場合や，母親と全く同じ均衡転座パターンを示すこともあるが，染色体不均衡転座を示す児は，胎児期早期に流産する可能性も高いため，母親のこれまでの 2 回の流産歴は，染色体不均衡転座による可能性がある[1]．この場合の流産は，妊娠に気がつかない超早期の流産（化学的流産と称することもある）もしばしば含まれる．

Point ❷

　親世代が染色体均衡転座保因者の場合，染色体不均衡転座を示す児が生まれる可能性が高いため，出

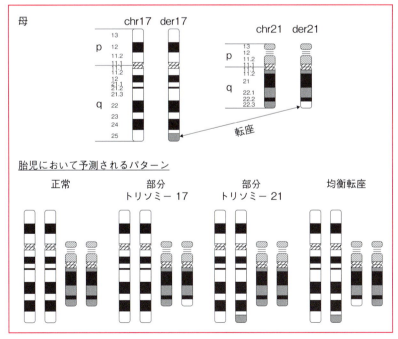

図3　均衡転座の親から生まれる可能性のある染色体核型パターン

17 番染色体長腕末端と 21 番染色体長腕末端の均衡転座を有する母親からは，4 通りのパターンが考えられる．このうち不均衡転座の場合，流産の可能性が高まると考えられる．

生前に絨毛や羊水を採取して，胎児の染色体異常の有無を調べる出生前診断の適応になることがある．ただし，胎児において染色体不均衡転座が認められた場合，選択的妊娠中絶を行うしか発端者で認められたパターンを回避する方法はない．これまで流産を反復している女性にとって，さらに妊娠中期に人工妊娠中絶を行うことは心理的にも耐えがたいことといえる．

このような場合，着床前診断染色体検査（preimplantation genetic diagnosis；PGD）という手段がある．PGDはそもそもDuchenne型筋ジストロフィーなど，「重篤な遺伝性疾患」に限って適用されてきた．この方法では，体外受精によって得られた受精卵が割球，あるいは胚盤胞になった段階で，細胞の一部を採取して当該夫婦において予想されている遺伝的な異常の有無を明らかにし，複数の受精卵の中から異常のなかった卵を子宮に戻すことにより，リスクを回避することが可能となる．

ただし，日本産婦人科学会では，PGD実施に対して厳しい制約を課しており，施設内の倫理委員会での承認と，学会内に設置された委員会での承認が得られない限り認められない．特に染色体転座に起因する反復流産については，流産による身体的・精神的苦痛の回避を強く望む心情に配慮して，「重篤な遺伝性疾患」のほかに新たな枠組みを設け，審査の対象に加えられた経緯がある．そのため基本的に，当該夫婦で予測される染色体不均衡転座がないかどうかだけをFISH法などによって調べ，複数の受精卵の中から，不均衡転座のない卵を子宮に戻すことにより，流産や染色体異常を有する児の妊娠を回避することが可能となる．したがって当該夫婦で予測される染色体不均衡転座以外の染色体異数性，たとえば21トリソミーなどをスクリーニング的に調べることは許されていない．

このような経緯から単一遺伝子疾患に対する検査と染色体不均衡転座を対象とする検査をそれぞれ，preimplantation genetic testing for monogenic/single gene（PGT-M）と preimplantation genetic testing for structural chromosome rearrangements（PGT-SR）と使い分けるようになってきた．

Point ❸

PGT-MやPGT-SRは夫婦の双方，あるいは一方に遺伝的要因があり，次子にリスクがあることがわかっている場合，当該リスクだけを限定的に調べて回避する方法である．それに対して，preimplantation genetic testing for aneuploidies（PGT-A）は特に遺伝的な要因がない夫婦における受精卵において，全染色体について異数性がないかどうか，マイクロアレイなどを用いて調べることを指す．PGT-Aは，体外受精を行っている場合，誰でも対象になり得ることや，先天異常をもつ受精卵を排除することにつながるのではないかとの倫理的な問題から，これまで日本産婦人科学会の見解で禁止されてきた[2]．

ただ，日本においては不妊治療を希望する女性が高齢化しており，体外受精を行った受精卵の多くは染色体異数性のため，着床しなかったり，早期に流産するなど，不妊治療の不成功の原因となっている．流産の原因は染色体の数の異常が大半で，35歳以上になれば年々流産率が高まるといわれている．PGT-Aを行い，染色体異数性のない受精卵だけを子宮に戻せば，流産率が下がると期待されている[3][4]．そのため日本産婦人科学会は，PGT-Aの有用性を検証するため，実施施設を限定した特別臨床研究を学会主導で開始し，有効性を示すデータが得られている[5]．ただし，この研究においても，体外受精を2回以上不成功している場合，または夫婦が染色体転座保因者ではないのに流産を2回以上経験している場合という条件が設けられている．

この条件に照らし合わせれば，本項で取り上げた症例の場合，母親に染色体転座が認められているので，PGT-Aの対象ではなく，従来通りPGT-SRの対象となる．

わが国における生殖補助医療（assisted reproductive technology；ART）の普及にはめざましいものがあり，ARTによって出生した児は全出生児の5％程度を占めており，小児神経科医にとって他人事ではない．

PGTには最新の技術が応用される．一つは解析するための試料抽出技術が必要となる．従前には受精2～3日目の割球の一部を取り出していたが，受精5日目の胚盤胞のうち，将来胎盤になる栄養外胚葉の一部の細胞を取り出す方法が定着しつつある．これは顕微鏡下での胚操作技術の進歩によるところが大きい．次に必要不可欠な技術は全ゲノム増幅技術である．胚盤胞から取り出せる細胞はわずか5細胞程度であるため，ゲノム解析を行うためには，微量のDNAを増幅させなければならない．ここにも技術の進歩があり，わずかなDNAを効率よく全ゲノム増幅することができる試薬が供給されるようになったことが大きく寄与している．

PGT-Aを行う場合には，増幅したゲノムDNAか

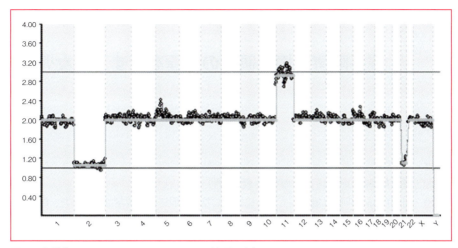

図4 次世代シーケンサーによるPGT-A結果の例
複数の染色体に異数性(トリソミーやモノソミー)が同時に認められ，このような胚は着床が期待できない(横軸は染色体番号，縦軸はZ-score).

ら正確に染色体異常を同定する技術が必要となる．マイクロアレイを用いたアレイCGH法が応用されるが，方法としては小児科領域で行われる方法とほぼ同じである．これに加え，次世代シーケンサーを応用した染色体異常同定方法も応用されるようになってきた．この方法は母体血を用いた無侵襲的出生前遺伝学的検査(noninvasive prenatal genetic testing；NIPT)と同様に，全染色体のコピー数を網羅的に調べる方法であり，精度等はマイクロアレイによる方法と変わりはない(図4)．

いずれにせよこれらの技術は子宮に戻しても流産してしまうような染色体異数性を正確に検出するための技術であり，それ以外の異常を見出すことを目的としたものであってはならない．

 染色体不均衡転座

■文献
1) 黒田知子，加藤恵一．【先天異常症候群】ピンポイント小児医療　均衡型相互転座の遺伝相談と着床前診断．小児内科 2015; **47**: 1816-9.
2) 竹下俊行．【新たな出生前診断・着床前診断の幕開け】着床前診断　着床前スクリーニング．産婦人科の実際 2014; **63**: 1261-5.
3) 中岡義晴．【生殖医療 UP-TO-DATE】着床前遺伝子診断と着床前スクリーニング．*HORMONE FRONTIER IN GYNECOLOGY* 2016; **23**: 209-17.
4) 末岡　浩，田中　守．【産科領域における遺伝診療の最前線】着床前診断/スクリーニング検査．産科と婦人科 2017; **84**: 12-6.
5) 桑原　章．【着床不全・流産をいかに防ぐか-PGS時代の不妊・不育症診療ストラテジー】不妊・不育診療戦略におけるPGT-A．臨床婦人科産科 2017; **71**: 872-8.

山本俊至

各論 36

成長障害と境界領域の発達を示す3歳女児

□ **症　　例**　3歳女児
□ **家 族 歴**　健康な両親（父親45歳，母親39歳）の第1子（図1）．
□ **周生期歴**　母親が36歳の時に結婚してすぐに妊娠した．妊娠経過に異常はなかった．母親は高齢妊娠を意識し，新型出生前診断（無侵襲出生前診断；noninvasive prenatal genetic testing；NIPT）を受け，異常がなかったという．39週3日，Apgarスコア9/10と仮死なく出生．出生体重は2,300 gであった．
□ **現 病 歴**　乳児期早期は特に問題なく経過した．1歳児健診の時点でまだ座位保持できていなかったため，経過観察となった．1歳半健診時，ようやく立位保持ができるようになっていたが有意語はなく，おとなしかった．3歳児健診で言葉と身体発育の遅れを指摘され，精査のため来院した．
□ **現　　症**　受診時，身長83 cm，体重9.5 kgと3パーセンタイル未満を示し，成長障害を認めた．診察場面では寡黙でおとなしく，だまって椅子に座っている．多動はない．視線は合うが表情は硬く，笑顔はない．診察のために促されると自分でシャツをめくり上げたり，口を開けるなど，協力的である．何らかの先天奇形症候群を疑わせるような顔貌の特徴はなかった．体は柔らかい印象を受けたが筋緊張低下を指摘するほどではなかった．母親はただ小柄でおとなしい子だと思っていて，特別に遅れがあるとは考えておらず，保健師に受診を促されてしぶしぶ受診した様子であった．
□ **検査結果**　新版K式による発達検査の結果DQ75と境界領域であった．頭部MRI検査では，明らかな異常はなかった．念のため染色体検査を行ったところ，21トリソミー細胞が20%に認められた．このことは低頻度モザイクの21トリソミーを示唆していた．検査結果を説明したところ，「この子はDown症候群なのですか？NIPTを受けて異常がなかったから妊娠を継続したのになぜ見逃されたのですか？次にもし妊娠した場合も同じようなことが有り得るのですか？」と立て続けに質問があった．

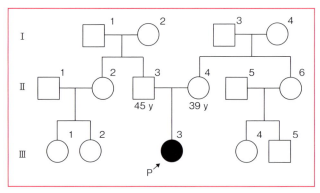

図1　家系図
Ⅲ-3の発端者以外に神経疾患なし．

Point

❶ NIPTと従来の出生前染色体検査との違いは？
❷ 本児で21トリソミーが見逃された理由は？
❸ 次の妊娠時にNIPTを受けるべきかどうかとの質問にどのように答えるべきか？

Point ①

　胎児が染色体異数性をもつかどうかをスクリーニングする場合，複数の方法が選択できるが，大きく分けて確定的な検査方法と確率的な検査方法がある．そのうち妊娠初期に羊水穿刺によって胎児由来細胞を直接採取して胎児の染色体を調べる方法が唯一の確定的な検査方法である．母体血中のアルファフェトプロテインなど，複数の検査項目の数値から，胎児が染色体をもつ確率を推測する母体血清マーカーテストは過去に多く行われてきた確率的な検査方法であるが，正確性に乏しいという問題点があった．2012年に設立されたコンソーシアムによる臨床研究として始められたNIPTは，妊娠中の母体血中にわずかに存在する胎児由来cell free DNAをターゲットとして次世代シーケンサーで解析し，染色体のコピー数を調べる方法であり，診断率が高いことが知られている．

　そもそも血液中には破砕した細胞に由来するcell free DNAが存在するが，これらは数時間以内に分解されてしまう．妊婦ではそのうち約10%が胎児由来といわれている．NIPTでは，この母体血中に存在するcell free DNAを解析対象としている．断片化されたcell free DNAの配列を次世代シーケンサーによって読み取り，由来染色体を調べてカウントする．各染色体のサイズによってカウントされる断片の相対的な割合は本来変わることがないため，もし一部の染色体が，予想される数より多い断片数を示す場合，胎児の染色体異数性が疑われる．図2に20番染色体から22番染色体までを模式的に示した．Bさんは，Aさんに比べ，21番染色体由来のDNA断片が若干多い．妊婦の血液中には，妊婦自身に由来するDNA（黒線）以外に，胎児由来DNA（灰色線）も存在する．これらは実際には区別することはできないが，統計的な有意差をもって多いことが確認されれば，胎児の21番染色体が一本多い21トリソミーの可能性が示唆される．

　NIPTはこのような原理によって判定しているため，確定的な検査方法ではなく，あくまでも確率的な検査方法である．今のところ13番，18番，21番染色体のトリソミーに限り診断されている．採血だけで調べることができるため，羊水検査のような侵襲性がなく，母体血清マーカーテストに比べて正確性が高いことから，年間1万人以上が検査を受けているといわれている．ただし，偽陽性や偽陰性の可能性もあるため，「陽性」結果であっても，羊水検査

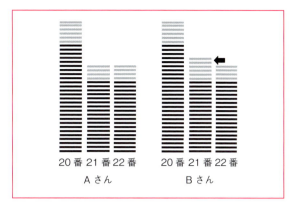

図2　NIPTの原理のイメージ図
20番染色体から22番染色体までのカウント数を示す．黒い棒は母親由来断片の数を示す．灰色の棒は胎児由来断片．Bさんは，21番染色体断片数が若干増えている（矢印）が，母親由来断片の割合が変化することは考えられないため，胎児由来断片が増加したと予測され，胎児の21トリソミーが疑われる．

による確認を要する[1〜3]．

Point ②

　前述したように，NIPTは母体血cell free DNA中の胎児由来染色体異数性を統計的に解析するため，確定的な検査ではなく，偽陽性や偽陰性の可能性もある．特に本児の場合，21トリソミーの低頻度モザイクであるため，21番染色体のコピー数は全細胞を平均するとわずかな増加に留まる．母体血cell free DNAに占める胎児成分はわずかなため，モザイクの場合は正確に診断することは原理的に不可能である．

Point ③

　NIPTの実施においては妊婦自身の希望が何よりも優先されるが，命の選択につながる検査であり，35歳以上の高齢妊婦であることなど，対象者の条件に制限がある．遺伝カウンセリングを通じて検査内容についての適切な情報提供がなされ，妊婦自身が正しい理解に基づいて自発的に判断して実施されなければならない．したがってわれわれ医師は勧奨や否定など，個人的な意見を述べるべきではなく，中立的な立場から情報提供を行う姿勢を貫くべきである．また，NIPTが対象とする染色体異常は，小児神経科医が診療対象とする疾患である．染色体異常をもって生まれてくる子どもがどのように成長していくかなど，正確かつ客観的な情報提供を行いつつ，自らは子どもの立場の代弁者たる小児科医であることも自覚しておかなければならない．

モザイク型 Down 症候群

文 献

1) 澤井英明. 出生前診断のいま. 医学のあゆみ 2013; **246**: 150-7.
2) 鈴森伸宏. NIPT 技術の発展. 産婦人科の実際 2014; **63**: 1191-4.
3) 関沢明彦. 出生前検査：NIPT. 周産期医学 2016; **46**: 705-6.

〔山本俊至〕

各論

37 精神運動発達退行を示した3歳女児

- □ **症　例**　3歳2か月女児
- □ **主　訴**　精神運動発達退行
- □ **家 族 歴**　父親38歳，母親37歳で健康．不妊治療を行い体外受精胚移植により第1子（患児）を出産．母親は現在第2子を妊娠中（図1）．
- □ **周産期歴**　在胎39週3日，自然経腟分娩にて出生．身長46.0 cm，体重2,680 g，頭囲32.0 cm．仮死なし．母乳栄養を開始したが吸啜が弱く7か月で人工乳に換えた．
- □ **発 達 歴**　頸定3か月，寝返り4か月，座位9か月，ハイハイ11か月，つかまり立ち1歳1か月，その後，独歩を獲得せぬまま退行．1歳2か月でいったん学習した動作（ばいばい，手の打ち鳴らし）が消失．1歳6か月時には，物を目で追わなくなり，手を出すこともなくなった．つかまり立ちはできなくなり，座位は不安定となる．発語は1歳前後で「あー，うー」など喃語のみ認められたが，その後消失．

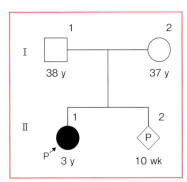

図1　家系図

- □ **身体所見**　初診時（1歳7か月），身長72.8 cm（−2.7 SD），体重8,270 g（−1.7 SD），頭囲46.1 cm（−0.2 SD）．顔貌異常なし，肝脾腫なし，皮疹なし，固視なし，手の合目的運動なし，四肢体幹の筋緊張低下，深部腱反射は正常，病的反射なし，不随意運動なし．
- □ **現 病 歴**　退行性の経過より何らかの変性疾患が疑われ，1歳7か月時に精査目的で紹介初診となる．2歳で座位が不可能となり，四肢のミオクローヌスが出現．脳波上は高振幅徐波を背景に両側中心・頭頂部に棘波を認めた．頭部画像検査では大脳皮質全体の萎縮が進行し，2歳時の頭囲は41.3 cm（−3.93 SD）に縮小．3歳時には植物状態となり，頭表脳波は平坦化した．
- □ **検査結果**　視力障害，ミオクロニーてんかん，大脳萎縮，急速な退行性の経過より，乳児型神経セロイドリポフスチノーシスを疑い *PPT1* 遺伝子（1p34.2）検査を施行したところ，エクソン1に28塩基欠失によるフレームシフト変異 NM_000310.3（PPT1_v001）：c.20_47del［p.Leu7Hisfs*21］が一見ホモ接合性に検出され診断は確定した．ただ，父親は同変異のヘテロ保因者であったが，母親には変異が認められなかった（図2）[1]．

Point

❶ 乳児型神経セロイドリポフスチン症は常染色体劣性遺伝性疾患である．母親が患児に見いだされた *PPT1* 遺伝子変異を保有していない理由として考えられることは何か？
❷ ❶で想定した仮説を確認するための検査方法は何か？
❸ 母親が妊娠中の第2子における再発危険率は？

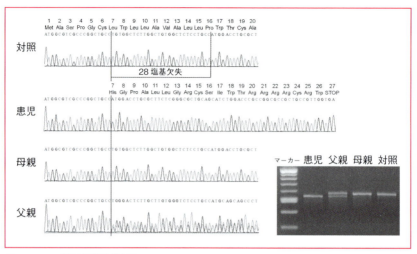

図2 *PPT1*遺伝子解析結果

エクソン1のSangerシーケンスにより28塩基欠失によるフレームシフト変異が検出された．母親は野生型アリルのみ．父親は変異アリルと野生型アリルをヘテロ接合でもち変異部からピークが重なって出現している．患児は変異アリルのみをもつ．同PCR産物のアガロース電気泳動（右下）でも同様の結果を得た．
（文献1）より引用改変）

Point ❶

　常染色体劣性遺伝性疾患では，通常は両親がともに保因者であり，子どもの25％が変異のホモ接合（両親の変異が同じ場合）または複合ヘテロ接合（両親の変異が異なる場合）となり発症する．今回のテーマは常染色体劣性遺伝性疾患で，患者がホモ接合で変異をもつように見えるにもかかわらず，両親の一方しか同変異を保因していない場合についての考察である．

　母親の変異が*PPT1*遺伝子のほかの場所にあるというわけではない．通常PCR法では常染色体上の遺伝子に関しては両アリルが伴に増幅され，Sangerシーケンスでは2つのアリルの混合したシーケンス結果が得られる．塩基配列に差がなければピークは一つであるが，差があれば2つのピークが重なって示される．図2[1)]において，患児では28塩基欠失の変異アリルのみが出現している．もし母親の変異が遺伝子のほかの場所にあるならば，患児においても父親と同様に，この部位では野生型アリルと変異アリルの重複が認められるはずである．

　この状況で考えられる可能性は，次の2つである．

1）母親の変異が欠失変異であり，エクソン1のPCRで増幅されなかった．

　PCRプライマー配列を含んだ欠失があると，母親由来のアリルは増幅されない．したがって父親由来の欠失アリルのみが患児に現れる．欠失は*PPT1*遺伝子領域全体にわたる大きなものかもしれないし，エクソン1に限局しているかもしれない．あるいは，さらに小さく，どちらかのプライマー配列近傍のみの欠失でもよい．

2）父親由来の片親性イソダイソミーによる発症．

　もう一つの可能性としては片親性イソダイソミー（uniparental iso-disomy）が考えられる．通常，常染色体は父親から1本，母親から1本を受け継ぐが，2本とも片親のみから受け継ぐ場合があり，これを片親性ダイソミー（uniparental disomy；UPD）とよぶ．片親のもつ2本の染色体を伴に受け継ぐ場合を片親性ヘテロダイソミー（uniparental hetero-disomy），片方の染色体成分が倍加して2本になるものを片親性イソダイソミーと呼ぶ．当該染色体に刷り込み遺伝子が存在しなければ表現型は正常となる．しかし，当該染色体に常染色体劣性遺伝性疾患の遺伝子変異

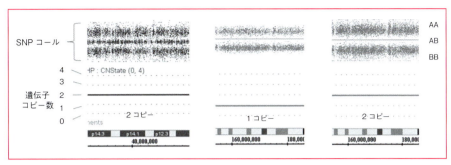

図3 SNPアレイの原理
SNPアレイでは個々のプローブ（図中の細かいドットで示される）に対し，遺伝子コピー数とSNPコール（ホモAA，BBまたはヘテロAB）を同時に測定する．左は2コピーかつヘテロを含み，両親由来の染色体がともに存在する領域．中央は1コピーでかつSNPコールのヘテロが消失しており，片方の染色体が欠失していることを示す．右は2コピーであるにもかかわらず，SNPコールのヘテロが消失しており，片方の染色体が倍加して存在している（イソダイソミー）領域を示す（Affymetrix社のプラットフォームによる）．
（文献1）より引用改変）

が存在する場合には，変異のホモ接合となり，その劣性遺伝性疾患を発症することになる．

Point ❷

上記2つを鑑別するための最適の検査法は何か？現在ではSNPアレイがスタンダードな方法として使われている．マイクロアレイ染色体検査にはアレイ比較ゲノムハイブリダイゼーション（micro-array based comparative genomic hybridization；アレイCGH）法とSNPアレイとがあり，アレイCGHでは遺伝子コピー数のみであるが，SNPアレイではSNP（single nucleotide polymorphism，1塩基多型）を同時に検出するため，コピー数と同時に染色体の由来も判定できる．コピー数が2であり，SNPがヘテロであれば，そのプロービング領域で2つの由来の異なる染色体成分が存在することを意味する．Affymetrix社のプラットフォームを参考にSNPアレイの解釈例を図3[1]に，患児における1番染色体のSNPアレイの結果を図4[1]に示す．患児では1番染色体の全領域にわたり遺伝子コピー数は2であり（染色体は2本ある），SNPプローブでヘテロ接合（AB）が認められない．このことは2本の1番染色体の由来が同一，すなわち染色体全体が片親性イソダイソミーにより子どもに伝わったことを示している．母親の変異が欠失であれば，SNPアレイではヘテロ接合を示すプローブが散在し，欠失が大きければPPT1遺伝子周辺に1コピー領域を検出できる．1コピー領域を検出できない場合は，アレイの検出限界以下の欠失が存在することを意味する．このようにSNPアレイは2つの状態のどちらであるかを，一度の検査で鑑別することが可能である．

Point ❸

片親性イソダイソミーによる発症であれば，患児は偶発的なイベント（突然変異による染色体分離異常）により発症したものであり，再発危険率は無視しうる．一方で母親が欠失変異を保有する場合の再発危険率は25％となる．したがってこの2つの鑑別は遺伝カウンセリング上，極めて重要である．今回の例では，SNPアレイの結果より片親性イソダイソミーによる発症が確定したため，妊娠中の次子に対する乳児型神経セロイドリポフスチン症の可能性は無視しうる．

まとめ

頻度のまれな常染色体劣性遺伝性疾患において，両親に血族関係がない場合には，両親ともが保因者である可能性と，片親のみが保因者であり片親性イソダイソミーにより発症した可能性の双方を想定するべきである．また，この情報は遺伝学的検査を行う前の遺伝カウンセリングで両親に伝えておくべきであるし，片親のみが保因者であった場合の開示の方法に関しても事前に相談しておく必要がある．遺伝学的検査を実施し片親のみに変異が同定され，患者でその変異がホモ接合性に見えた場合は，もう一方の変異が欠失である可能性と，片親性イソダイソミーによる発症の可能性を考え，両者の鑑別はSNPアレイにより行う．

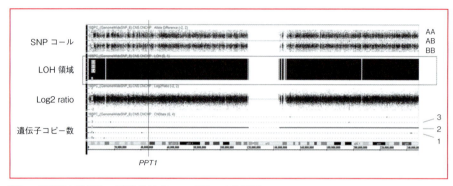

図 4 患児における 1 番染色体の SNP アレイの結果
PPT1 遺伝子の存在する 1 番染色体の全域にわたり，コピー数は 2 でありかつ SNP コールのヘテロ（AB）が消失している．片親の 1 番染色体の 1 本が倍加して 2 本となった状態であり，片親性イソダイソミーを示している（Affymetrix 社のプラットフォームによる）．
（文献 1）より引用改変）

表 1 文献上にみる 85 例の片親性イソダイソミーによる常染色体劣性遺伝性疾患の発症パターン

パターン	報告数(%)	父(精子)由来(%)	母(卵子)由来(%)
1．全染色体イソダイソミー	51(60.0)	36(42.4)	15(17.6)
2．分節的：ヘテロ/イソダイソミー混在	27(31.8)	4(4.7)	23(27.1)
第 1 減数分裂不分離	18(21.2)	3(3.5)	15(17.6)
第 2 減数分裂不分離	9(10.6)	1(1.2)	8(9.4)
3．分節的：両親由来染色体成分が存在	7(8.2)	3(3.5)	4(4.7)
計	85(100)	43(50.6)	42(49.4)

（文献 2）より引用改変）

プラスα

片親性イソダイソミーによる常染色体劣性遺伝性疾患の発症メカニズムと，ダイソミー染色体の親由来に関して

提示した症例では全染色体領域にわたる片親性イソダイソミーであったが，常染色体劣性遺伝性疾患を発症する片親性イソダイソミーには次の 3 つのパターンが存在する．

1) 全染色体の片親性イソダイソミー
2) 分節的な片親性イソダイソミーで片親性ヘテロダイソミーとイソダイソミーが混在
3) 分節的な片親性イソダイソミーで両親由来の染色体成分が存在

これらは各々 1) モノソミーレスキュー（1 本の染色体が倍加して 2 本となる），2) 配偶子形成時の相同染色体のキアズマ形成と不分離＋トリソミーレスキュー（いったんトリソミーを形成したのち 1 本の染色体が脱落して 2 本に戻る），3) 受精後の相同組み換えにより生じると推定される．また 2) においては第 1 減数分裂の不分離であればセントロメア近傍はヘテロダイソミーとなり，第 2 減数分裂の不分離であればセントロメア近傍はイソダイソミーとなる．

文献上，様々な常染色体劣性遺伝子疾患が片親性イソダイソミーにより発症したという報告がある．親の由来を同定できる 85 例をレビューすると，全体としてはイソダイソミーを生じている染色体の由来は両親同等であるが，各々のパターン別でみると，由来親の頻度が大きく異なることがわかる（**表1**）[2]．
パターン 1：全染色体の片親性イソダイソミーは最も多いパターンで 60％ 程度を占め，父（精子）由来が，母（卵子）由来よりも倍以上多い．一方で，パターン 2：分節的な片親性イソダイソミーで片親性ヘテロダイソミーとイソダイソミーが混在するパターンは全体の 30％ 程度であり，殆どが母（卵子）由来である．また，パターン 3：分節的な片親性イソダイソミーで両親由来の染色体成分が存在するパターンは残りの 10％ 程度を占め，染色体の親の由来はほぼ同等となる．

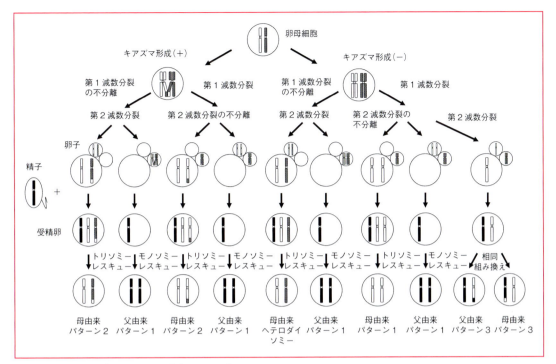

図5 片親性イソダイソミーの発生メカニズム
卵子形成時の相同染色体不分離に端を発し，正常精子との受精後にトリソミーレスキュー，モノソミーレスキューまたは相同染色体組み換えを経て片親性イソダイソミーが生じる場合の全パターンを示す．パターン1（全染色体イソダイソミー）は精子（父）由来のモノソミーレスキューから生じる可能性が最大となり，パターン2（分節的イソダイソミー）は卵母細胞のキアズマ形成後の不分離により生じるため母由来となる．この図の各パターンの比率は文献上の報告（**表1**）とよく一致しており，多くの片親性イソダイソミーが実際にこのような機序により生じていることが推察される．
（文献2）より引用改変）

このような差が生じる機序として，母親の卵子形成期の染色体不分離に端を発すると考えると説明がつく（**図5**）[2]．実際，このモデル図はパターン1が最多で父由来が母由来の倍になることや，パターン2が母由来でほぼ占められることをうまく説明している．片親性ダイソミーの発症に関しても，染色体の数的異常と同様に母体の高年齢との相関が示されている．片親性イソダイソミーにより常染色体劣性遺伝性疾患が発症する正確な頻度は不明であるが，当センターでは毎年1～2例の経験があり，決して珍しいものとはいえない．個発例の劣性遺伝性疾患を見た場合，疾患頻度が高く，一般集団における保因者頻度が高い場合には両親とも保因者の可能性が高いが，対象疾患の頻度が低い場合には両親保因者による発症と，片親性イソダイソミーによる発症は拮抗してくる．正確な遺伝学的診断を行う前に，常染色体劣性遺伝であるから再発危険率は25%であるという遺伝カウンセリングは，もはや過去のものである．

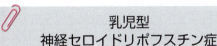

文献

1) Niida Y, Yokoi A, Kuroda M, Mitani Y, Nakagawa H, Ozaki M. A girl with infantile neuronal ceroid lipofuscinosis caused by novel PPT1 mutation and paternal uniparental isodisomy of chromosome 1. *Brain Dev* 2016; **38**: 674-7.
2) Niida Y, Ozaki M, Shimizu M, Ueno K, Tanaka T. Classification of uniparental isodisomy patterns that cause autosomal recessive disorders: proposed mechanisms of different proportions and parental origin in each pattern. *Cytogenet Genome Res* 2018; **154**: 137-46.

新井田　要

各論 38 乳児期より重度精神運動発達遅滞をきたし，特徴的な画像を呈した姉妹例

□ **症　　例**　25歳女性
□ **家 族 歴**　両親ともに健康．同胞姉（Ⅱ-1）は健常，妹（21歳，Ⅱ-3）が同様の症状（図1）．
□ **発 達 歴**　頚定10か月，寝返り1歳，支持座位3歳，つかまり立ち5歳，有意語なし．
□ **現 病 歴**　在胎40週，体重2,800 g，誘発分娩で出生．1か月検診で眼瞼下垂，筋緊張低下を指摘された．3か月検診で頚定がないため病院を受診し，発達の遅れと網膜色素変性症と診断された．10歳時，血中尿素窒素，クレアチニン高値．腹部CTで腎嚢胞，頭部MRIで小脳虫部欠損を認めた．18歳時，腹膜透析．
□ **現　　症**　身長145 cm，体重37.9 kg．眼瞼下垂を伴う特徴的な顔貌．車椅子移動，両手介助にて立位可能．指先を使った物の検索で弁別が可能だが，視覚動作は不可能．
□ **検査結果**　血液一般検査では，赤血球数 $285 \times 10^6/\mu l$，Hb 8.8 g/dl．生化学では，BUN 33 mg/dl，クレアチニン 7.26 mg/dl．

頭部MRI画像を図2[3]に示す．

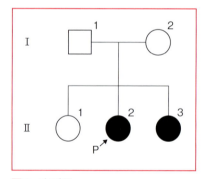

図1　家系図
姉妹（Ⅱ-2とⅡ-3）ともに同じ症状である．第1子（Ⅱ-1）は健常である．

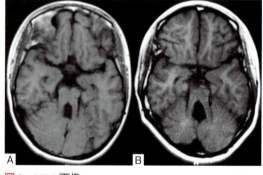

図2　MRI画像
（A）Ⅱ-2の9歳時のMRI画像．（B）Ⅱ-3の12歳時の妹のMRI画像．小脳虫部欠損と平行に走る上小脳脚，脚間窩の拡大からMolar tooth sighと判断できる．
（文献3）より改変）

Point

❶ 考えられる疾患とその遺伝形式，次子の発症リスクは？
❷ 本症に選択すべき検査法は？
❸ 検査を行うにあたっての注意点は？

Point ❶

乳児期からの重度精神運動発達遅滞，視覚障害，幼少児期からの進行性腎機能障害，特徴的な画像所見から Joubert 症候群関連疾患（Joubert Syndrome and related disorders；JSRD）を疑う．本例は JSRD の中でも重症型の有馬症候群である[1][2]．鑑別診断として，Dandy-Walker 症候群，先天性脊髄小脳萎縮症などがあげられる．腎機能障害は進行性で急激に悪化することがあり，生命予後に影響する．

家系図より，劣性遺伝形式であり，患者は女性であることから常染色体劣性遺伝と考えられる．したがって，次子の発症リスクは 1/4，保因者となるリスクは 1/2 である．

Joubert 症候群関連疾患（JSRD）とは？

1969 年に Marie Joubert 医師が「Familial agenesis of the cerebellar vermis」として，小脳虫部欠損（低形成），発達の遅れ，筋緊張低下，呼吸異常，異常眼球運動の 1 家系 5 例の患者を *Neurology* 誌に報告したことに始まる．その後，同様の症例が報告され，Joubert 症候群として疾患概念が作られた．さらに，上記の症状に加えて，molar tooth sign（小脳虫部欠損と脳幹形成異常）を特徴とし，眼（網膜や脈絡膜）の異常，腎障害（ネフロン癆，多発囊胞腎）を共通症状とする有馬症候群，セニール・ローケン症候群，COACH 症候群，口顔指症候群Ⅳ型などの疾患スペクトラムを JSRD と呼んでいる．

Point ❷

診断のためには，画像検査と遺伝学的検査が必要である．

a　画像検査　JSRD の診断は，診断基準[1]にあげられているように，小脳虫部の低形成が必須であることから，画像診断を必要とする．

b　遺伝学的検査　JSRD は有馬症候群のほか，セニール・ローケン症候群や COACH 症候群などがある[1]．また，これらの疾患は，繊毛に関する蛋白をコードする遺伝子の異常に起因することから，繊毛病（Ciliopathy）の疾患として理解されている．原因遺伝子の約 10% は *OFD1*，*AHI1* であるが，36 個以上の遺伝子が報告されている．*OFD1* のみ X 染色体上にあるが，それ以外の遺伝子は常染色体上にあり，すべて劣性遺伝形式をとる．

有馬症候群では，*CEP290* 遺伝子の c.6012-12A＞T 変異をホモ接合体あるいはヘテロ接合体が報告されている（**図 3A**）[3]．この遺伝子異常は，イントロン上にある変異であるが，RNA スプライシング異常を引き起こし，premature termination となり（**図 3B**）[3]，機能蛋白が作られずに分解する（**図 3C**）[3]．

有馬症候群で報告されている *CEP290* c.6012-12A＞T 変異は比較的日本人に多く，Joubert 症候群とされている中に有馬症候群が隠れていることがある．有馬症候群は JSRD の 1 病型であるが，ほかの疾患と予後が異なるので，遺伝子診断を含めた診断が必要である．有馬症候群の遺伝子診断は，*CEP290* 遺伝子の Sanger シーケンス法が可能である．*CEP290* 遺伝子は 56 個エクソンからなる遺伝子であり，イントロン内の遺伝子異常も報告されているので，遺伝子診断が難しいことがある．また，多くは個発例であることから，両親の検査を含む全エクソーム解析が行われることが多い．

c　眼科的検査　脈絡膜・網膜欠損，網膜変性などの診断および経過観察のために，眼底検査や網膜電図（ERG）検査が必要である．

d　その他の検査　有馬症候群の診断あるいは鑑別のために以下の検査が必要になることがある．

血液検査：貧血，肝機能障害，腎機能検査など．

尿検査：低浸透圧尿，高 $\beta2$ ミクログロブリン尿など．

腹部画像検査：腹部 CT や MRI，超音波検査による脂肪肝，肝線維症，肝硬変などの肝障害や腎囊胞などの腎障害の有無と進行や程度の評価が必要である．

腎生検：ネフロン癆や腎囊胞の病理診断を目的とする．侵襲性が高いため，十分に考慮して行う．

RNA スプライシングとは？

DNA から転写された一次 RNA 転写物（primary RNA transcript）が作られる．Primary RNA transcript は，mRNA や rRNA，tRNA の前駆体（precursor）であり，mRNA では precursor mRNA（pre-mRNA）である．この pre-mRNA は，5' 端の CAP 構造や RNA スプライシング，3' 端の polyadenylation の修飾を受けて成熟型 mRNA となる．このうち，RNA スプライシングとは，pre-mRNA から成熟型 mRNA が作られる際のイントロン構造を切り離し，エクソンをつなぎ合わせる過程である．遺伝子内に散在するエクソンが正しく選択され，イントロンを取り除くスプライシング機構が精密に機能することによって，正常に機能する蛋白を産生するための成熟型 mRNA 合成ができる．

RNA スプライシングには，次の二つがある（**図 4**）[4]．
①恒常的スプライシング（Constitutive splicing）

1 つの遺伝子から 1 種類の成熟型 mRNA が産生される RNA スプライシングが一定の規則で行われる．

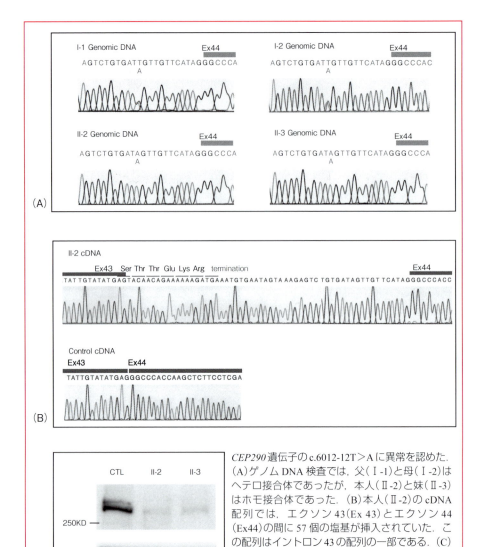

図3 遺伝学的検査(Sangerシーケンス法)と蛋白発現の結果
(文献3)より改変)
口絵カラー3

②選択的スプライシング(Alternative splicing)

　イントロンの切り離し方が複数あり,つなぎ合わせるエクソンの並び方が変わるRNAスプライシングである.生理的には,1つの遺伝子から複数の成熟型mRNAが産生され,時間的,空間的特異性があり,効率的な細胞および組織発生や機能を担っている.

　RNAスプライシング機構は,イントロンの5'端(GU)と3'端(AG)の決まった配列がある.さらにイントロン内に特定の塩基配列があり,これらの構造とスプライソソームにより起こる.これらのいずれかの異常により,生理的なRNAスプライシング機構に破綻をきたし,機能しない蛋白や細胞障害をきたす蛋白などが産生され,いろいろな疾患を発症する(スプライシング異常)[4].

　RNAスプライシングが生理的に正しく働いているかどうかは,成熟型mRNAの塩基配列をみる必要がある.mRNAの塩基配列は,通常cDNAに変換して読み取る.図3A[3]では,ゲノムDNAの塩基配列をみている.両親の変異は,エクソン44の上流(イントロン内)12塩基にT>Aの変異をヘテロ接合体で

認められ，患者では同じ変異をホモ接合体でみられた．患者血液から抽出したmRNAをcDNAに変換して塩基配列を読むと，エクソン43に続いて(図3B)[3]イントロン部分が存在しているのがわかる．これをゲノムDNAの塩基配列と比較してみると，イントロンの3'端の57塩基が付加されている(図5)．すなわち，「alternative 3'splice site」の異常である．これにより，CEP290蛋白の2004番目のArgがSerに置換され，5個のアミノ酸が付加されて終始コドンとなる．このようなpremature stop codonは，多くの場合nonsense-mediated mRNA decay(NMD)となりmRNAレベルで分解される．本症例でも，NMDにより蛋白レベルでの発現がみられないものと考えられる(図3C)[3]．

Point ❸

診断のための検査の注意点は，両親の遺伝学的検査が必要になることがある．既報告の遺伝子異常であれば診断は比較的容易であるが，新規の変異である場合には，ほかの遺伝子診断と同様に遺伝性と病因性を考慮しないといけない．OFD1遺伝子だけはX染色体上にある．

幼小児期には，異常呼吸運動を起こすことが高頻度にあるため，画像診断などの際の鎮静には十分な準備を行うことが必要である．

症状が進行した患者では，肝不全あるいは腎不全に陥ることがあるので，侵襲を伴う検査はできるだけ回避すべきである．

まとめ

JSRDは有馬症候群をはじめ多くの疾患を含み，小児慢性特定疾病(登録番号21)および指定難病(指定難病177)の対象疾患である．早期に診断し，全身管理を要する．診断には，臨床，画像，遺伝子診断を組み合わせて行う必要がある．遺伝学的検査は，多くの原因遺伝子が報告され，特定することが難しいことがある．また，原因遺伝子の多くは，50以上

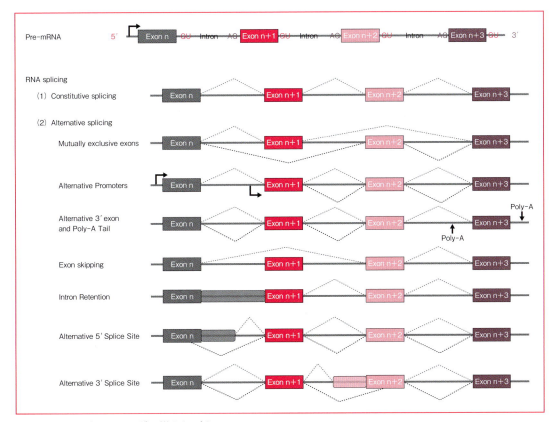

図4　RNAスプライシングの様々なパターン
スプライシング異常には複数のパターンがあり，スプライシング異常を確かめるにはmRNAのシークエンス解析が必要である．破線はスプライシングで削除される領域(説明は本文を参照)．
(文献4)より改変)

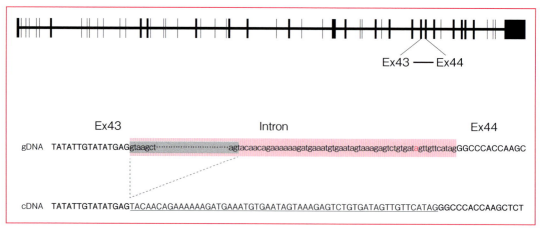

図5 Human *CEP290* genomic DNA structure
ゲノム DNA(gDNA)の塩基配列では，イントロンの 3' 端上流の 12 番目の塩基が t から a に置換されていた．mRNA(cDNA)の塩基配列では，正常に mRNA スプライシングが機能するとイントロン(ピンク)が切除されるが，患者では部分的(グレー)にしか行われていない．

のエクソンをもつ大きな遺伝子であり，スプライシング異常を原因とすることがある．それには，ゲノム DNA の解析だけでなく，mRNA の解析も必要である．

 有馬症候群

文献

1) ジュベール症候群関連疾患(JSRD)診療ガイドライン作成グループ．ジュベール症候群関連疾患(Joubert Syndrome and related disorders: JSRD)診療ガイドライン. http://www.nanbyou.or.jp/upload_files/JSRDGuideline2018.pdf［閲覧日：2019.9.9］
2) Itoh M, Iwasaki Y, Ohno K, et al. Nationwide survey of Arima syndrome: new diagnostic criteria from epidemiological analysis. *Brain Dev* 2014; **36**: 388-93.
3) Itoh M, Ide S, Iwasaki Y, et al. Arima Syndrome with specific variations of *CEP290* gene; clinical comparison with Joubert syndrome and Joubert syndrome-related diseases. *Brain Dev* 2018; **40**: 259-67.
4) Reble E, Dineen A, Barr CL. The contribution of alternative splicing to genetic risk for psychiatric disorders. *Genes Brain Behav* 2018; **17**: e12430.

伊藤雅之

各論

39 Hirshsprung 病，難聴，大脳白質障害を示す 1 歳女児

□ **症　例**　1 歳女児
□ **家族歴**　血族婚のない生来健康な両親の第 3 子（II-3，図 1）
□ **周産期歴**　在胎 40 週 6 日，体重 2,700 g で出生した．Apgar スコアは 7/7 であった．妊娠経過中に特記すべき異常はなかった．
□ **現　症**　全身の筋緊張の低下を認める．毛髪，皮膚，虹彩の低色素・青色虹彩を認める．水平性眼振を認める．眼球運動失行あり．音源定位なし．追視はあるも，頸定なし．上肢，下肢ともにわずかな抗重力運動のみ認める．深部腱反射消失．
□ **経　過**　生直後より活気不良・筋緊張低下を認めた．日齢 2 から腹部膨満と胆汁性嘔吐を繰り返すようになり X 線上著明な腸管拡張を認めたため経管栄養を断念して中心静脈栄養を導入した．自排便はほとんどなく，直腸肛門内圧検査，直腸粘膜生検の結果から Hirschsprung 病と診断した．その後，合計 2 回の腸管切除術と人工肛門造設術を行ったが，うっ滞性腸炎を繰り返し栄養管理に難渋した．
□ **検査所見**
頭部 MRI（生後 8 か月）で髄鞘化の所見が認められなかった（図 2）．聴性脳幹反応（ABR）では両側とも 90 dB で反応を認めなかった．側頭骨 CT では両側の三半規管，および蝸牛の低形成を認めた．末梢神経伝導速度検査では伝導速度の著明な低下を認めた．

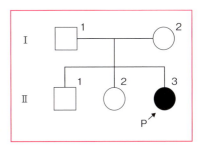

図 1　家系図

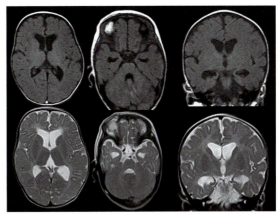

図 2　生後 8 か月時の MRI 画像

Point

❶ 本例の症状について，発生学的な共通点から考えられる診断は何か？
❷ 本例で選択すべき遺伝学的検査は何か？
　また，現在健常である同胞について検査を行う意義はあるか？
❸ 本例の変異が最終の第 5 エクソンに存在したことと表現型との間にどのような関連があるか？

Point ①

　症状は多岐に及んでいるが，全身の低色素と感音性難聴の所見は Waardenburg 症候群と合致している．この症候群にはいくつかのタイプがあることが知られており，Hirschsprung 病を合併するものは *SOX10* 遺伝子変異を原因とする Waardenburg syndrome type 4（Waardenburg-Shah syndrome）（WS4；OMIM 277580）とよばれる．一方，頭部 MRI 所見，電気生理学的な検査からは中枢神経，末梢神経双方での髄鞘形成不全が示唆され，先天性大脳白質形成不全症および脱髄型ニューロパチーの合併が想定される．神経堤に由来する細胞に分化・成熟が起こらないことが考えられるこの疾患は，Peripheral demyelinating neuropathy（脱髄型ニューロパチー），Central dysmyelinating leukodystrophy（中枢性髄鞘形成不全症），Waardenburg syndrome（感音性難聴，虹彩色素異常，皮膚・毛髪低色素），Hirschsprung disease の頭文字から PCWH syndrome（OMIM 609136）とよばれ，同じ *SOX10* 遺伝子が原因となる．

　先天性大脳白質形成不全症の一疾患に分類される PCWH は，1999 年に Inoue らによって最初の症例が報告された後[1]，2004 年に同じく Inoue らによって病態とともに一つの疾患概念として提唱され，確立されるに至った[2]．中枢神経系の髄鞘形成不全に加え，末梢神経系の脱髄型ニューロパチー，Waardenburg 症候群，Hirschsprung 病やその類縁疾患の症状を併せもつため，WS4 の中でも中枢神経の髄鞘形成不全と末梢神経系の脱髄が加わった最重症タイプと考えることができる．神経堤に由来する器官の多彩な症状は，原因遺伝子である *SOX10* 遺伝子が果たしている転写因子としての役割によって説明される．すなわち，神経堤由来の細胞および oligodendrocyte の分化にかかわる複数の遺伝子に働きかけて成熟を促しており，具体的には 1）胎生早期に神経堤由来の細胞（Schwann 細胞，melanocytes，および enteric ganglion cell）の分化と維持を行う．2）胎生後期から出生後においてグリア細胞の分化，成熟を担う（oligodendrocyte，Schwann 細胞，ただし oligodendrocyte は神経堤ではなく外胚葉由来）．

　神経学的な予後が不良であることに加え，Hirschsprung 病，あるいは hypoganglionosis といった類縁疾患による栄養障害を合併し，繰り返すうっ滞性腸炎は時に生命予後に直結する[3]．難聴に関しては，知的な障害が軽い場合には，人工内耳の適応を考慮すべきである．

Point ②

　本例では特徴的な身体所見（虹彩色素異常，皮膚・毛髪の低色素），感音性難聴，著明な髄鞘化遅延を認めたことから PCWH を疑い，Sanger シーケンス法にて *SOX10* 遺伝子の解析を行った結果，exon 5 に 1 塩基挿入 c.842dup をヘテロに認めた．同じ変異は両親には認められなかった．

　常染色体優性遺伝形式をとるがほとんどが突然変異によるものであり，健常な同胞について検査を行う必要性はない．

Point ③

　WS4 も PCWH も同じ *SOX10* 遺伝子を原因とするにもかかわらず，表現型の重症度が大きく異なる．その原因は nonsense-mediated mRNA decay（NMD）という真核細胞がもつ分子メカニズムの特徴と関係している．NMD は，やや難解であるが大変興味深いメカニズムであり，遺伝子型と表現型の関係を理解するうえで非常に重要であるためしっかりと理解しておきたい．

　本症例は最終エクソンに一塩基挿入が認められた．一塩基挿入は，それ以後のアミノ酸翻訳においてフレームシフトをきたす．フレームシフトによって引き起こされるコドン変化はランダムなので，ほとんどの場合，数塩基から十数塩基程度のところで終止（stop）コドンが出現する．本例の場合のアミノ酸置換は p.Ser282Glnfs*12 となり，変異コドンが 12 続いたあとに stop コドンが現れている．本来の stop コドンより上流で，フレームシフトによって引き起こされた stop コドンやナンセンス変異が出現すると，蛋白合成が早期に終了してしまう．このようなコドン変化を特に premature termination codon（PTC）とよぶ．

　PTC によって短縮型蛋白が生じてしまうと生体にとって重大な影響を与えるため，これを避けるため，遺伝子変異などで PTC が生じた場合，最初の翻訳段階でそれを認識し，短縮型 mRNA が翻訳される前に選択的に分解してしまう働きが nonsense-mediated mRNA decay（NMD）である．NMD のため，ナンセンス変異が遺伝子上のどの領域にあったとしても最終的には機能喪失（loss-of-function）としての影響にかわりはなく，一般的にはナンセンス変異の遺伝子上の場所によって表現型にかわりはないと理解されている．

　さて，翻訳の初期段階で RNA スプライシングが行われる時，本来イントロンがあったエクソンとエ

クソンの間に exon junction complexes（EJC）という蛋白複合体が形成される．もし EJC より上流に stop コドンが存在すると，それは本来の stop コドンではなく，PTC として認識することができ，これを目印としてリボゾームにおける翻訳の段階で NMD 機構が働き，mRNA が分解されるのである[4]．ここで本症例において認められた一塩基挿入の位置を思い出していただきたい．本症例で認められた一塩基挿入は最終エクソンに位置していた．最終エクソンでは，それより下流には EJC を形成するイントロンが存在しない．そうなるとその場所より下流には EJC は存在しないため，フレームシフトで引き起こされる stop コドンを PTC として認識することができないため，NMD が発動しないことが知られている．したがって最終エクソンの PTC は NMD を回避して分解を免れ，短縮型の蛋白が生成されてしまう（例外もあることに注意）．

つまり，エクソン 4 までの PTC だと NMD が働いて機能喪失し，より軽症の WS4 をきたす一方，最終のエクソン 5 の PTC だと DNA 結合部位を有する短縮型蛋白が発現してしまう．ただ，この短縮型蛋白は C 末端側の転写促進機能を担う transactivation domain を喪失しているため，DNA の標的部位に結合するものの転写活性をもたず，もう一方の染色体上の正常アリルから発現する正常蛋白質と競合するという優性阻害（dominant negative）効果により，SOX10 変異に基づく表現型のなかで最重症の PCWH をきたしたと説明できる[2,3]．

同様の例として，β サラセミアが知られている．原因遺伝子である *β-globin* の最終エクソンより上流に存在するナンセンス変異の場合にはヘテロ接合体はほぼ無症候性であるが（劣性遺伝アレルの保因者），最終エクソンにナンセンス変異が存在する場合には貧血の症状を呈することになる（優性遺伝アレル）[5]．

まとめ

一般的に，最終エクソン内の PTC においては NMD が発動しないため当該 mRNA は分解を免れて短い蛋白質として翻訳され，時に優性阻害作用から重篤な表現型を呈することがある．細胞にとって弱点であるかのようにも見えるこの現象は，大部分の正常な stop コドンが最終エクソンに存在して NMD を回避していることを考えれば理にかなっているといえる．最近では NMD が遺伝子発現量の調整そのものにかかわっているとも考えられている．

家族にとっては，たった一つの塩基の挿入，そして，それが 5 つあるエクソンのうち最後の一つであったことによってこのように重篤な病態が生じたことは大きな衝撃となる．この先，次子について再発の可能性は極めて低いことを伝えることも重要である．

PCWH 症候群

文 献

1) Inoue K, Tanabe Y, Lupski JR. Myelin deficiencies in both the central and the peripheral nervous systems associated with a *SOX10* mutation. *Ann Neurol* 1999; **46**: 313-8.
2) Inoue K, Khajavi M, Ohyama T, et al. Molecular mechanism for distinct neurological phenotypes conveyed by allelic truncating mutations. *Nat Genet* 2004; **36**: 361-9.
3) Akutsu Y, Shirai K, Takei A, et al. A patient with peripheral demyelinating neuropathy, central dysmyelinating leukodystrophy, Waardenburg syndrome, and severe hypoganglionosis associated with a novel SOX10 mutation. *Am J Med Genet* A 2018; **176**: 1195-9.
4) 石垣靖人．NMD の役割とその機構．蛋白質核酸酵素 2003; **48**: 382-9.
5) Fatscher T, Boehm V, Gehring NH. Mechanism, factors, and physiological role of nonsense-mediated mRNA decay. *Cell Mol lifeSci* 2015; **72**: 4523-44.

白井謙太朗

各論

40 痙性対麻痺を示した 7 歳女児

- □**症　　例**　7 歳女児
- □**家 族 歴**　健康な両親の第 2 子．姉（Ⅱ-1）は生来健康（図 1）．
- □**周産期歴**　在胎 38 週，通常分娩にて特に問題なく出生した．
- □**発 達 歴**　頚定が 6 か月，支え立ちが 12 か月と乳児期早期から少し発達が遅かった．
- □**現 病 歴**　2 歳近くになっても一人で歩けないため来院した．
- □**身体所見**　発育に問題はなく，身体所見にも異常は認められなかった．二語文の表出があり，言語発達遅滞は認められなかったが，下肢に軽度の痙性を認めた．眼振や失調は認められなかった．ABR は正常パターンであった．精査のため頭部 MRI 検査を行ったところ，白質が T2 high で髄鞘化遅延のパターンを示した（図 2）．
- □**遺伝学的検査**　Charcot-Marie-Tooth 病を疑い *PMP22* 領域の FISH を行ったが異常はなかった．原因不明の痙性麻痺のため，次世代シーケンスによる全エクソーム解析を行ったところ，Pelizaeus-Merzbacher 病の原因遺伝子である *PLP1* に両親にはない de novo の一塩基欠失を認めた（図 3）[1]．ただ，女性であり，この変異は真に疾患変異であるとは結論づけられなかった．

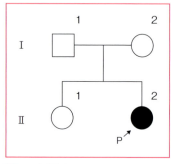

図 1　家系図
両親と姉の 4 人家族．家系内に神経筋疾患なし．

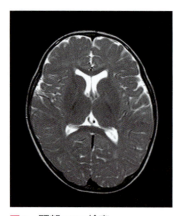

図 2　頭部 MRI 検査
T2 high で髄鞘化の遅れが認められる．

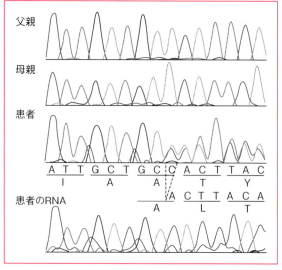

図 3　Sanger シーケンスの結果
父母には認められない 1 塩基欠失が認められた．RNA を鋳型にした解析では 1 塩基欠失を示すアリルのみ認められた．
（文献 1）より改変）

Point

❶ *PLP1* 変異をもつ女性は一般的にどのような症状を示すか？

❷ 女性であるにもかかわらず症状をきたした原因はどのように考えるべきか？

❸ この変異が原因であることを確認する方法は？

Point ❶

　Pelizaeus-Merzbacher 病（PMD）は X 染色体 q22 に位置する *PLP1* 遺伝子の異常によって生じる．PMD における *PLP1* 変異は 3 種類に大きく分類できる．最も多いのは *PLP1* 遺伝子を含む Xq22 領域の染色体微細重複である（総論 2 を参照）．このタイプは古典型とも呼ばれ，痙性や眼振，ABR の Ⅲ 波以降の消失など，典型的な PMD の症状を示すが予後は良好である．中枢神経細胞の髄鞘形成にかかわるオリゴデンドロサイトにおける *PLP1* の過剰発現が細胞内の小胞体ストレスを引き起こして細胞障害をきたすことが病因とされている．次に頻度が高いのは *PLP1* のミスセンス変異によるものである．このタイプは乳児型ともいわれ，乳児期早期より筋緊張低下が著明で，喉頭喘鳴を示す．そのため古典型より重篤な症状を引き起こし，呼吸障害で死亡する場合がある．病因としては，ミスセンス変異によってオリゴデンドロサイトの膜表面まで輸送されなかった変異 *PLP1* が小胞体に蓄積することによって細胞毒性をきたす，いわゆる dominant negative 効果があげられる．最後の一つはナンセンス変異や欠失などの機能喪失変異によるものである．この場合，細胞毒性がないため，かえって症状は軽くなり，PMD というよりむしろ痙性対麻痺として認識される．

　PLP1 は X 染色体に位置するため，遺伝形式としては X 連鎖劣性遺伝性形式を示す．すなわち，PMD は基本的に男性のみに発症し，多くの場合，母親が症状のない無症候性保因者である．女性は X 染色体を 2 本もつため，保因者の場合，もう一方の X 染色体の *PLP1* には変異がないためである．

Point ❷

　前項で *PLP1* 変異をもつ保因者女性は通常症状を示さないと述べたが，保因者女性が症状を示さない理由は単に正常アリルをもつというだけではない．女性は X 染色体を 2 本もつが，両方のアリルが発現すると，X 染色体を 1 本しかもたない男性と量的な不均衡を生じてしまう．そのため，女性の 2 本ある

X 染色体は，それぞれの細胞ごとにどちらか一方がランダムに不活化されている（Lyon の仮説）．X 染色体の一方に，生存に不利になる変異がある場合，変異アリルをもつ X 染色体が優先的に不活化される現象が確認されている（skewed X-inactivation）．どちらの X 染色体が不活化されるかは発生初期に定められ，どちらが不活化されるかがいったん定められたら，その細胞が分裂して生じる娘細胞はすべて同じパターンを示す．

　偏った X 不活化は，生存のために不利な状況を避けるためと考えられるため，生存にそれほど影響しない変異の場合，偏った X 不活化を示さないことがある．*PLP1* 変異のうち，ナンセンス変異や欠失など，機能喪失変異をもつ男性は痙性対麻痺しか示さない．つまり生存にそれほど不利にはならない．このような変異をもつ保因者女性の場合，却って軽い痙性対麻痺などの症状を示すことが知られている．

　このように遺伝子変異のタイプによって症状のあるなしが規定される場合もあるが，その一方で，通常の法則にはあてはまらない X 不活化によって保因者女性が発症することがある．なぜそのような現象が生じるかは不明であるが，通常の場合とは逆に，変異アリルのある X 染色体が不活化を免れ，本来正常であるはずの X 染色体が不活化されてしまう現象である．このことによって保因者女性が発症する場合がある．この現象は PMD に限らず，Duchenne 型筋ジストロフィーの保因者でも時に認められる．

Point ❸

　X 染色体の偏りは，X 染色体上にある遺伝子のメチル化状態を調べることで明らかにすることができる．最もよく使われているのはアンドロゲン受容体遺伝子であり，HUMARA という呼称でしばしば使われる．アンドロゲン受容体遺伝子には繰り返し配列があり，繰り返し数は人によって多様性がある．2 つのアリルの繰り返し数を調べたのち，メチル化感受性制限酵素で DNA 処理した後に，再度繰り返し数を調べる．不活化されたアリルは制限酵素で切

断されないため，2つのアリルのピーク値を調べることにより，メチル化，すなわちX不活化の偏りがないかどうか調べることができる．ただ，この方法では，どちらか一方が優先的に不活化されるskewedパターンかどうかを調べることができるだけであり，それが正常アリルか，変異アリルかまでは同定できない．

本児におけるX不活化パターンは，mRNAにおける発現を直接的に調べることで明らかにできた[1]．患者細胞から抽出したmRNAを用いて遺伝子配列を調べたところ，変異アリルの配列しか確認できなかった(図3)[1]．このことは，正常アリルが優先的に不活化されていることを示しており，このことが痙性対麻痺症状をきたした原因であると考えられた．

Pelizaeus-Merzbacher病女性

文献

1) Yamamoto-Shimojima K, Imaizumi T, Aoki Y, et al. Elucidation of the pathogenic mechanism and potential treatment strategy for a female patient with spastic paraplegia derived from a single-nucleotide deletion in PLP1. *J Hum Genet* 2019; **64**: 665-71.

〈山本圭子〉

索　引

和　文

あ

アーモンド状眼裂	79
アデノ随伴ウィルス（AAV）ベクター	59, 112
有馬症候群	185
アレイ比較ゲノムハイブリダイゼーション（アレイ CGH）	19, 181

い

意志決定能力	45
遺伝医学における倫理的諸問題の再検討（WHO ガイドライン）	45
遺伝カウンセリング	42
遺伝カウンセリング加算	102
遺伝性（全般）てんかん熱性けいれんプラス（GEFS ＋）	88
医療上の継続的委任状	46
医療における遺伝学的検査・診断に関するガイドライン	42
インフォームド・アセント（informed assent）	46, 49
インフォームド・コンセント	42, 49

え

エクソーム隠れマルコフモデル（XHMM）	21
エクソン・スキッピング	14

か

家系図	52
過誤腫（hamartoma）	115
片親性イソダイソミー	180
片親性ダイソミー	79
カバレッジ	139
カフェ・オ・レ斑	120
環状 20 番染色体（リング 20）	154
顔面血管線維腫	115

き

逆転写酵素	30
頬粘膜塗抹標本	151
共有性	2, 36, 48
筋強直性ジストロフィー	109

筋強直性ジストロフィー 1 型（DM1）	109
筋芽細胞	58

く・け

口顔指症候群IV型	185
グルタル酸血症 I	76
結節性硬化症（TSC）	115
ゲノムワイド関連解析（GWAS）	39
研究計画書	42
検量線	30

こ

酵素活性測定	59
叩打ミオトニア	109
個人情報の保護	42
骨形成不全症（OI）	144

さ

細菌人工染色体（BAC）クローン	19
サイクルシーケンス	12
細胞遺伝学的検査	9
細胞内局在部位	59
細胞表面抗原の解析	59

し

ジストロフィノパチー	105
ジストロフィン遺伝子	105
次世代シーケンス（NGS）	23
事前指示書	46
自発性	45
重症薬疹	99
出生前診断	3, 37, 50, 106
上衣下結節	115
ショウジョウバエ	64
小児慢性特定疾病情報センター	35
情報の公開	45
ショートリードシーケンス	23
知られたくない権利	70
知りたくない権利	70
自律尊重	45

神経線維腫症Ⅰ型 ……………………… 76
腎血管筋脂肪腫 …………………………… 118

す・せ

スピンラザ® 髄注（nusinersen sodium） …… 112
正義 ………………………………………… 45
脆弱 X 症候群（FXS） ……………… 76, 130
生殖細胞系列 ……………………………… 69
生殖細胞系列変異（germline mutation） …… 48
生殖細胞モザイク ………………………… 121
生殖補助医療（ART） ……………… 20, 174
性腺モザイク ……………………………… 137
脊髄性筋萎縮症（SMA） ………………… 112
セニール・ローケン症候群 ……………… 185
ゼブラフィッシュ ………………………… 64
線維芽細胞 ………………………………… 58
全エクソーム解析（WES） ……………… 138
全ゲノム解析 ……………………………… 139
善行 ………………………………………… 45
染色体異常をみつけたら ………………… 35
染色分体早期解離（PCS）症候群 ……… 157

た

体細胞系列 ………………………………… 69
体細胞変異（somatic mutation） ………… 48
大動脈弁上狭窄 …………………………… 72
ダイレクトコンシューマー向け遺伝学的検査（DTC） … 37
ダイレクトシーケンス …………………… 12
多彩異数性モザイク（MVA）症候群 …… 157
ダメージングスコア ……………………… 55

ち

着床前異数性検査（PGT-A） …………… 21
着床前検査（PGT） ……………………… 20
着床前診断 ………………………………… 50
着床前診断染色体検査（PGD） ………… 174
中間部欠失 ………………………………… 20

つ・て

蔓状神経線維腫 …………………………… 120
低頻度モザイク …………………………… 137
デジタル PCR ………………………… 27, 29

と

同意 ………………………………………… 45

同腕染色体（isochromosome） ………… 151
匿名化 ……………………………………… 42
トリソミーレスキュー …………………… 79
ドロップレット …………………………… 31

な・に

難病情報センター ………………………… 35
二次的所見 ……………………… 43, 51, 86, 164
乳児良性部分てんかん（BPEI） ………… 96

ね・の

熱変性 ……………………………………… 12
ノックアウト ……………………………… 62
ノックダウン ……………………………… 63

は・ひ

把握ミオトニア …………………………… 109
白斑 ………………………………………… 115
パネル解析 ………………………………… 26
ヒトゲノム ………………………………… 5
ヒトゲノム・遺伝子解析研究に関する倫理指針 … 42
非発症保因者診断 ………………………… 50
表現促進現象 ……………………………… 109
標準配列 …………………………………… 6

ふ

付加 ………………………………………… 10
不活化パターン …………………………… 123
不均衡転座 ………………………………… 10
物理地図 …………………………………… 6
部分テトラソミー ………………………… 151
不変性 …………………………… 2, 36, 48

へ・ほ

ヘテロプラスミー ………………………… 142
ヘルシンキ宣言 …………………………… 42
片側巨脳症 ………………………………… 76
保因者（obligate carrier） ……………… 134
ポジショナルクローニング ……………… 39
発作性運動誘発性ジスキネジア（PKD） … 96
ボトルネック効果 ………………………… 142
ポリメラーゼ反応 ………………………… 12

ま

マーカー染色体（mar） ………………… 168

マイクロサテライトマーカー …… 39
マウス …… 62

み・む

ミトコンドリア遺伝 …… 51
ミトコンドリア DNA …… 142
無危害 …… 45
無虹彩症 …… 82
無侵襲的出生前遺伝学的検査（NIPT） …… 21, 175

め・も

メチル化試験 …… 79
免疫組織学的解析 …… 59
モザイク …… 155

や・ゆ・よ

薬理遺伝学（ファーマコゲノミクス）（PGx） …… 99

由来不明過剰染色体 …… 148
容易性 …… 49
妖精顔貌 …… 72
予見性 …… 2, 36, 49

ら・り・ろ

ラット …… 64
リアルタイム PCR …… 29, 59
理解 …… 45
リング 20 …… 154
臨床研究法 …… 42
リンパ芽球 …… 58
倫理委員会 …… 42
倫理的・法的・社会的課題（ELSI） …… 97
ロングリードシーケンス …… 23, 24

▎欧　文

A

AAV ベクター …… 59, 112
ACMG …… 51, 94
ACMG・AMP ガイドライン …… 94
AHI1 …… 185
AKT3 …… 128
Alexander 病 …… 76
Angelman 症候群 …… 79
annealing …… 12
ANNOVAR …… 25
ASPA …… 76
assisted reproductive technology（ART） …… 174
Association for Molecular Pathology（AMP） …… 94
ATRX …… 134
ATR-X syndrome …… 134

B

bacterial artificial chromosome（BAC）クローン …… 10, 19
basilar invagination（BI） …… 144
Becker 型 …… 105
Beckwith-Wiedemann 症候群 …… 76
benign partial epilepsy in infancy（BPEI） …… 96
BRAF …… 76
BUB1B …… 157
BWA …… 25

C

CADD …… 25, 55
Canavan 病 …… 76
cardio-facio-cutaneous（CFC）症候群 …… 75, 76, 126
CBL …… 126
CDKN1C …… 76
cell free DNA …… 177
CEP290 …… 185
CEP57 …… 158
Charcot-Marie-Tooth 病ⅠA（CMT1A） …… 163
ClinGen …… 33
ClinVar …… 33, 93
COACH 症候群 …… 185
Coffin-Siris 症候群 …… 27
COL1A1 …… 144
COL1A2 …… 144
copy number variation（CNV） …… 20
COS 細胞 …… 59
Costello 症候群 …… 76, 126
Ct 値 …… 30

D

Dandy-Walker variant …… 157
Database of Chromosome Imbalance and Phenotype in Humans using Ensembl Resources（DECIPHER） …… 34

197

Database of Pathogenic Variants（DPV） ⋯⋯⋯⋯⋯ 34

dbSNP ⋯⋯⋯⋯⋯⋯⋯⋯⋯⋯⋯⋯⋯⋯⋯⋯⋯⋯⋯⋯ 93

Direct to consumer（DTC） ⋯⋯⋯⋯⋯⋯⋯⋯⋯⋯⋯ 37

DM1 ⋯⋯⋯⋯⋯⋯⋯⋯⋯⋯⋯⋯⋯⋯⋯⋯⋯⋯⋯⋯⋯ 109

DMPK ⋯⋯⋯⋯⋯⋯⋯⋯⋯⋯⋯⋯⋯⋯⋯⋯⋯⋯⋯⋯ 109

DNA サザンブロッティング ⋯⋯⋯⋯⋯⋯⋯⋯⋯⋯ 109

Dravet 症候群 ⋯⋯⋯⋯⋯⋯⋯⋯⋯⋯⋯⋯⋯⋯⋯⋯⋯ 88

Duchenne 型 ⋯⋯⋯⋯⋯⋯⋯⋯⋯⋯⋯⋯⋯⋯⋯⋯⋯ 105

D2HGD ⋯⋯⋯⋯⋯⋯⋯⋯⋯⋯⋯⋯⋯⋯⋯⋯⋯⋯⋯⋯ 76

D-2 ヒドロキシグルタル酸尿症 ⋯⋯⋯⋯⋯⋯⋯⋯⋯ 76

E

Ehlers-Danlos 症候群 ⋯⋯⋯⋯⋯⋯⋯⋯⋯⋯⋯⋯ 145

elastin 遺伝子（ELN） ⋯⋯⋯⋯⋯⋯⋯⋯⋯⋯⋯⋯⋯ 72

Emanuel 症候群 ⋯⋯⋯⋯⋯⋯⋯⋯⋯⋯⋯⋯⋯⋯⋯ 148

Ethical, Legal and Social Implications（ELSI） ⋯⋯ 97

Exome Aggregation Consortium（ExAC） ⋯⋯⋯⋯ 32

eXome Hidden Marcov Model（XHMM） ⋯⋯ 21, 136, 139

F・G

FMR1 ⋯⋯⋯⋯⋯⋯⋯⋯⋯⋯⋯⋯⋯⋯⋯⋯⋯ 76, 130

gain-of-function ⋯⋯⋯⋯⋯⋯⋯⋯⋯⋯⋯⋯⋯⋯⋯ 7

GATK ⋯⋯⋯⋯⋯⋯⋯⋯⋯⋯⋯⋯⋯⋯⋯⋯⋯⋯⋯⋯ 25

GCDH ⋯⋯⋯⋯⋯⋯⋯⋯⋯⋯⋯⋯⋯⋯⋯⋯⋯⋯⋯⋯ 76

GEFS ＋ ⋯⋯⋯⋯⋯⋯⋯⋯⋯⋯⋯⋯⋯⋯⋯⋯⋯⋯⋯ 88

Genome Aggregation Database（gnomAD） ⋯⋯ 25, 32, 93

genome wide association study（GWAS） ⋯⋯⋯⋯ 39

genotype-phenotype 関連 ⋯⋯⋯⋯⋯⋯⋯⋯⋯⋯ 40

germline mutation ⋯⋯⋯⋯⋯⋯⋯⋯⋯⋯⋯⋯⋯⋯ 48

GFAP ⋯⋯⋯⋯⋯⋯⋯⋯⋯⋯⋯⋯⋯⋯⋯⋯⋯⋯⋯⋯ 76

GJC2 ⋯⋯⋯⋯⋯⋯⋯⋯⋯⋯⋯⋯⋯⋯⋯⋯⋯⋯⋯ 102

GPC3 ⋯⋯⋯⋯⋯⋯⋯⋯⋯⋯⋯⋯⋯⋯⋯⋯⋯⋯⋯⋯ 76

H

hamartoma ⋯⋯⋯⋯⋯⋯⋯⋯⋯⋯⋯⋯⋯⋯⋯⋯⋯ 115

HEK293 ⋯⋯⋯⋯⋯⋯⋯⋯⋯⋯⋯⋯⋯⋯⋯⋯⋯⋯⋯ 59

HeLa 細胞 ⋯⋯⋯⋯⋯⋯⋯⋯⋯⋯⋯⋯⋯⋯⋯⋯⋯⋯ 59

HEXA ⋯⋯⋯⋯⋯⋯⋯⋯⋯⋯⋯⋯⋯⋯⋯⋯⋯⋯⋯⋯ 76

HGMD ⋯⋯⋯⋯⋯⋯⋯⋯⋯⋯⋯⋯⋯⋯⋯⋯⋯⋯⋯⋯ 93

HGVD ⋯⋯⋯⋯⋯⋯⋯⋯⋯⋯⋯⋯⋯⋯⋯⋯⋯⋯⋯⋯ 93

HRAS ⋯⋯⋯⋯⋯⋯⋯⋯⋯⋯⋯⋯⋯⋯⋯⋯⋯⋯⋯⋯ 76

Human Gene Mutation Database（HGMD®） ⋯⋯ 33

HUMARA ⋯⋯⋯⋯⋯⋯⋯⋯⋯⋯⋯⋯⋯⋯⋯⋯⋯ 193

Hunter 症候群 ⋯⋯⋯⋯⋯⋯⋯⋯⋯⋯⋯⋯⋯⋯⋯⋯ 76

Hurler 症候群 ⋯⋯⋯⋯⋯⋯⋯⋯⋯⋯⋯⋯⋯⋯⋯⋯ 76

I

IDS ⋯⋯⋯⋯⋯⋯⋯⋯⋯⋯⋯⋯⋯⋯⋯⋯⋯⋯⋯⋯⋯ 76

IDUA ⋯⋯⋯⋯⋯⋯⋯⋯⋯⋯⋯⋯⋯⋯⋯⋯⋯⋯⋯⋯ 76

IGV ⋯⋯⋯⋯⋯⋯⋯⋯⋯⋯⋯⋯⋯⋯⋯⋯⋯⋯⋯⋯⋯ 25

informed assent ⋯⋯⋯⋯⋯⋯⋯⋯⋯⋯⋯⋯⋯⋯ 46, 49

Integrative Japanese Genome Variation Database

（iJGVD） ⋯⋯⋯⋯⋯⋯⋯⋯⋯⋯⋯⋯⋯⋯⋯⋯ 33, 93

iPS 細胞 ⋯⋯⋯⋯⋯⋯⋯⋯⋯⋯⋯⋯⋯⋯⋯⋯⋯⋯⋯ 59

ISCN ⋯⋯⋯⋯⋯⋯⋯⋯⋯⋯⋯⋯⋯⋯⋯⋯⋯⋯⋯⋯ 10

J・K・L

Joubert 症候群関連疾患（JSRD） ⋯⋯⋯⋯⋯⋯⋯ 185

KRAS ⋯⋯⋯⋯⋯⋯⋯⋯⋯⋯⋯⋯⋯⋯⋯⋯⋯⋯ 76, 126

Leiden Open Variation Database（LOVD） ⋯⋯⋯⋯ 34

LEOPARD 症候群 ⋯⋯⋯⋯⋯⋯⋯⋯⋯⋯⋯⋯⋯⋯ 76

Léri-Weilldyschondrosteosis（LWD） ⋯⋯⋯⋯⋯ 85

LETM1 ⋯⋯⋯⋯⋯⋯⋯⋯⋯⋯⋯⋯⋯⋯⋯⋯⋯⋯ 161

loss-of-function ⋯⋯⋯⋯⋯⋯⋯⋯⋯⋯⋯⋯⋯⋯⋯⋯ 7

Lyon の仮説 ⋯⋯⋯⋯⋯⋯⋯⋯⋯⋯⋯⋯⋯⋯⋯⋯ 193

M

marker chromosome（mar） ⋯⋯⋯⋯⋯⋯⋯⋯⋯ 168

mechanistic target of rapamycin（mTOR） ⋯⋯ 115, 128

MECP2 ⋯⋯⋯⋯⋯⋯⋯⋯⋯⋯⋯⋯⋯⋯⋯⋯ 123, 170

MECP2 重複症候群 ⋯⋯⋯⋯⋯⋯⋯⋯⋯⋯⋯⋯⋯ 170

MED13L ⋯⋯⋯⋯⋯⋯⋯⋯⋯⋯⋯⋯⋯⋯⋯⋯⋯⋯ 137

Megalencephalic leukoencephalopathy with

subcortical cysts ⋯⋯⋯⋯⋯⋯⋯⋯⋯⋯⋯⋯⋯⋯ 76

MEK1 ⋯⋯⋯⋯⋯⋯⋯⋯⋯⋯⋯⋯⋯⋯⋯⋯⋯⋯⋯ 76

MEK2 ⋯⋯⋯⋯⋯⋯⋯⋯⋯⋯⋯⋯⋯⋯⋯⋯⋯⋯⋯ 76

M-FISH（SKY 法） ⋯⋯⋯⋯⋯⋯⋯⋯⋯⋯⋯⋯ 10, 86

MGeND ⋯⋯⋯⋯⋯⋯⋯⋯⋯⋯⋯⋯⋯⋯⋯⋯⋯⋯ 93

micro-array based comparative genomic hybridization

（アレイ CGH） ⋯⋯⋯⋯⋯⋯⋯⋯⋯⋯⋯⋯ 19, 181

MLC1 ⋯⋯⋯⋯⋯⋯⋯⋯⋯⋯⋯⋯⋯⋯⋯⋯⋯⋯⋯ 76

molar tooth sign ⋯⋯⋯⋯⋯⋯⋯⋯⋯⋯⋯⋯⋯⋯ 185

mosaic variegated aneuploidy（MVA）症候群 ⋯⋯ 157

MTOR ⋯⋯⋯⋯⋯⋯⋯⋯⋯⋯⋯⋯⋯⋯⋯⋯⋯⋯ 128

mTOR 阻害薬 ⋯⋯⋯⋯⋯⋯⋯⋯⋯⋯⋯⋯⋯⋯⋯ 129

multiplex ligation-dependent probe amplification

（MLPA）法 ⋯⋯⋯⋯⋯⋯⋯⋯⋯ 16, 88, 105, 112

N

next generation sequencing（NGS） ⋯⋯⋯⋯⋯⋯ 23

NFIX ……………………………………… 75, 76
NF1 ………………………………………… 76, 120
noninvasive prenatal genetic testing（NIPT）………… 21, 175
nonsense-mediated mRNA decay（NMD）……… 187, 190
Noonan 症候群 ……………………… 75, 76, 124
Northern 解析 …………………………………… 59
NRAS ……………………………………………… 126
NSD1 …………………………………… 76, 128, 167
nusinersen sodium ……………………………… 112

O

obligate carrier ………………………………… 134
OFD1 …………………………………………… 185
Online Mendelian Inheritance in Man（OMIM®）…… 34
Orphanet ………………………………………… 34
osteogenesis imperfecta（OI）………………… 144

P

pachytene ……………………………………… 171
Pallister-Killian 症候群 ……………………… 151
paroxysmal kinesigenic dyskinesia（PKD）……… 96
PAX6 ……………………………………………… 82
PCDH19 ………………………………………… 91
PCDH19 関連てんかん ……………………… 88, 91
PCR-restriction fragment length polymorphism
　（PCR-RFLP）法 ……………………………… 112
PCS/MVA 症候群 ……………………………… 157
PCWH syndrome ……………………………… 190
PGT for aneuploidies（PGT-A）………………… 21
pharmacogenomics（PGx）…………………… 99
PIK3CA ………………………………………… 128
PIK3R2 ………………………………………… 128
PLP1 …………………………………………… 193
PMP22 ………………………………………… 164
PolyPhen-2 ………………………………… 54, 93
PPT1 …………………………………………… 180
Prader-Willi 症候群 …………………………… 79
preimplantation genetic diagnosis（PGD）…… 174
premature chromatid separation（PCS）症候群 …… 157
premature termination codon（PTC）………… 190
PROVEAN ……………………………………… 54
PRRT2 …………………………………………… 96
PTEN ……………………………………… 76, 128
PTEN 過誤腫症候群 …………………………… 76
PTPN11 ……………………………… 76, 124, 126

PubCaseFinder ………………………………… 35

R

RAF1 ……………………………………… 76, 126
RAS/MAPK シグナル伝達経路 ……………… 124
RASopathies …………………………………… 126
Rett 症候群 ……………………………………… 123
reversed Sotos 症候群 ………………………… 167
RIT1 …………………………………………… 126
RNA スプライシング ………………………… 185
Robertson 転座 …………………………… 69, 86

S

SCN1A …………………………………………… 88
SCN1A 解析 …………………………………… 93
SCN8A …………………………………………… 93
Shared decision making（SDM）……………… 47
SHIFT …………………………………………… 54
SHOC2 ………………………………………… 126
SIFT ……………………………………………… 93
Simpson-Golabi-Behmel 症候群 ……………… 76
skewed X-inactivation ………………………… 193
SLC2A1 ………………………………………… 54
SMN1 …………………………………………… 112
SMN2 …………………………………………… 112
SNP アレイ ………………………………… 19, 181
somatic mutation ……………………………… 48
SOS1 ……………………………………… 76, 126
Sotos 症候群 ……………… 75, 76, 128, 163, 167
Sotos 症候群 2 型 ……………………………… 75
SOX10 ………………………………………… 190
spinal muscular atrophy（SMA）……………… 112
Stevens-Johnson 症候群（SJS）……………… 99
STS マーカー …………………………………… 39
SWI/SNF クロマチンリモデリング ………… 27

T

Tay-Sachs 病 …………………………………… 76
The American College of Medical Genetics
　and Genomics（ACMG）…………………… 94
threshold cycle（Ct）値 ……………………… 30
tRNA^{Leu} 遺伝子 ………………………………… 142
TSC board ……………………………………… 116
TSC1 …………………………………………… 115
TSC2 …………………………………………… 115

TUBB4A ·· 102
tuberous sclerosis complex（TSC）············ 115
Turner 症候群 ·· 85

U

UCSC Genome Browser ···························· 33
UR-DBMS／Syndrome Finder ···················· 35

V・W

variant of unknown significance（VUS）··········· 15, 27, 48, 139
Waardenburg 症候群 ······························ 190
WAGR 症候群 ·· 82
Weaver 症候群 ·· 76

Western 解析 ·· 59
whole exome sequencing（WES）·················· 138
WHSC1 ·· 161
Wolf-Hirschhorn 症候群 ·························· 161
WT1 ··· 82

X

X 不活化パターン ··································· 194
X 連鎖性知的障害症候群 ·························· 134
X 連鎖 α サラセミア・知的障害症候群 ············ 134
XHMM ······································ 21, 136, 139
X-linked α-thalassemia／mental intellectual disability
　syndrome（ATR-X syndrome）················· 134

▌ 数　字

3 省指針 ·· 42

3：1 分離 ·· 148

- **JCOPY** 〈㈳出版者著作権管理機構 委託出版物〉
  本書の無断複写は著作権法上での例外を除き禁じられています.
  複写される場合は,そのつど事前に,㈳出版者著作権管理機構
  （電話 03-5244-5088,FAX03-5244-5089,e-mail：info@jcopy.or.jp）
  の許諾を得てください.
- 本書を無断で複製（複写・スキャン・デジタルデータ化を含みます）
  する行為は,著作権法上での限られた例外（「私的使用のための複
  製」など）を除き禁じられています.大学・病院・企業などにお
  いて内部的に業務上使用する目的で上記行為を行うことも,私的
  使用には該当せず違法です.また,私的使用のためであっても,
  代行業者等の第三者に依頼して上記行為を行うことは違法です.

症例でわかる
小児神経疾患の遺伝学的アプローチ

ISBN978-4-7878-2437-0

2019 年 12 月 27 日　初版第 1 刷発行

編　　　集	一般社団法人　日本小児神経学会
監　　　修	山本俊至
発　行　者	藤実彰一
発　行　所	株式会社　診断と治療社
	〒 100-0014　東京都千代田区永田町 2-14-2　山王グランドビル 4 階
	TEL：03-3580-2750（編集）　03-3580-2770（営業）
	FAX：03-3580-2776
	E-mail：hen@shindan.co.jp（編集）
	eigyobu@shindan.co.jp（営業）
	URL：http://www.shindan.co.jp/
表紙デザイン	三報社印刷株式会社
印刷・製本	三報社印刷株式会社

© 一般社団法人　日本小児神経学会, 2019. Printed in Japan.　　　　　　　［検印省略］
乱丁・落丁の場合はお取り替えいたします.